Schminken, stylen, sich verwandeln

Maya Hasenbeck

Schminken, stylen, sich verwandeln

Kallmeyer
bei Friedrich in Velber

Bibliografische Information Der Deutschen Bibliothek

Die Deutsche Bibliothek verzeichnet diese Publikation in der Deutschen Nationalbibliografie; detaillierte bibliografische Daten sind im Internet über http://dnb.ddb.de abrufbar.

Impressum

Maya Hasenbeck: Schminken, stylen, sich verwandeln

Fotos: Claudia Below
Zeichnungen: Ulrike Bahl
Realisation: Friedrich-Mediengestaltung
Druck: BWH, Buchdruckwerkstätten Hannover GmbH
Printed in Germany

ISBN 3-7800-5827-8

Bitte besuchen Sie uns auch im Internet unter www.kallmeyer.de

Vorwort 8

1 Gesicht zeigen 9

Dieses Kapitel beschäftigt sich mit den Grundfertigkeiten des Schminkens: Wie betont man Augen, Nase, Mund richtig? Wie gleicht man Mängel aus? Wie legt man ein natürliches Bühnen-Make-up auf?
Außerdem geht es um den gut vorbereiteten Arbeitsplatz und Übungen, die dem eigentlichen Schminken vorausgehen sollten: Gesichter und Mimiken studieren, Allgemeingültiges und Unterschiedliches erkennen können, um es später zu betonen oder zu kaschieren.

2 Von Furchen, Falten und Narben 42

Vor allem bei dem Schminken von Falten muss ein Gesicht genau betrachtet werden, denn auch ein junges Gesicht zeigt schon, wo man natürliche Falten verstärken und für ein altes Gesicht anlegen kann, so dass es „glaubwürdig" wirkt. Dafür ist es notwendig Licht und Schatten bewusst einsetzen zu können, was in diesem Kapitel ebenfalls gezeigt wird.
Die Umsetzung von geschminkten Falten und auch Narben kann dann bei Themenfesten geschehen, die sich auf gruselige Gestalten der Nacht spezialisieren, wofür einige Beispiele gegeben werden.

3 Märchenhaftes und mehr 64

Schminken muss sich nicht immer nur auf das Gesicht beziehen, auch andere Körperteile wie z. B. Hände oder Arme eignen sich für Schminkaktionen, gerade auch für kleinere Kinder. So kann etwa ein Märchen nachgespielt werden, indem jedem Kind ein wichtiges Requisit der Geschichte auf den Arm oder die Hand geschminkt wird. Auch Tiere lassen sich so darstellen, wie Dinosaurier oder Vögel wie in unseren Beispielen.

4 Geschichte hautnah 78

Um älteren Kindern geschichtliche Themen näherzubringen, kann man sie eine Zeitreise machen lassen und die betreffende Epoche so naturgetreu wie möglich nachbilden.
Die Akteure sind dabei die Kinder selbst, die sich mit Schminke und den entsprechenden Accessoires in Pharaonen, Wüstenscheichs und ägyptische Göttinnen verwandeln.

5 Kunst am Körper 90

Schminken als Erfahrung für den ganzen Körper, dies ist der Tenor dieses Kapitels. Hier werden Schönheitsmasken vorgestellt, die den Körper und die Seele vorbereiten auf das Erlebnis von Kopf bis Fuß geschminkt zu sein. Fragen wie: „Was fühle ich/wie fühle ich mich beim Schminken?", „Von wem möchte ich mich schminken lassen?" werden gestellt. Auch um das Schminken als Gruppenerfahrung geht es.
Aber es wird auch ganz praktisch, z. B. bei der Frage um das richtige Abschminken und die anschließende Reinigung nach einer solchen aufwändigen Aktion.
Ein weiterer Aspekt ist die Themenfindung. Hier gibt es Anregungen wie man eigene Ideen entwickeln kann, denn manches lässt sich leichter umsetzen als man zunächst glaubt – oft fehlt bloß der richtige Denkanstoß.

6 Lebendige Kunst 104

In diesem Kapitel steht das Präsentieren im Vordergrund. Geschminkt werden sowohl Teile des Körpers als auch der gesamte Körper, das Besondere ist dann mit diesem „Kunstwerk" in die Öffentlichkeit zu gehen. Dies kann als eine Art Ausstellung mit mehreren Geschminkten arrangiert sein oder als „Lebendige Kunst" in der Fußgängerzone. Es gilt jeweils den für die Figur oder das Thema angemessenen Auftrittsort bzw. die geeignete Präsentationsform zu finden.

7 Haarige Angelegenheiten 120

Weil Schminken mehr ist als nur ein Gesicht zu bemalen, geht es zum Abschluss um die passende Gestaltung der Haare, die die Darstellung einer Person unterstreichen sollten. Dabei kann die Frisur je nach Aussage sehr zurückgenommen sein, sie kann aber auch der Hauptblickfang sein. Für die Gestaltung eignen sich die unterschiedlichsten einfachen Materialien, die sich in jedem Haushalt finden lassen wie Strohhalme, Alufolie, Plastiktüten, Feder u. Ä.

Vorwort

Der Wunsch, die eigenen Gesichtszüge zu betonen, sich der Welt zu präsentieren, ist so alt wie die Menschheit. Der Mensch ist neugierig, seine Blicke wollen gelenkt werden. Genau darum wird es auch hier in dem Buch gehen.

Die Aufmerksamkeit des Betrachters wird immer auf etwas ganz Besonderes gelenkt:

- auf den Menschen im normalen Alltagsleben, damit man ihn genauer wahrnimmt, anschaut und erkennt, dass jeder etwas ganz Einzigartiges ist;
- auf den Menschen auf der Bühne, damit man auch in den letzten Reihen erkennen kann, was er über seine Gesichtsmimik mitteilen möchte;
- auf den Menschen in besonderen Masken – so wohltuend sie als Schönheitsmasken sind, so befreiend können sie sein, wenn man in andere Rollen schlüpfen kann und man für kurze Zeit eine Wunschfigur wird;
- auf den Menschen, der besonders geschminkte Teile (Arme, Beine) von sich in ein ganz anderes Licht setzen will und diese auch der Öffentlichkeit präsentieren möchte;
- auf den Menschen, der andere seine Umgebung in einer besonderen Maske überraschen will.

In dem Buch „Der kleine Prinz" von A. de Saint-Exupéry wird beschrieben, wie sich die Rose mit verführerischer Langsamkeit pflegt und sich dann sinnlich der Welt präsentiert. Auch das wird hier in diesem Buch deutlich: Die Vorbereitung braucht Zeit. Jedes schnell dahin gehuschte Make-up wirkt sofort schlampig. Jeder Schminkschritt will sorgfältig und mit Ruhe ausgeführt werden und deshalb wird jeder einzelne Schritt auch genau beschrieben.

Aber hier geht es um noch viel mehr: In jedem Kapitel werden Sie andere Aspekte der Schminkkunst kennen lernen:

Im ersten Kapitel geht es um das Studieren von Gesichtern und wie wir auf bestimmte Gesichtszüge reagieren. Es wird das Schminkmaterial vorgestellt, wie es angewendet wird und wie man Mängel ausgleichen kann. Dann geht es direkt mit einem großen Schritt auf die Bühne: Welchen Einfluss hat Licht auf das Make-up und was muss man dann beim Auflegen der Maske bedenken, damit jeder die Mimik des Künstlers erkennen kann?

Im zweiten Kapitel geht es als Erweiterung des ersten Kapitels darum, ein Gesicht alt, hässlich oder entstellt zu schminken. Wie schminkt man Narben und Falten? Gruseliges kann auch seinen Reiz haben und bei Themenfesten können diese Techniken gut zum Einsatz kommen.

Im dritten Kapitel kommen zunächst die ganz Kleinen zum Zug. Auf sie wartet etwas Besonderes: Sie können, nur mit ihren geschminkten Händen, ein Märchen nachspielen oder auch eine Bilderbuchgeschichte nacherleben – diesmal als komplette Figur.

Das vierte Kapitel soll älteren Kindern und Jugendlichen „Geschichte hautnah“ vermitteln: Innerhalb eines Schulfestes kann Geschichte nach- und mitterlebt werden, wobei die dazugehörenden Schminkaktionen sicher den Höhepunkt bilden.

Im fünften Kapitel liegt der Schwerpunkt auf den psychologischen Aspekten beim Schminken, wenn man einem Modell eine Maske auflegt: Der Schminkprozess wird aus der Sicht des Modells und der des Gestaltenden beschrieben. Danach geht es direkt zu ungewöhnlichen Gestaltungsvorschlägen: Welche Möglichkeiten stecken denn im Schminkmaterial, wie kann ich Themen auf die Haut schminken, Tattoos gestalten, Gemälde auf die Haut zaubern und wie kann ich das Modell behutsam auf ein Ganzkörperschminken, also Body-Painting, einstimmen? Am Schluss dieses Kapitels kommt noch etwas für Genießer – nämlich Schönheitsmasken.

Im sechsten Kapitel geht es um Schminken und Kunst. Der Körper wird zu einem Kunstobjekt und wird in der Öffentlichkeit präsentiert. Das Besondere in diesem Teil ist die ungewöhnliche Kontaktaufnahme mit Menschen in einer Ausstellung, aber auch im Alltag: Aliens mischen sich unter die Menschen, Statuen helfen bei der Entenfütterung. Dann wird noch eine ganz besondere Theatermaske präsentiert: Bodypainting mit Leuchtfarbe.

Im siebten Kapitel wird es schließlich um die passende Gestaltung der Haare gehen, denn ohne die richtige Figur wirkt ein Kostüm nicht vollständig, ist eine Fisur nur halb so überzeugend. Oder umgekehrt: Eine liebevoll, ideenreich gestaltete Frisur kann aussagekräftiger sein als ein aufwändiges Kostüm. Hier können Sie sich von Lametta, Trinkhalmen, Plastikblumen und mehr inspirieren lasen. Seien Sie gespannt!

Sie sehen jetzt schon, Sie haben ein Erlebnisbuch in Ihren Händen, das Sie verlocken will, hautnahe Erfahrungen zu machen. Was man am eigenen Leib erfahren hat, kann man in der Regel am besten verstehen. Natürlich kann man sich selber schminken, aber dabei sollte es nicht bleiben. Suchen Sie sich einen netten Menschen und lassen Sie sich schminken oder planen Sie eine große Gruppenaktion, bei der sich immer zwei gegenseitig schminken und am Ende jeder Teil eines übergeordneten Mottos wird. Probieren Sie die verschiedenen Techniken aus und gehen dann weiter. Wenn Sie das Inhaltsverzeichnis lesen, ahnen Sie ja schon, dass alle Kapitel eins gemeinsam haben: Sie finden jede Menge praktische Beispiele, die aber genau so gemeint sind, eben als Beispiele. Ihre eigene Fantasie wird dadurch hoffentlich so stark angeregt, dass Sie den Wunsch haben, eigene Wege zu gehen und zu experimentieren. Auf diesem, ihren eigenen Weg wünsche ich gutes Gelingen und jetzt viel Freude beim Entdecken einer wunderbaren Kunst.

Maya Hasenbeck

1 Gesicht zeigen

Jedes Gesicht hat seine Geschichte, man muss sie nur lesen können. Was wir Menschen allein mit den Augen ausdrücken, ist ein Roman für sich. Die Augen repräsentieren die gesamte körperliche, geistige und seelische Kondition eines Menschen, zeigen auch am stärksten Veränderungen an. Aber auch die Augenbrauen, die Haare, die Lippen, die Nase und jede Falte im Gesicht erzählen uns etwas über das Leben eines Menschen, seine Einstellung zum Leben, seinen emotionalen Zustand.

Jedes Gesicht ist anders! Und trotzdem gibt es aufgrund von Erfahrungen mit bestimmten „Typen" allgemeine Aussagen, auch Vorurteile oder Klischees genannt. Auch wenn man dabei nicht alle über einen Kamm scheren soll, kann man z. B. bei der Theaterarbeit auf diese Klischees zurückgreifen. Sie helfen einfach, einen Typen zu gestalten und so dafür zu sorgen, dass der Zuschauer sofort erkennt, mit welchem Charakter er es zu tun hat. Dann muss überhaupt nichts mit großen Worten erklärt werden, das Gesicht verrät alles. Deshalb wird das „normale" Gesicht und seine Ausdrucksstärke nun in diesem Kapitel näher ins Blickfeld gerückt: Es werden Gesichter studiert! Der erste Schritt wird sein, die Unterschiedlichkeiten zu erkennen, der zweite zu spüren, welche Gefühle und Reaktionen diese Wahrnehmungen in einem auslösen, der dritte, wie man diese Eindrücke allgemein gültig machen und ein Gesicht so schminken kann, dass man den „richtigen Eindruck" vermittelt.

Je nach Entfernung zum Publikum, Intensität und Farbe der Bühnenbeleuchtung kann die natürliche Gesichtsfarbe verblassen und die Gesichtszüge können dann schnell ausdruckslos wirken. Für den Künstler auf der Bühne sind diese Zusammenhänge wichtig, weshalb auch ein Augenmerk auf das Bühnenlicht gerichtet wird.

Das alles geschieht langsam, in kleinen Schritten: Die Basis des Schminkens kommt zuerst, dann werden Feinheiten erarbeitet, Mängel oder Unebenheiten ausgeglichen, die Schritte zu einem natürlich wirkenden Bühnen-Make-up sowohl für Männer als auch für Frauen gezeigt, die Wirkung des Lichtes auf das Bühnen-Make-up untersucht und zum Schluss eine Glamour-Maske für die große Bühne beschrieben.

Hinschauen

Sind Sie schon neugierig? Sie können sofort einsteigen, indem Sie versuchen, sich an Erfahrungen zu erinnern, die Sie mit bestimmten Menschen gemacht haben: „Die Nachbarin mit den dünnen verkniffenen Lippen lauert förmlich hinter der Tür, ob wir auch mit sauberen Schuhen über ihren frisch geputzten Flur gehen!" „Der Busfahrer mit den Lachfältchen um den Augen hat bei jedem Wetter ein Scherzchen auf den Lippen." „Der Mann auf der Parkbank hat die Mundwinkel seit Wochen schon heruntergezogen – den traut man sich gar nicht anzusprechen, allein wie der einen anguckt, da fühlt man sich schon abgewiesen!" In Ihnen werden garantiert noch ganz andere Erinnerungen wach werden.

Mimik

Gehen wir einen Schritt weiter: „Für dein Gesicht kannst du nichts, aber für deine Gesichtszüge bist du selber verantwortlich." Oder kennen Sie auch noch den Spruch, den man Kindern gerne sagt: „Hör auf, so ein Gesicht zu ziehen, es bleibt dir sonst stehen!"?

Jetzt verbinden Sie einmal diese beiden Sprüche und dann erkennt man schnell, dass sie so dumm, wie man im ersten Moment meint, gar nicht sind, denn je öfter wir eine bestimmte Miene ziehen, desto mehr gräbt sich diese in unserem Gesicht ein. Wenn ein Mensch also ständig missbilligend die Mundwinkel herunterzieht, dann muss er sich nicht wundern, wenn ihm diese Haltung schon bald im Gesicht geschrieben steht und er einen dementsprechenden Eindruck auf seine Mitmenschen macht.

Natürlich entscheiden auch der Gesundheitszustand, das Alter, das Temperament, bestimmte Erbmerkmale, das Milieu und bedingt auch die ethnische Zugehörigkeit über das Aussehen eines Menschen.

Jeden dieser Punkte kann man natürlich genauer untersuchen und feststellen, dass es immer Ausnahmen von Regeln gibt. Bei den nachfolgenden Übungen braucht keiner ein schlechtes Gewissen wegen seiner Vorurteile zu haben, jeder weiß, dass hinter einer bestimmten Fassade auch ein ganz anderer Mensch stecken kann. Ziel ist, seine Mitmenschen genau anzuschauen, sie nicht in dem Sinne „So bist du und so wirst du immer bleiben" zu beurteilen, sondern über ihr Gesicht ein Verständnis für sie zu bekommen, nicht sie zu verurteilen. Jeder Mensch verändert sich und damit auch seine Gesichtszüge.

Augen

Die meisten Menschen nehmen bei einer Person, die sie gerade kennen lernen, zuerst die Augen wahr. „Durchschnittliche" Augen von Deutschen sind mandelförmig und liegen nicht zu tief in den Augenhöhlen, der Abstand zwischen den Augen ist so groß wie ein Auge, die Iris wird ein kleines bisschen von dem Ober-, bzw. Unterlid verdeckt. Die Augenbrauen sind nicht zu dick und leicht geschwungen.

Wir starten jetzt einen Test: Es werden Ihnen Augentypen beschrieben und Sie beurteilen einfach ohne lange nachzudenken, was für eine Art Persönlichkeit hinter diesen Augen stecken könnte.

Wie reagieren Sie:

- auf Augen, die vorstehen und deren schweren Oberlider die Iris fast bis zur Pupille verdecken? (Die meisten Menschen glauben, dass diese Menschen sehr kraftlos und antriebsarm sind! Solche Augen werden auch oft Dichtern oder Träumern zugeschrieben. Männer meinen, damit einen erhöhten Sexappeal zu haben.)

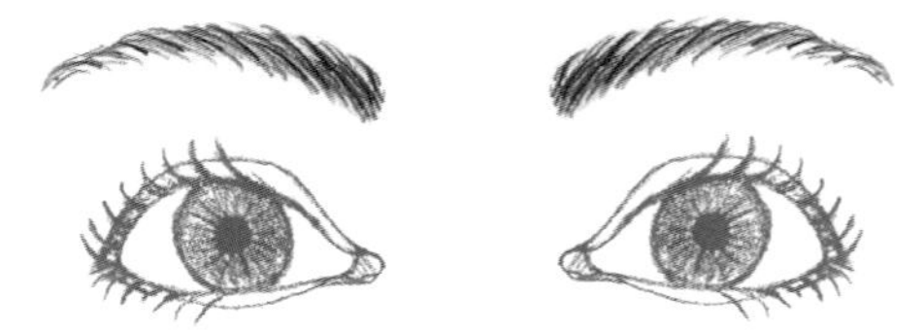
erstaunt

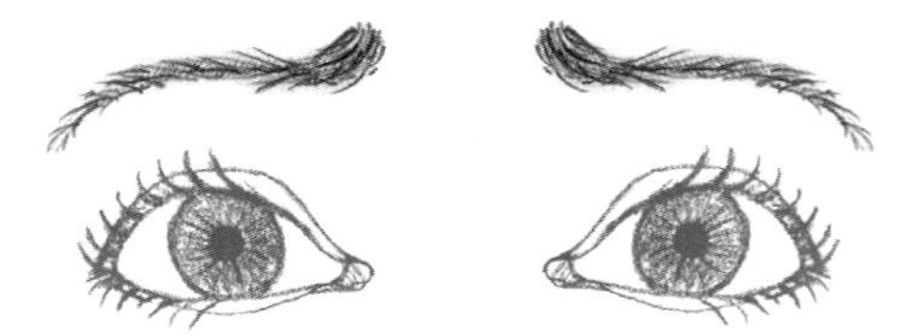
traurig

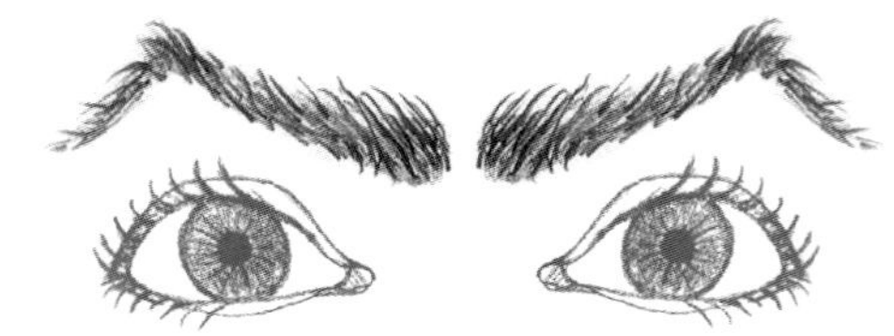
böse

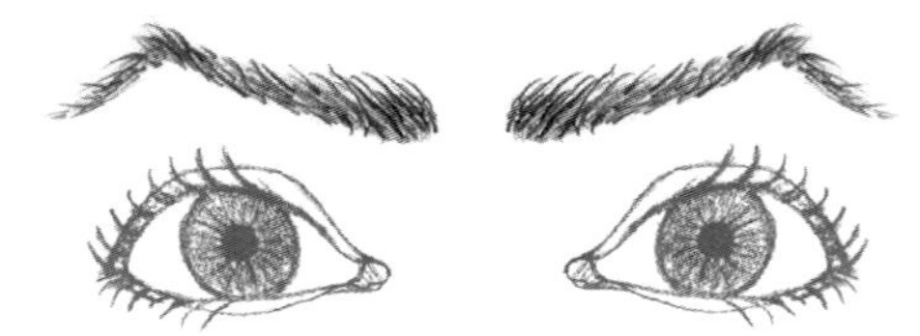
streng

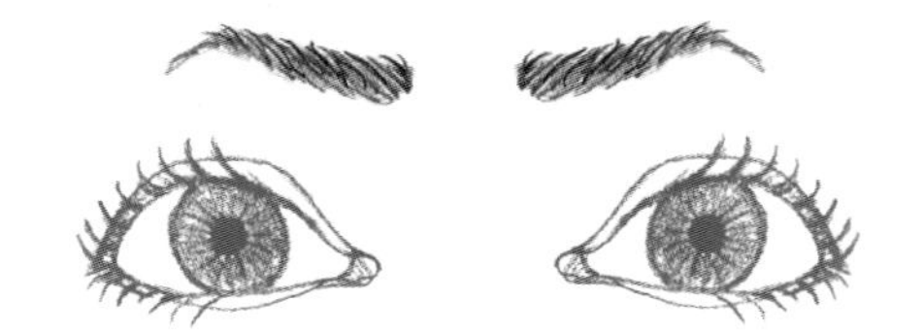
dumm

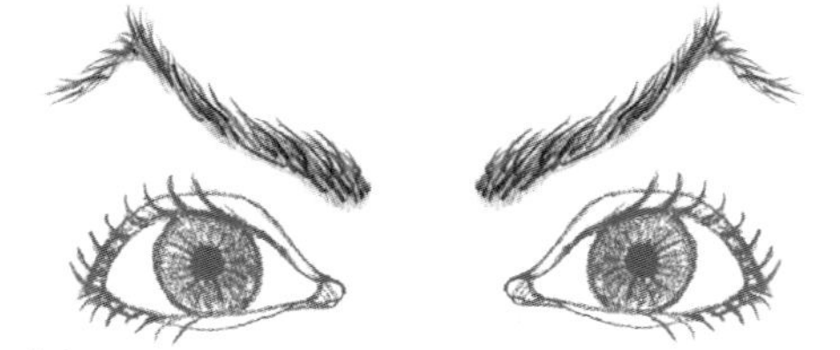
komisch

- auf Augen, die leicht verengt sind, an den Außenrändern kleine Fältchen haben? (Die meisten Menschen sehen diese „Lachfältchen" und meinen, einen fröhlichen, freundlichen Typen zu treffen.)
- auf Augen, die sich am äußeren Rand nach oben neigen? (Die meisten Menschen deuten dies als Tendenz zu einem emotional und intellektuell klaren Charakter.)
- auf Augen, die sich am äußeren Rand nach unten neigen? (Die meisten Menschen meinen, dass diese Person einen sanften und gutmütigen Charakter hat.)
- auf kleine Augen? (Die meisten Menschen glauben, dass solche Personen eher entschlossen, aktiv, selbstsicher sind und eine große körperliche Kraft, Vitalität und Ausdauer besitzen. Sind die Augen allerdings anomal klein, sehen sie darin eine Tendenz zu einem aggressiven Charakter.)
- auf große Augen? (Die meisten Menschen glauben, einem eher sensiblen, empfindlichen und sanften Menschen zu begegnen. Sind die Augen dagegen anomal groß, sehen sie darin einen Ausdruck von Reizbarkeit, Überempfindlichkeit, Nervosität, Schüchternheit und mangelndem Selbstvertrauen.) Es wird allerdings ein Unterschied gemacht: Männern werden eher kleinere und engere Augen zugestanden, bei Frauen sind offenere und rundere Augen wünschenswerter.

Augenbrauen

Jetzt schauen Sie die Augen auch im Zusammenspiel mit den Augenbrauen an. Wie reagieren Sie:

- auf Augen, die weit auseinander stehen und vorstehen, die Augenbrauen sind ständig hoch gezogen? (Die meisten Menschen meinen, dass solche Menschen etwas naiv sind und einen Touch zum Dümmlichen haben.)
- auf Augen, die schräg stehen, die Augenbrauen stehen über der Nasenwurzel am höchsten und gehen dann zur Schläfe hin schräg abwärts? (Die meisten Menschen glauben, dass diese Person Kummer hat, traurig ist oder Angst hat.)

- auf Augen, die zu kleinen Schlitzen verengt sind, die Augenbrauen von der Nasenwurzel schräg nach oben verlaufen? (Die meisten Menschen meinen, hier eine finstere, berechnende, hinterlistige Person vor sich zu haben.)

Haben Sie in einigen Punkten den Einschätzungen zugestimmt? Geben Sie auch Ihren Freunden und Bekannten Bilder von ganz unterschiedlichen Menschen. Sie sollen dann von diesem ersten Eindruck urteilen, was für eine Persönlichkeit sich wohl dahinter verbirgt. Haben sie ähnliche Erfahrungen wie Sie gemacht?

Erweitern Sie den Test, gehen Sie bewusst über die Straße, setzen sich auf eine Parkbank oder in ein Café und studieren Sie Ihre Mitmenschen. Achten Sie ganz bewusst nur auf die Augen und Augenbrauen und wie Sie darauf reagieren. Manchen fällt dabei zum ersten Mal auf, wie unterschiedlich Augenbrauen sind: dick, buschig, schiefwinklig, geschwungen, eng beieinander liegend, weit auseinander stehend, in unterschiedliche Richtung wachsend, mit unterschiedlichen Farbtönen, hoch oder tief angesetzt, fein geschwungen, extrem dünn, gar nicht vorhanden ...

Aus Büchern, die sich mit Physiognomie beschäftigen, lässt sich entnehmen, dass Menschen mit sanft gebogenen Augenbrauen körperlich und geistig eher ausgeglichen sind, schräg nach oben verlaufende eher einen aggressiven und offensiven Charakter darstellen, schräg nach unten laufende auf einen sanften und verständnisvollen Charakter hindeuten. Eine Person mit spitzen Augenbrauen hat im Allgemeinen die Tendenz, körperlich und sozial aktiv, mental aber eher sanft und manchmal schüchtern zu sein.

Je dichter die Augenbrauen, so sagt man, umso energetischer ist der Mensch, je dünner, umso energieloser. Sind die Augenbrauenhaare länger, ist das ein Zeichen für einen eher geistigen und spirituellen Charakter. Breite, volle Augenbrauen sind meistens ein Zeichen für Vitalität, schmale Augenbrauen für weniger Vitalität. Doch auch hier gilt, wie bei allen anderen Beobachtungen: Ausnahmen bestätigen die Regel, doch für das spätere Schminken sind eben die allgemeinen Eindrücke von Bedeutung.

Augenspiel

Wie wichtig Augenbrauen in einem Gesicht sind, können Sie bei einem Spiel mit Ihren Freunden und Bekannten erfahren. Die Personen, die an diesem Spiel teilnehmen, sollten sich entweder kennen oder zumindest vorher schon gesehen haben: Setzen Sie sechs Testpersonen eine Motorradmütze auf oder verhüllen Sie sie in Tücher, so dass außer den Augen nichts vom Gesicht zu erkennen ist und bedecken Sie sie so mit Decken, dass sie auch nicht an der Gestalt erkannt werden können. Dann sollen die anderen Anwesenden herausfinden, wen sie vor sich sehen. Die Zuordnung fällt vielen besonders schwer, wenn man dabei auch noch Brillen weglässt oder vertauscht.

Mund

Setzen Sie Ihren Test fort und achten dieses Mal nur auf den Mund. Auch hier werden Ihnen große Unterschiede auffallen, so dass Sie auch auf jeden Mund anders reagieren und den Gesamtmenschen unterschiedlich beurteilen.

Der „klassisch schöne“ weibliche Mund hat eine schön geschwungene Oberlippe, beide Lippen sind nicht übermäßig voll. Die Oberlippe des klassisch männlichen Mundes ist weniger geschwungen, die Lippen sind weniger voll.

Bei einem normal großen Mund schließen die äußeren seitlichen Lippenränder mit den Nasenflügeln ab. Das sind „Allgemeinwerte". Jetzt sind Sie wieder an der Reihe. Wie reagieren Sie auf einen Mund,

- dessen Lippen gerade und fest zusammengedrückt sind? (Die meisten Menschen meinen, dass dieser Mensch eine große Willenskraft und Entschlossenheit besitzt, andere glauben, dass so eine Person auch gemein und berechnend sein kann.)
- dessen Lippen ganz klein und zusammengekniffen sind? (Die meisten Menschen assoziieren damit Egoismus, auch Rachegedanken.)
- dessen Lippen sehr voll sind, die Unterlippen herabhängen? (Die meisten Menschen beurteilen solche Personen als Egoisten, die zur Verdrießlichkeit neigen.)
- dessen Unterlippe noch dünner als die Oberlippe ist und dessen Mundwinkel herunterhängen? (Die meisten Menschen sehen darin einen Ausdruck von Kummer und Überdruss oder sehen darin auch ein normales Altersbild.)
- dessen Lippen voll sind, der Mund selber groß ist? (Die meisten Menschen sehen das bei einem weiblichen Mund als Zeichen von Sinnlichkeit, beim männlichen Mund als Zeichen von Weichlichkeit.)

Stimmen Sie dem zu oder haben Sie und Ihre Bekannten andere Eindrücke und Erfahrungen mit Menschen mit solchen Lippen gemacht?

Nase

Unsere Beobachtungen konzentrieren sich jetzt auf die Nasen.

Eine wohlgeformte Nase mit einer durchschnittlichen Länge und Breite weist auf eine ausgeglichene Mentalität hin, eine gerade, lange Nase sehen viele als ein Zeichen von stärkeren sensiblen Nervenqualitäten, eine kurze, flache Nase deutet auf eine Tendenz zu Entschlossenheit und Starrheit des Denkens hin, eine größere, aber nicht anomal große Nase ist für viele Ausdruck einer größeren Denkkapazität.

- Ist die Ausprägung an den Nasenseiten nicht zu stark, wird das als Zeichen für eine klare Denkkapazität gesehen, umgekehrt wird in einer starken Wölbung der Knochenbereiche eine Tendenz zu eher verworrenem Denken gesehen.
- Menschen mit langer, gerader „griechischer" Nase werden als vornehm, kultiviert, sensibel, mit gutem Geschmack beurteilt. Sie haben eine Tendenz zu Stolz, Konkurrenzdenken, Vorurteilen und Verwöhntheit.
- Menschen mit tieferer und flacherer Nase zeigen eher ein Wesen an, das Gegensätze akzeptiert und großzügig ist. Männer mit extrem flacher und kurzer Nase werden weniger intelligent eingeschätzt mit einer Tendenz zu physischer Gewalt.
- Menschen, deren Nase kurz, gerade, an der Spitze nach oben gebogen ist, sagt man Unternehmungslust und Neugierde, Wissensdurst nach. Ist die Nase so geformt, dass man die beiden Nasenlöcher klar von vorne erkennen kann, ist es für viele auch ein Zeichen von Engstirnigkeit, schwankendem Denken und eher wildem Charakter.
- Menschen, die eine lange, gerade Nase mit platter Spitze haben, werden als kalt, unversöhnlich, verbissen, ehrgeizig, erfolgsbesessen empfunden.
- Eine kurze, gerade breite Nase sehen viele als Zeichen von Stärke und Vitalität.

- „Römische“ Nasen, die an der Spitze leicht gebogen sind, geben dem Träger ein Flair von Entschlossenheit, Stärke, Schläue, Taktik und Hinterlist.
- Menschen mit Stupsnasen werden als schelmisch und naseweis bewertet.
- Menschen mit „Adlernasen“ wird oft ein aggressives, selbstzentriertes und ruheloses Wesen nachgesagt.

All Ihre Beobachtungen behalten Sie jetzt im Gedächtnis. Es kommt bei dieser Übung nicht darauf an, dass die Beurteilungen immer stimmig sind, aber Sie haben allein oder in der Gruppe erlebt, dass es bestimmte Klischees gibt, auf die man beim Schminken zurückgreifen kann, ohne einen Einzelnen oder die Ausnahmen damit über einen Kamm scheren zu wollen und in ein bestimmtes Bild zu zwängen.

Wir gehen einen Schritt weiter: Jetzt geht es darum, noch genauer hinzuschauen. Studieren Sie diesmal alte Menschen. Wenn mit zunehmendem Alter die Muskeln erschlaffen und einfallen, das Fett unter der Haut schwindet, dann tritt die eigentliche Schädelform immer deutlicher hervor. Studieren Sie mit Wohlwollen die alten Gesichter, wer weiß, wie man selber im reifen Alter aussieht oder wie lange wir noch Gesichter anschauen können, die natürlich alt geworden sind.

Wie heißt was?

Nun setzen Sie sich vor den Spiegel und studieren Ihr eigenes Spiegelbild, tasten mit den Fingerspitzen über alle Erhebungen und Vertiefungen. Können Sie sich noch an den Biologieunterricht und an das Skelett im Bioraum erinnern? Fallen Ihnen die Bezeichnungen der einzelnen Kopfpartien noch ein? Nicht mehr so ganz? Nicht schlimm, dann machen wir aus dieser Übung ein kleines Gedächtnistraining. Sie brauchen dazu allerdings einen Partner, der mit einem Biologiebuch oder Medizinbuch ausgestattet ist, in dem der Schädel mit den Bezeichnungen seiner Einzelteile abgebildet ist. Sie sitzen vor dem Spiegel, fühlen die einzelnen Partien und nennen deren Namen. Wenn es Ihnen nicht mehr einfällt, nennt Ihr Partner den ersten Buchstaben, notfalls den zweiten oder sogar dritten. Wenn der Name der Gesichtspartie überhaupt nicht mehr präsent ist, wird die ganze Bezeichnung genannt. Im Anschluss werden die Begriffe noch einmal abgefragt. Sie werden erleben, dass durch das aktive Betasten, Anschauen und Vergleichen der Name ganz schnell im Gedächtnis bleibt. Nach diesem Ausflug ins Gehirntraining fragen Sie Ihren Partner, ob Sie seinen Schädel betasten können. Jeder Kopf ist anders. Erkennen Sie auch an seinem Gesicht und Haar die einzelnen Kopfpartien? Dann beschreiben Sie das, was Sie fühlen, beispielsweise: Das Stirnbein ist sehr hoch, die Augenhöhlen groß, der Abstand zwischen den Augen, das Nasenbein ist ungefähr so groß wie eine Augenhöhle, der Unterkiefer ist sehr breit und ausladend ... Fühlen Sie, dass nicht alle Teile hart und knöchern sind, dass zum Beispiel die Nasenspitze aus biegsamem Knorpel besteht? Spüren Sie den Verlauf der Wangenknochen? Machen Sie sich vertraut mit dem Aufwärtsbogen und wie er in der Wangengrube verschwindet. Spüren Sie, wie der Oberkiefer unmittelbar unter der Nasenfalte zurückweicht? Fahren Sie mit den Fingerspitzen am Unterkiefer entlang. Beginnen Sie unterhalb der Ohren und führen Ihre Fingerspitzen weiter bis zur Kinnspitze und dann weiter bis zum anderen Ohr.

Fühlen Sie jetzt noch einmal, wo Vertiefungen und Erhebungen im Gesicht sind. Das ist wichtig, denn genau dort werden später beim Schminken mit Aufhellungen oder Schattierungen die Gesichtszüge verändert: Die hervortretenden Teile werden aufgehellt, die tiefer liegenden Teile werden schattiert.

Basisschminken

Jetzt sind Sie bereit fürs Schminken. Das Betrachten der eigenen Gesichtszüge, die Beobachtungen der anderen Gesichter, Ihre Reaktion und die anderer, die Vorurteile und Klischees bestimmten Typen gegenüber – dieses ganze Wissen ist Ihnen jetzt präsent. Jetzt sind Sie bereit, das Gesicht Ihres Gegenübers mit einer Aufmerksamkeit zu betrachten, die es Ihnen ermöglicht, schnell seine Besonderheiten, seine Schönheit, seine charakteristischen Merkmale, seine Mängel und seine Faszination zu erkennen und zu erfassen. Sie entscheiden jetzt, wie Sie diese Merkmale zu einem harmonischen Bild zusammenfügen können, so dass dieser Mensch eine außergewöhnliche Ausstrahlung bekommt. Hier geht es noch nicht um eine Charaktermaske, sondern darum, den Menschen in seiner Echtheit zu präsentieren, und zwar so, dass das Publikum schon allein auf den ersten Eindruck mit Wohlwollen reagiert.

Das Erlernen der Schminktechnik geschieht in Etappen. In der ersten geht es darum, Basistechniken und Grundwissen der normalen Schminkschritte zu erlernen. Der zweite Schritt ist ein Ausgleichen von „Mängeln", um ein harmonisches Gesamtbild zu gestalten, das besonders bei Auftritten wichtig ist. Der dritte Schritt wird eine genaue Studie von Bühnen-Make-up sein, welche Auswirkungen die Beleuchtung auf das Make-up hat und wie dieses Wissen genutzt werden kann. Aber angefangen wird mit etwas ganz Profanem, dem Vorbereiten des Arbeitsplatzes:

Der Arbeitsplatz

Bevor Sie mit dem Schminken beginnen, sorgen Sie dafür, dass alle Sachen zusammen sind, die Sie zum Schminken brauchen: gutes Licht, genügend Arbeitsfläche, auf der Sie Ihre Utensilien ausbreiten können, Spiegel, Abfalleimer, Frisierumhang, Haarbänder, Klipse oder Haarklammern, Reinigungscreme, Make-up-Entferner, Kosmetiktücher, Wattepads, Gesichtswasser, Hautcreme, Kamm, Bürste, Zerstäuber mit Wasser, Schwämmchen, Stoppelschwämme, Puderpinsel, Puderquaste, Anspitzer bzw. Rasierklinge, Wimpernbürstchen, Wattestäbchen, Mastix, genügend Pinsel in verschiedenen Größen, Puderquaste, Pfefferminzpastillchen, Handtücher.

Die Schmink-Utensilien: Fettschminke, Make-up Sticks, Kompaktschminke oder Flüssig-Make-up, Rouge, Trockenpuder, Lippenstifte, Dermatographen, Kajalstifte, Eye-Liner, Lidschatten, Lippenstifte oder Lippenrouge, Wimperntusche, evtl. künstliche Wimpern und Wimpernkleber, Pinzette, Weichplastik, Zahnlack, Zahnpasta, Abschminke, Spiritus bzw. Milder-Mastix-Entferner, Aceton, Vaseline, Haarspray, Haargel und andere Hair-Styling-Utensilien.

Ordnung ist das halbe Leben

Breiten Sie Ihre Utensilien so auf der Arbeitsfläche aus, dass Sie einen guten Überblick haben und gewöhnen Sie sich von Anfang an daran, die Sachen wieder an einen bestimmten Platz zu legen (siehe Foto S. 18). So behalten Sie den Überblick und ersparen sich Zeit und Sucherei. Werfen Sie gebrauchte Tücher und Wattebäusche sofort in den Mülleimer. Manche sortieren ihre Utensilien auch so, dass sie alle Schminkutensilien auf der einen, die Abschminksachen auf der anderen Seite liegen haben. Mit der Zeit finden Sie Ihr eigenes System.
Waschen Sie sich nun vor dem Beginn noch einmal die Hände.

Zeit nehmen

Diese Regel gilt besonders für ein Bühnen-Make-up, aber auch für jedes Tages- oder Abend-Make-up. Ein schnell und hingehuscht aufgetragenes Make-up sieht schnell schlampig und gepfuscht aus. Machen Sie aus dem Schminkvorgang ein besonderes Ritual und konzentrieren Sie sich auf Ihr Modell. Das hilft diesem zu entspannen und sich auf seine Rolle vorzubereiten. Mehr zur psychologischen Vorbereitung finden Sie im Kapitel „Kunst am Körper"/Modell und Künstler.

Tragen Sie selber Kleidung, die auch Make-up-Flecken verträgt. Nicht umsonst bevorzugen manche Schminkmeister immer noch den Kittel, der gekocht werden kann. Sorgen Sie auch dafür, dass Ihre Haare nicht ständig ins Gesicht fallen und mit Make-up verschmierten Händen aus dem Gesicht gestrichen werden müssen. Wenn Sie viel im Stehen arbeiten, tragen Sie bequemes Schuhwerk. Sorgen Sie außerdem für eine Möglichkeit, sich zwischendurch die Hände zu waschen und für ausreichend Handtücher. Ihrem Modell hängen Sie dann zum Schutz seiner Kleidung einen Umhang um und binden seine Haare mit einem Haarband und Haarklemmen zurück.

Männer haben sich hoffentlich vorher glatt rasiert. Männer mit starkem Bartwuchs sollten das eine Stunde vor dem Schminken machen, weil ein frisch rasiertes Gesicht oft mit Flecken auf die Schminke reagiert, deshalb ist es besser, eine „ausgeruhte" Haut zu schminken. Hat das männliche Modell fettige Haut, bekommt es das Gesicht noch mit Gesichtswasser abgetupft, das auf einen Wattebausch geträufelt wurde.

Frauen, die ein Tagesmake-up tragen, werden mit Hilfe eines Make-up-Removers abgeschminkt. Danach wird Reinigungsmilch aufgetragen und abgewaschen, dann wird die Haut noch mit einem klärenden Gesichtswasser erfrischt. Wer sehr trockene Haut hat, erhält zusätzlich eine feuchtigkeitshaltige Make-up-Unterlage.

Grundieren

Das Grundieren geschieht mit Fettschminken, Make-up-Sticks, Kompaktschminken oder Flüssig-Make-up.

Fettschminke verteilt sich besser auf dem Gesicht, wenn vorher ganz dünn Hautcreme aufgetragen wurde. Das ist an warmen Tagen, oder wenn die Fettschminke weicher ist, nicht nötig. Tragen Sie mit der festen Stangenschminke je einen Strich auf die Stirn, Wangen, Nase, Kinn und Hals auf und verteilen Sie mit Ihren sauberen Fingern die Schminke auf das ganze Gesicht und lassen es zum Haaransatz (keine Schminke ins Haar kommen lassen) und am Hals weich auslaufen.

Die weiche Fettschminke wird auf ein trockenes, fettfreies Gesicht aufgetragen. Das geht am besten, wenn Sie ein wenig Make-up erst auf Ihre Handfläche drücken und dann tupfenweise auf Gesicht und Hals verteilen. Wie oben beschrieben, wird das Make-up dann mit Ihren Fingerspitzen oder mit einem angefeuchteten Schminkschwämmchen gleichmäßig auf dem Gesicht verteilt. Wenn Sie zwei Farbtöne miteinander mischen wollen, dann mischen Sie die Farben in Ihrer Handfläche und tragen Sie sie dann auf das Gesicht auf.

Bevor es weitergeht, testen Sie, ob Sie nicht zu viel Grundierung aufgetragen haben, indem Sie mit der sauberen Fingerspitze noch einmal über das grundierte Gesicht streichen. Bleibt Make-up am Finger, wischen Sie es an einem Kosmetiktuch ab und wiederholen Sie den Vorgang, bis keine

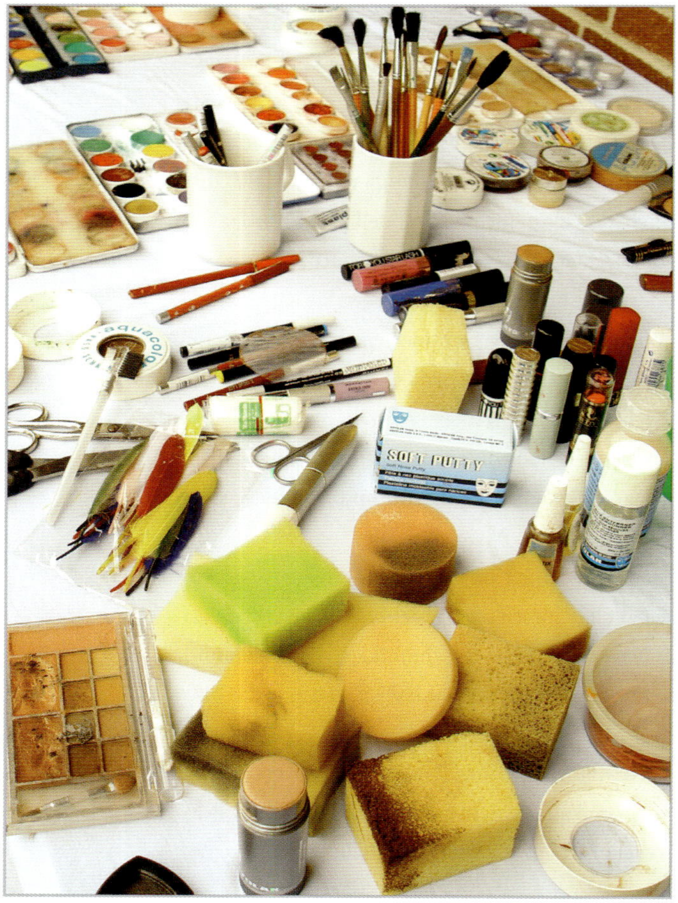

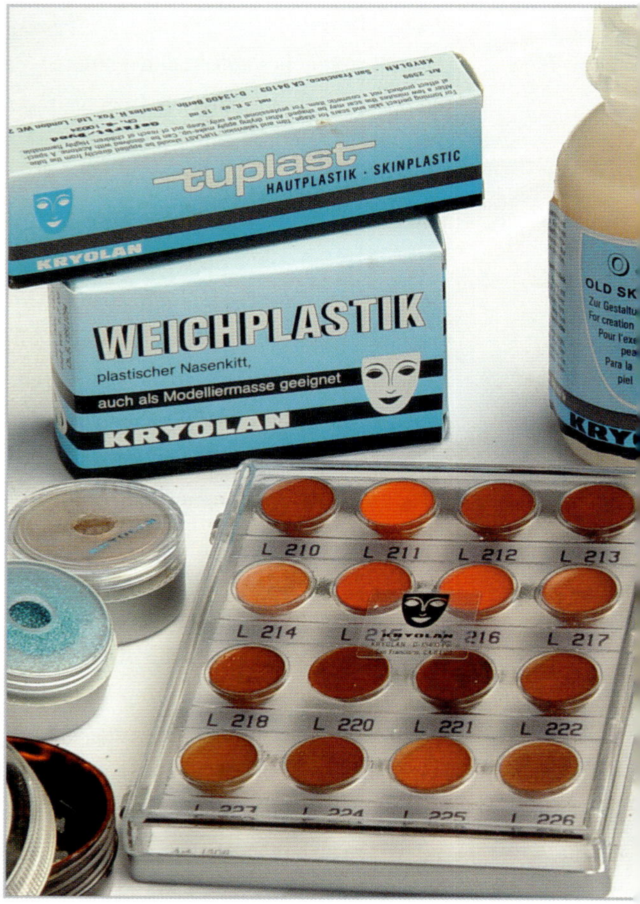

Um in Ruhe und entspannt zu schminken, ist es wichtig, den Schminkplatz übersichtlich zu organisieren

Farbe mehr am Finger bleibt. Benutzen Sie für das Entfernen von überschüssigem Make-up nur Ihre Finger, kein Kosmetiktuch, weil das Make-up dadurch ungleichmäßig wirkt.

Make-up-Sticks braucht man nicht zu mischen, weil es sie in unterschiedlichsten Hauttönen gibt. Sie werden hauptsächlich dann verwendet, wenn das Gesicht nach dem Schminken möglichst natürlich aussehen soll. Deshalb wird das Make-up ziemlich sparsam benutzt. Wie oben beschrieben, werden auch sie strichweise auf das Gesicht und den Hals aufgetragen und mit dem Finger oder angefeuchteten Schminkschwamm verteilt. Bei Hautunreinheiten, geplatzten Äderchen oder Schatten unter den Augen wird die Farbe vom Stift direkt auf das Schwämmchen oder auf einen Pinsel aufgetragen und vorsichtig auf die zu korrigierenden Stellen getupft oder gepinselt. Es gibt aber auch besondere Deckcremes oder Deckstifte, die diese Arbeit übernehmen können.

Kompaktschminke, auch Cake Make-up genannt, wirkt in der Verpackung dunkler als auf der Haut. Sie braucht nur hauchdünn aufgetragen zu werden, um ein möglichst natürliches Aussehen zu erzielen. Die Schminke wird mit einem angefeuchteten feinporigen Schaumstoffschwamm auf das Gesicht und den Hals aufgetragen. Sprühen Sie den Schwamm mit einem Zerstäuber an, damit er nicht zu nass wird und reiben Sie dann mit kreisenden Bewegungen über die Schminke, bis sie cremig wird. Nehmen Sie genug auf Ihren Schwamm, um damit das Gesicht und den Hals zügig in einem Guss zu schminken. Die Schminke wird dünn an der Stirn beginnend das Gesicht hinunter und auch den Hals bedeckend aufgetragen. Klappen Sie dann das Schwämmchen um Ihren Zeigefinger und betupfen mit der Fingerspitze die Hautstellen um die Augen, Nasenlöcher und Mundwinkel. Drehen Sie den Schwamm nun um, befeuchten ihn noch einmal mit dem Zerstäuber und klopfen dann mit der sauberen Seite das Make-up so sorgfältig in die Haut, dass ein glattes Make-up das Ergebnis ist. Lassen Sie auch hier wieder die Schminke zum Haaransatz und am Hals weich auslaufen.

Die Kompaktschminke ist mattglänzend. Deshalb brauchen in der Regel nur Modelle mit sehr fettiger Haut leicht abgepudert zu werden. Wenn Sie später etwas am Make-up korrigieren müssen, geschieht das nur an der jeweiligen Stelle mit einem Schwämmchen und etwas Schminkfarbe. Das Make-up sollte an keiner Stelle verwischt werden.

Bevor sie mit der Grundierung beginnen, legen manche Schminkmeister schon Cremerouge auf und decken dann die Kompaktschminke darüber. Sie verwenden dabei einen intensiveren Farbton. Das Ergebnis ist ein rosiger Hauch, der aus der Haut zu kommen scheint.

Andere bevorzugen das Auflegen von Puderrouge nach dem Grundieren, weil sie so eine bessere Kontrolle über das Ergebnis haben. Der Puder wird erst mit dem Quast aufgelegt und dann mit demselben Schminkschwamm, mit dem die Kontaktschminke aufgetragen wurde, sorgfältig in den Teint geklopft.

Probieren Sie einfach beide Methoden aus und sehen dann, womit Sie besser zurecht kommen.

Licht und Schatten

Das Aufhellen und Schattieren geschieht nach dem Grundieren. *Zum Schattieren wählen Sie eine Kompaktschminke, die mehrere Töne dunkler, zum Aufhellen eine, die mehrere Töne heller ist als die Grundteintfarbe.* Für große Flächen wie zum Beispiel Schläfen, Stirn oder Wangengruben nimmt man am besten einen breiten Flachpinsel (9 mm), die feinen Linien und Falten zieht man mit einem schmaleren (6 mm) oder man trägt die Schminke mit den Fingerspitzen auf. Am besten geht es oft mit beidem, mit Finger und Pinsel: Mit dem Pinsel wird die Farbe aufgetragen, mit dem Finger wird sie durch leichtes Einklopfen fein verteilt. Das Verteilen geschieht sofort nach dem Auftragen des Lichtes oder Schattens. Wenn Sie die Grundierung mit Kompaktschminke gemacht haben und diese schon trocken sein sollte, wird die Fingerspitze (Pinsel) mit ganz wenig Wasser angefeuchtet und dann eingerieben.

Am Anfang ist ja schon gesagt worden, dass die Kompaktfarbe auf der Haut sehr intensiv wirkt. Tragen Sie deshalb nur eine dünne Schicht auf und wenn Sie mit dem Ergebnis nicht zufrieden sind, tragen Sie eine weitere dünne Schicht auf. Es ist leichter einen Farbton zu verstärken als wieder wegzunehmen.

Die Lichter werden gegen die Schatten angelegt, in der Regel wählt man sie etwa vier Farbtöne heller als die Schatten, das geht aber nur mit dem festen Make-up, weil die Farbpalette hier größer ist als beim Flüssig-Make-up.

Wenn Sie Kompaktschminke zur Grundierung gewählt haben, gibt es noch eine andere Methode zur Akzentuierung bestimmter Charaktere (wie Alte, Naive, Choleriker ...), die häufig in kleineren Theater verwendet wird. Hierbei wird das Licht und der Schatten vor dem Grundieren aufgetragen. Weil Kompaktschminke den Farbton abschwächt, wird hier ein sehr dunkler Schatten und ein weißes Licht verwendet und stark gesetzt, damit sie auch später durch die Kompaktschminke durchschimmern. Damit die Schattierfarben nicht verwischen, werden sie vor dem Auftragen der Kompaktschminke mit Transparentpuder abgepudert. Nach Bedarf können die Akzente später noch mit dunkelbraunem Dermatographen nachgezogen werden.

Flüssig-Make-up oder *Nassschminke* eignet sich besonders für das Schminken von Händen oder Körperteilen. Hier ist nicht die Rede von Tages-Make-up oder Fluid-Make-up, sondern von den Professionalschminken, die vorrangig für das Körperschminken gedacht sind. Für das Gesicht sind sie nur bedingt einsetzbar, weil sie die Haut sehr austrocknen. Nach dem Trocknen wirkt die Haut stumpf, das Verteilen von Fettschminke und Creme-Rouge auf dieser Schicht gelingt nicht so gut, die Übergänge und ein Ineinanderschminken sehen leicht unprofessionell aus. Außerdem geben sie beim Schwitzen nach, die Haftfähigkeit lässt ebenfalls nach. Dadurch entstehende Flecken lassen sich nur schwer ausbessern. Flüssig-Make-up ist in der Regel eine Wasserschminke und wird mit einem trockenen Schwamm aufgetragen. Ein angefeuchteter Schwamm löst die Schminke leicht auf und das Gesicht würde fleckig wirken. Auch hier wird das Make-up wieder in die Handfläche gegeben, der trockene Schwamm nimmt nur mit einem Teil seiner Fläche das Make-up auf und verteilt es dann wie oben beschrieben mit leichtem Druck auf Gesicht und Hals. Auch hier können korrekturbedürftige Stellen wie unter „Kompaktschminke“ beschrieben, behandelt werden. Da die Schminke sehr schnell trocknet, empfiehlt sich ein zügiges, streifenfreies Arbeiten, die Schminke sollte umgehend mit der Hand übergerieben werden. Sie braucht nicht fixiert zu werden, ist aber, wie schon erwähnt, nur bedingt wischfest, d. h. ein Abfärben, besonders am Hals, lässt sich nicht immer vermeiden. Im Extremfall kann man ein Fixierspray benutzen.

Rouge

Nach der Grundierung wird das Rouge in Form von Creme oder Fettrouge aufgetragen. Mit der Fingerspitze werden drei Tupfer in schräg nach oben zum Haaransatz zulaufender Linie auf die Haut getupft. An der Wangenknochenerhebung beginnend, werden sie mit kleinen, zarten kreisenden Bewegungen zu einer Linie verrieben, die weich in den Grundteint verläuft. Wischen Sie ihre Fingerspitze an einem Kosmetiktuch ab und streichen dann die Ränder ganz zart aus, so dass sie weich auslaufen.

Pudern

Die Fettschminke wird anschließend mit Trocken- oder Transparentpuder fixiert. Bei dieser Schminke sind die Farbstoffe in Fett oder Creme eingearbeitet und können daher gut verteilt werden. Obwohl sie sich durch Einreiben und Einklopfen mit der Haut verbunden hat, liegt sie doch nur oberflächlich auf und verschmiert bei Berührung. Außerdem glänzt sie sehr stark und muss deshalb fixiert werden. Das geschieht mit einem neutralen, leicht gelblichen oder hellhäutigen Farbton, der die darunter liegenden Farben nicht verfälscht.

Der Puder wird mit einer Puderquaste aufgenommen, am Handrücken abgedrückt und dann leicht in die Schminkschicht eingedrückt bzw. eingeklopft. Es wird von außen nach innen gearbeitet, und zwar unterhalb der Ohren beginnend zur Nase hin. Den Puder nicht verreiben, weil so auch das Make-up mit abgerieben wird. Sollten sich in dem Make-up Risse gebildet haben, werden diese mit dem kleinen Finger glatt gestrichen und überpudert. Das geschieht bei älterer Haut besonders leicht auf der Stirn, in der Nasen-Lippen-Falte und in den Augenwinkeln. Die betroffene Hautstelle wird dann zwischen Zeige- und Mittelfinger etwas gedehnt, das Make-up wird glatt geklopft und neu überpudert. Die ganze Zeit über bleibt die Hautpartie gedehnt. So vermeiden Sie neue Risse, außerdem könnte die Hautwärme nicht überpuderte Schminke auch zum Schmelzen bringen.

Pudern Sie reichlich ab. Der überschüssige Puder, der nicht vom Make-up aufgenommen wird, kann mit einem weichen Puderpinsel entfernt werden. Auch sie gibt es in verschiedenen Stärken. Die dicken sind gut zum Entfernen des Puders, die dünneren eignen sich gut zum Auftragen von Puderrouge.

Puderschminke ist ein loser Puder, der mit einer Puderquaste (Make-up), mit einem Puderpinsel (Rouge), Pinsel, Applikator oder Wattestäbchen (Lidschatten) aufgetragen wird. Der Puder haftet durch die Eigenfeuchtigkeit der Haut. Durch die unterschiedliche Hautstruktur bei trockenen oder fettigen Hautpartien im Gesicht wird er deshalb als Make-up-Puder selten verwendet, eher als Trockenrouge oder Lidschatten. Wenn eine Fettschminke als Basis aufgelegt wurde, muss diese vor dem Auftragen der Puderschminke abgepudert werden, damit der Puder nicht fleckig aufträgt.

Augen-Make-up

Jetzt kommen die Dermatographen (Augenbrauenstifte), Eyeliner, Lidschatten, Kajalstift und Wimperntusche zum Einsatz. Halten Sie zusätzlich einen spitzen (Nr. 6) und einen flachen (6 mm) Schminkpinsel, Wattestäbchen, Wimpernbürstchen und eine einseitige Rasierklinge und feines Schmirgelpapier bereit.

Zuerst wieder ein Tipp in Bezug auf das Arbeitsmaterial: Die Farbmine des Dermatographen besteht aus einer weichen Wachsmasse, die schon nach wenigen Strichen stumpf wird und schlecht mit normalen Anspitzern gespitzt werden kann. Die Schminkmeister helfen sich da mit zwei Tricks. Wenn man den Stift ins Eisfach legt, wird die Wachsmine härter und sie kann dann auch mit einem normalen Anspitzer angespitzt werden. Die Zeit dafür hat man jedoch nicht immer, wenn beim Schminken der Stift stumpf wird oder sogar abbricht. Daher verwenden viele eine einseitige Rasierklinge, mit der das Holz um die Wachsmine abgeschabt wird, immer vom Stiftende zur Spitze hin anspitzend, je flacher der Schnitt, desto feiner die Spitze. Das Ergebnis ist eine platte Mine, die einer Schwertspitze ähnelt. Diese Spitzen können Sie immer schnell wieder schärfen, indem Sie die Wachsmine über feines Schmirgelpapier reiben.

Lidstrich und Lidschatten

Natürlich sind die Lidstrichfarben Trends unterworfen, eine Zeit lang kam kaum einer auf die Idee, das Augenlid mit einem rosa Strich und rosa Puder zu schminken, dafür war hellblau beliebt. Durch farbige Kontaktlinsen braucht man sich heute auch nicht mehr an die Regel zu halten, dass die Augenfarbe die Farbe des Lidschattens bestimmt. Testen Sie erst einmal mit den verschiedensten Farben und schauen sich die unterschiedliche Wirkung an.

Zum Umranden der Augen kann ein Dermatograph genommen werden oder man zieht den Strich mit einem fertigen Eyeliner oder man nimmt den feinen Lidstrichpinsel, den man in Fettschminke oder wasserlöslichen Cake-Eyeliner taucht.

Wenn Sie mit dem Pinsel arbeiten, dann tauchen Sie ihn in die Farbe und streichen die überschüssige Farbe am Rand ab. Legt Ihr Modell den Kopf zurück und schaut dabei nach unten, spannt sich das obere Lid. Legen Sie zur Stabilisierung die Außenkante Ihrer Hand ein wenig auf den Wangenknochen auf, dann kann der Strich sicherer gezogen werden. Der Strich wird entlang des Wimpernrandes gezogen und zwar beginnend am inneren Augenwinkel, bis knapp über den äußeren Augenwinkel. Je nach Rolle (z. B. „feine Dame", Vamp, Ägypterin) können Sie den Lidstrich in der Mitte des Lides ein wenig verbreitern oder über den äußeren Augenwinkel hinausgehen und dort nach oben oder waagerecht auslaufen lassen. Egal, wie man den Lidstrich zieht, er wird dann mit Lidschattenpuder fixiert. Wenn Sie Cremelidschatten oder weiche Lidstifte benutzen, müssen diese abgepudert werden, damit sie keine Risse bekommen. Dazu verwendet man am besten den 6 mm breiten flachen Schminkpinsel. Verteilen Sie den Lidschattenpuder mit dem Pinsel und verwischen die Ränder dann weich über den Augenbrauenbogen. Der Puder wird über den Lidstrich aufgetragen.

Probieren Sie das mal mit mehreren Farben aus und schauen Sie, wie sich durch diesen Vorgang die Farben intensivieren: Wenn man einen blauen Strich mit blauem Puder überpudert, wird das Blau strahlend klar, grüner Puder über grünem Strich macht das Grün ebenfalls kräftig und klar. Und jetzt mischen Sie die Farben und achten genau auf den Unterschied. Legen Sie zum Beispiel den grünen Puder auf einen braunen Stift, so erhalten Sie eine zarte Mischung aus beiden Farben.

Bitte denken Sie daran, für jede Farbe einen sauberen Pinsel zu nehmen, damit die Farben nicht miteinander verwischen und grau wirken. Wer nicht ausreichend Pinsel hat, kann sich mit Wattestäbchen und dem kleinen Finger helfen, der natürlich zwischendurch immer wieder gesäubert wird.

Probieren Sie auch aus, wie unterschiedlich das Auge wirkt, wenn Sie einen hellen Puder auf den Augenbrauenbogen legen oder einen dunklen. Näheres dazu erfahren Sie gleich beim „Ausgleichschminken" oder Verändern von Mängeln, hier geht es jetzt erst einmal um eine Grundhandhabung. Fahren wir fort:

Für den unteren Lidstrich senkt das Modell den Kopf und schaut dabei nach oben, so dass der Pinsel unter den Wimpern entlanggeführt werden kann. Auch hier fängt der Strich im inneren Augenwinkel an und zieht je nach Rolle über den äußeren Wimpernrand hinweg und läuft in einem sanften Schwung aus. Bei großer Entfernung zum Publikum wird der Strich scharf und klar gezogen, bei kleinerer Distanz wird der Strich entweder mit einem sauberen flachen Pinsel oder mit dem kleinen Finger leicht verwischt, damit er natürlicher wirkt.

Wimperntusche

Ihr Modell legt zum Auflegen der Wimperntusche den Kopf zurück. Fangen Sie mit den oberen Wimpern an und tragen Sie zuerst auf den oberen Teil die Wimperntusche auf: Sie beginnen am Wimpernansatz und streichen zum Wimpernende aus. Lassen Sie die Farbe trocknen, bevor Sie ein zweites Mal tuschen. Dann wird die Innenseite der Wimpern getuscht.

Beim Tuschen der unteren Wimpern wird der Kopf wie beim Ziehen des unteren Lidstrichs gesenkt. Wer noch nicht sicher ist, legt ein kleines, konkav geschnittenes Papierchen unter die Wimpern und tuscht sie dann. Wenn die Wimpern zusammenkleben, bürstet man sie mit einem Wimpernbürstchen, um die Härchen wieder voneinander zu trennen.

Kajalstift

Wenn Sie den unteren inneren Lidrand noch betonen wollen, warten Sie, bis die Wimperntusche ganz trocken ist. Dann setzen Sie Ihren Mittelfinger unter das Lid an und ziehen das untere Lid ein wenig nach unten. So können Sie leichter den Strich ziehen. Manche nehmen dafür Kajalstifte, andere ziehen diesen Strich mit Fettschminke und benutzen dafür einen dünnen Pinsel (3 mm).

Manche ziehen einen solchen Strich auch auf dem oberen inneren Lidrand. Am einfachsten geht das natürlich, wenn das Oberlid noch nicht geschminkt ist, dann wird wie beim Unterlid verfahren: Der Mittelfinger setzt auf dem Oberlid an und zieht es ein wenig nach oben, in Richtung Augenbraue. Einige ziehen den Strich nicht am ganzen oberen inneren Lidrand, sondern nur am äußeren Drittel. Wenn das obere Lid schon geschminkt ist und Sie trotzdem noch den Strich ziehen wollen, bitten Sie Ihr Modell, den Kopf zurückzulegen und die Augen sehr weit zu öffnen. So geht es auch.

Augenbrauenstift

Das Schminken der Augenbrauen macht das Bild des Auges und des ganzen Gesichtes komplett. Machen Sie jetzt mal einen Test: Bitten Sie Ihr Modell sich etwas entfernt aufzustellen. Merken Sie, wie schnell das Auge bzw. das Gesicht verschwimmt? Durch das Schminken der Augenbrauen bekommt das Gesicht erst den vollständigen Ausdruck. Das geschieht entweder mit dem Dermatographen oder mit einem speziellen Augenbrauenstift, dessen Mine oft etwas härter ist als die eines normalen Dermatographen. Wenn nötig, sind die Augenbrauen mindestens eine Stunde vorher schon in Form gezupft worden.

Am besten zeichnen Sie mit dem Stift ganz feine haarähnliche Strichelchen, so wirken die Augenbrauen natürlich. Wenn Sie harte, gerade Striche ziehen, wirken die Augenbrauen wie aufgemalt, künstlich. Probieren Sie den Unterschied am besten am Modell aus: Die eine Augenbraue zeichnen Sie mit Strichelchen, die andere mit einem Strich, dann werden Sie den Unterschied schnell erkennen.

Lippenschminke

Jetzt benötigen Sie Lippenstifte oder Fettschminke, Lippenkonturenstifte, Vaseline oder Lippgloss, spitz zulaufende (Gr. 6) und flache (6 mm) Pinsel. Der Mund Ihres Modells sollte beim Schminken der Lippen locker, aber nicht ganz geöffnet sein.

Wenn Sie die Form der Lippen verändern wollen, dann brauchen Sie zunächst einen Lippenkonturenstift oder einen spitz zulaufenden Schminkpinsel (Gr. 6). Mit dem Lippenkonturenstift wird die gewünschte Form um die Lippen gezeichnet. Wer damit noch nicht so viel Übung hat, der kann auf dem eigenen Handrücken verschiedene Formen üben. Das gilt besonders für den Umgang mit dem spitz zulaufenden Pinsel und dem Lippenrot. Wenn Sie lieber mit einem Pinsel arbeiten, nehmen Sie mit ihm ein wenig Farbe vom Lippenstift oder von der Fettschminke auf.

Fahren Sie mit dem Pinsel ein paar Mal über die Farbe und streichen ihn dann glatt, damit Sie eine Linie ziehen können. Es wird eher mit dem Bauch des Pinsels als mit der Spitze gearbeitet. Die Konturen werden bei den Mundwinkeln anfangend zur Mitte hin gezogen. Wenn der Mund mit Hilfe des Lippenkonturenstiftes vergrößert werden soll, dann geschieht das am besten mit einem etwas dunkleren Farbton als die Lippenschminke. Soll der Mund weich wirken, wird die Kontur zur Lippenmitte hin mit dem Pinsel oder kleinen Finger verwischt, bevor die Lippen mit der Lippenschminke ausgefüllt werden. Soll er hart wirken, bleibt die Linie des Lippenkonturenstiftes als Strich so bestehen wie er gezeichnet wurde.

Danach werden die Lippen mit der Lippenfarbe ausgefüllt. Um die überschüssige Farbe abzunehmen, nimmt Ihr Modell zum Schluss ein Papiertuch zwischen die Lippen und presst sie kurz zusammen. Wer will, setzt ganz zum Schluss noch Lipp-Gloss auf die Lippen, damit sie verführerisch glänzen.

Männer wollen nicht unbedingt mit geschminkten Lippen auftreten. Ihre Lippen können trotzdem lebendiger wirken, wenn Sie die Lippenfarbe mit dem kleinen Finger sparsam auftragen. Für Männer werden eher gedämpfte Rottöne oder braune Lippenfarbe verwendet.

Jetzt ist Ihre Maske fertig. Manchmal wirkt nach dem Abpudern das Wangenrouge etwas zu schwach. Das kann ausgeglichen werden, indem man mit einem Rougepinsel noch einen Hauch Kompaktrouge aufträgt. Es wird auf die Wangenknochen aufgetragen und dann vom höchsten Punkt ausgehend schräg nach oben, in Richtung Haaransatz sanft verstrichen.

Abpudern

Zum Schluss wird die gesamte Schminke fixiert. Das ist notwendig, weil Fettschminke nicht trocknet und so stark glänzt, dass das geschminkte Gesicht wie nass erscheint. Das kann man natürlich so lassen, wenn das Gesicht schweißtriefend oder wie aus dem Wasser aufgetaucht wirken soll, sonst wird es abgepudert: Mit einer Puderquaste oder mit einem Wattebausch wird bei geschlossenen Augen das ganze Gesicht und der Hals reichlich mit Transparent- oder Trockenpuder überstaubt. Nach einer kurzen Einwirkzeit wird der überschüssige Puder mit einer Puderbürste aus feinem Naturhaar (früher machte man das mit einem Hasenpfötchen) behutsam entfernt. Der Puder wirkt fettsaugend, die Fettschminke wird dadurch mattiert, nimmt den unerwünschten Glanz, egalisiert und macht die Maske so rein und ausgeglichen, wobei die Farbtöne nicht verändert werden.

Der Puder soll nicht mehr färben, deshalb werden hellere Töne als der Grundteint verwendet, bei hellen Teints nimmt man deshalb weißen, gelblichen oder naturfarbenen Puder, die wenig Farbanteile haben. Bei fast allen anderen Teints reicht der normale Trockenpuder zum Fixieren der Schminke.

Nach dem Nachpudern darf keine weitere Fettschminke benutzt werden, um Korrekturen zu machen, denn die würde sich mit Puderpartikelchen, die man vielleicht gar nicht wahrnimmt, verbinden und kleine Kügelchen bilden, die im Scheinwerferlicht auffallende Punkte im Gesicht bilden. Eventuelle Korrekturen sollte man deshalb mit Trockenpuder vornehmen, auch wenn man dann vielleicht öfter erneuern muss, weil er leichter abstäubt.

Danach können die Augenbrauen noch einmal nachgezogen oder mit grauer Schminke nachgefärbt und die Wimpern noch einmal nachgetuscht werden.

Ausgleichen von „Mängeln"

Jetzt kommen wir zu einem heiklen Thema: Was ist schön?! Da werden sich die Geister scheiden und man wird keine Einigung finden. Der eine empfindet eine Nase als zu groß, der andere findet dieselbe Nase absolut schön und genau zu dem Gesicht passend. Die meisten Menschen gehen mit sich selber viel zu hart um, meinen, andere seien viel schöner als sie selber, sehen an sich eher die nicht perfekten Seiten anstatt das ganze Bild zu betrachten.

Viele erleben perfekte Gesichter als langweilig, für sie ist gerade das Anderssein das Faszinierende. Deshalb ist das Maß, das hier beschrieben wird, nicht als Maß aller Dinge zu verstehen. Es liegt natürlich an Ihnen, was Sie aus dem Beschriebenen machen, welche Besonderheiten Sie unterstreichen oder auch verändern, welchen Charakter und Typen Sie aus sich oder Ihren Modellen machen wollen. Werden Sie selber zum Künstler und kreieren Sie neue Gesichter. Hier erfahren Sie von Grundtechniken, wie Sie zum Beispiel ein Gesicht länger, kürzer, breiter, schmaler wirken lassen können; Augen größer, kleiner, gemeiner, breiter, glänzender erscheinen lassen; wie Sie eine Nase schminken können, damit sie dicker, schmaler, kürzer oder markanter aussieht.

Auch hier gilt wieder: Probieren Sie aus. Testen Sie die Wirkung von Licht und Schatten und Sie werden schnell herausfinden, dass alles, *was Sie hell schminken größer wirkt, das Dunkle dementsprechend kleiner.* Also, wenn Sie zum Beispiel eine Nase optisch verkürzen wollen, dann schminken Sie einen dunklen Schatten auf die Nasenspitze und schauen sich die Wirkung an. Na? Wenn das gerade nicht eine sehr gelenkte Erkenntnis war?! (Sehen Sie hierzu auch die Fotos auf S. 33.) Probieren Sie selber aus, was passiert, wenn Sie die Wangen dunkel schminken.

Die Wirkung von Licht und Schatten basiert auf einem Gesetz der optischen Täuschung. Zeichnen Sie *zwei gleich große Kreise nebeneinander auf ein weißes Papier, malen einen davon schwarz aus* und betrachten Sie die beiden von weitem und Sie werden feststellen, dass der weiße Kreis größer wirkt, weil Schwarz eine optisch zurücktretende Farbe ist. Sie reflektiert weniger Licht und der Kreis erscheint dadurch weiter entfernt, dementsprechend kleiner.

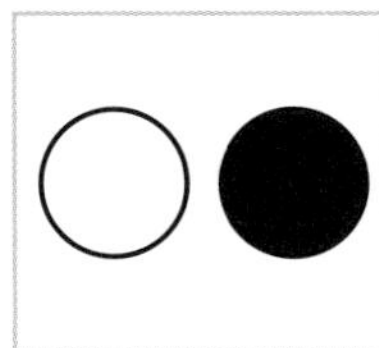

Ein weiteres Gesetz der optischen Täuschung kann beim Schminken angewendet werden. Auch das kennen sie alle: *Wenn man drei gleich lange Linien nebeneinander zeichnet, die Enden der ersten Linie mit nach außen weisenden Pfeilen, die Enden der zweiten mit nach innen weisenden Pfeilen versieht und die dritte Linie ohne Begrenzung lässt,* dann erkennt man ganz schnell, wie so eine optische Unterteilung auch unsere Wahrnehmung beeinflusst. Welche wirkt am kürzesten, welche am längsten, obwohl sie alle gleich lang sind? Wie überträgt man solche Erkenntnisse auf das Schminken? Alles, was eingerahmt wird, wirkt kleiner, alles was offen ist, größer. Umrahmt man also ein Auge mit einem geschlossenen Lidstrich um das ganze Auge herum, dann wirkt das Auge kleiner. Lässt man ihn an den äußeren Winkeln offen auslaufen, wirkt das Auge allein schon dadurch größer. Natürlich kann man die Größe auch noch manipulieren, indem man mit dunklen Lidschatten das Auge heller und damit größer erscheinen lässt.

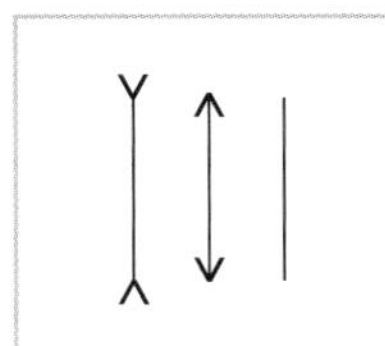

Nehmen wir noch einmal zwei gleich lange Linien. Unterteilt man die eine davon mit vertikalen Strichen, so wirkt sie sofort länger als die ununterbrochene. Sie alle kennen auch den Spruch „Streifen machen schlank". Überträgt man diese Erkenntnisse auf das Schminken, dann *machen alle horizontal angelegten Schattierungen ein Gesicht breiter, vertikale Schattierungen lassen das Gesicht länger und schmaler erscheinen.*

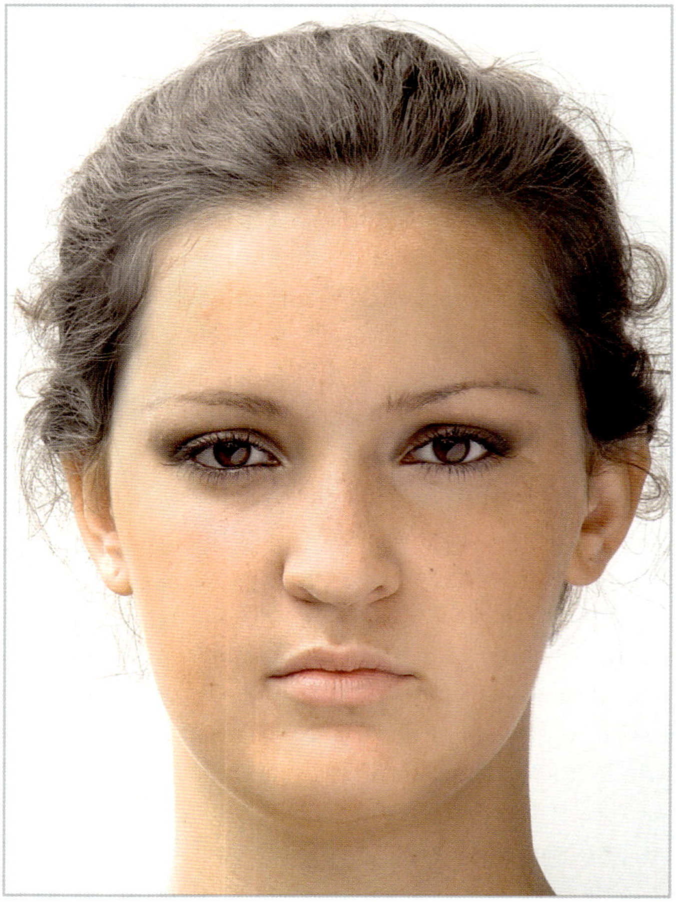

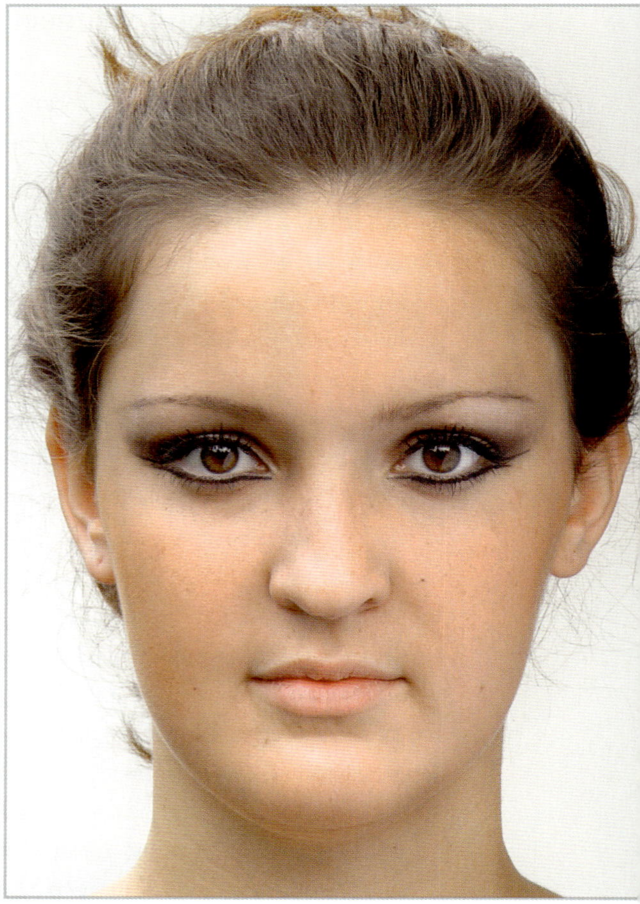

Durch eine geschlossene Umrahmung der Augen (links) erzielt man eine deutlich kleinere Wirkung der Augen als bei dem geöffnetem Lidstrich im Foto rechts (Text: S. 25, unten)

Das war der Griff zur optischen Täuschung. Wir können aber auch noch von anderen Künsten lernen. Wenn Sie Porträtzeichnen lernen, dann studieren Sie zunächst ein Gesicht und teilen es fast wie einen Globus in Zonen ein, bestehend aus gleichweit voneinander entfernten horizontalen und vertikalen Geraden, die, wie auch beim Globus, leicht gebogen verlaufen (siehe rechts). Wir machen wieder ein kleines Experiment:

Suchen Sie in einer Zeitschrift das Gesicht eines Modells, das mindestens über die Hälfte der Seite geht und schneiden die Seite heraus. Teilen Sie dann das Gesicht mit einem Filzstift in folgende Zonen: Horizontal geht die erste leicht nach unten gebogene Zone vom Haaransatz bis zu den Augenbrauen, die zweite Zone von den Augenbrauen bis zur Nasenspitze, die dritte Zone von der Nasenspitze bis zur Kinnspitze. Vertikal gesehen ist jede Zone gleich breit, und zwar hat jede Zone die Breite eines Auges. Jetzt können Sie untersuchen, ob Ihr Modell harmonische Proportionen hat. Dann liegen die einzelnen Gesichtsteile in folgenden Zonen:

Die Augen liegen im oberen Drittel der mittleren horizontalen Zone, die Augenbrauen schwingen in einem leichten Bogen über der Trennlinie der oberen beiden Zonen, sie sind etwas weniger als eine Augenbreite voneinander entfernt. Jede Zone ist so breit wie ein Auge, die beiden Augen sind eine Zone voneinander entfernt. Die Nase ist von den äußeren Nasenflügeln gemessen, so breit wie eine Zone, sie liegt im mittleren Feld, die Nasenspitze schließt unten mit der mittleren Zone ab. Der äußere Rand des Nasenflügels liegt auf einer Ebene wie der innere Augen-

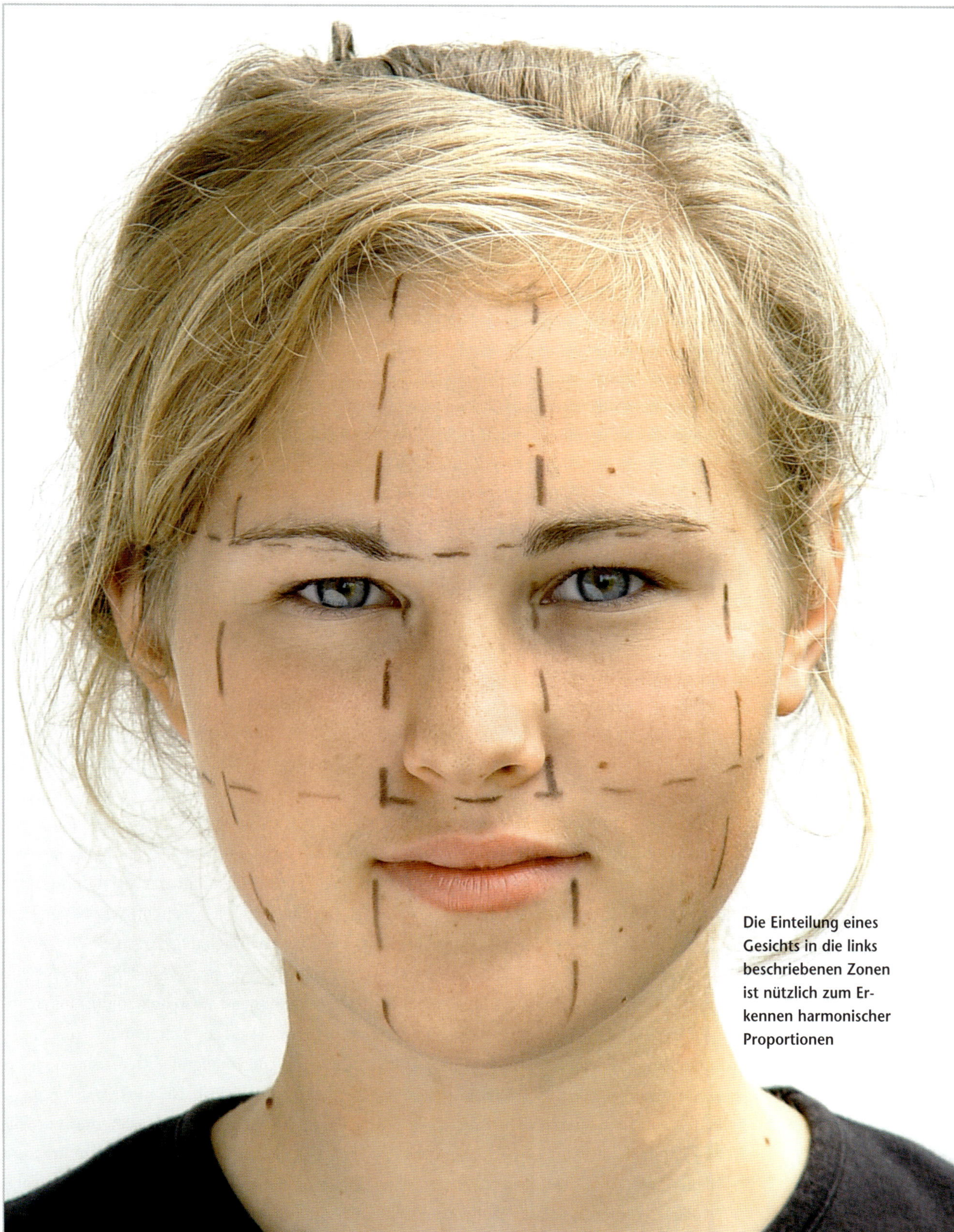

Die Einteilung eines Gesichts in die links beschriebenen Zonen ist nützlich zum Erkennen harmonischer Proportionen

winkel. Der Mund ist ein wenig breiter als ein Auge, die Mundwinkel gehen folglich ein wenig in die links und rechts anschließenden Zonen hinein. Der Mundwinkel und der innere Rand der Pupille liegen auf einer Linie. Und, wie sieht es bei Ihrem Modell aus?

Wetten, dass Sie als Nächstes Ihr eigenes Gesicht in Zonen aufteilen und vergleichen? Setzen Sie jetzt bitte keine allgemeine Messlatte an. Betrachten Sie Ihr Gesicht und das Gesicht Ihrer Mitmenschen mit wohlwollenden Augen und der Begeisterung, dass jedes Gesicht ein Teil eines ganz besonderen Menschen ist. Kaum ein Mensch würde bei der ersten Begegnung mit einem Menschen auf die Idee kommen, das Gesicht des Gegenübers in Zonen aufzuteilen, wir reagieren aber unbewusst darauf und empfinden das eine Gesicht harmonischer als ein anderes.

Wir empfinden ein Gesicht auch als schön, wenn es frisch aussieht, eine glatte Haut ohne Hautfehler und eine gleichmäßige rosige Gesichtsfarbe hat. Die Augen sollten klar sein und glänzen, die Lippen rot und die Wangen frisch. Der Mund sollte ein wenig breiter als die Nase sein (der „normal" große Mund schließt mit den Nasenflügeln ab), diese weder zu breit noch zu schmal, aber gerade, die Augen nicht zu groß, die Augenhöhlen nicht zu tief. Das empfinden die meisten Menschen als harmonisch und schön. Sieht Ihr Schönheitsbild auch so aus?

Wo setzt man also den Maßstab an und beginnt mit dem Korrigieren? Die Korrekturhilfen, die wir hier beschreiben, sind für Menschen gedacht, die auftreten und ihrem Publikum einen gepflegten frischen ersten Eindruck von sich vermitteln wollen. Das hilft und schafft schon vom ersten Blick an Sympathie. Ob Sie diese Tipps auch für Ihr normales Make-up verwenden wollen, ist Ihnen natürlich freigestellt. Bitte verstehen Sie es nicht als Kritik an Ihrem Äußeren. Wer zu sich steht, der strahlt das auch aus und wirkt in der Tat von innen schön, eben weil das Bild authentisch ist und der Mensch sich nicht einem obskuren Schönheitsbild entsprechend verbiegt.

Vielen Menschen ist es eine Beruhigung, wenn sie private Fotos von Modells und Filmstars sehen. „So schön sind die in Wirklichkeit ja gar nicht!", denken viele und damit haben sie in gewissem Maß auch Recht. Schminkmeister sind wahre Meister ihres Faches und können aus jedem Gesicht eine Schönheit machen. Und Sie sind auf dem Weg dorthin und deshalb starten wir jetzt.

Vorbereitungen

Die Haut muss natürlich sauber sein, bevor irgendetwas verändert wird. Das geschieht mit einer Reinigungslotion oder Reinigungscreme, die nicht zu viel Fett auf der Haut hinterlässt. Anschließend wird die Haut mit einem klärenden Gesichtswasser aufgefrischt. Sehr fettige Haut bekommt noch einen Hauch feuchtigkeitshaltige Make-up-Unterlage aufgetragen.

Wenn Sie zum ersten Mal diese Korrekturen vornehmen, dann sorgen Sie dafür, dass Sie Zeit und Ruhe haben, sonst ist das Ergebnis von vornherein Pfusch und Sie werden mit dem Ergebnis nicht zufrieden sein, weil die Gesichtszüge darunter angespannt sind und sich auch durch die Maske hindurch zeigen. Wenn Sie später Ihr Gesicht gut kennen und die Handgriffe sitzen, können sie dieses Ausgleichen auch in kürzerer Zeit machen. Aber beim ersten Mal gilt: Nehmen Sie sich Zeit.

Wenn Sie viel Zeit haben, dann starten Sie mit einer schönen Maske. Einige Rezepte finden Sie im Kapitel „Kunst am Körper", aber auch jede fertige Maske aus dem Reformhaus tut der Haut einfach gut. Sie können auch mit einer Peeling-Creme für eine gute Durchblutung ihres Gesichtes sorgen und spüren, wie die Haut danach „aufatmet". Manchmal hilft schon entspannende oder je nach Typ fröhlich stimmende, anregende Musik.

Gesichtsmassage zur Entspannung

Dann gibt es noch eine schöne und einfache Gesichtsmassage, die nicht nur das Gesicht entspannt, sondern auch einen guten Einfluss auf das seelische Gleichgewicht hat und für eine Anregung der inneren Organe, also für ein allgemeines Wohlbefinden sorgt. Sie brauchen dafür nur saubere Hände, ein Handtuch und ungefähr zehn Minuten Zeit. Machen Sie einfach nach, was Sie jetzt lesen. Der Fluss der Bewegungen wird schnell kommen. Spüren Sie beim ersten Mal bewusst nach jeder Übung die Wirkung auf Ihren Körper. Sie werden gleich feststellen, dass wir viele dieser Übungen unbewusst schon lange machen, weil wir auf die Signale des Körpers hören und mit den richtigen Bewegungen darauf reagieren.

- **Die erste Übung** entspannt die Augen: Sie reiben Ihre beiden Handflächen so lange aneinander, bis sie ganz warm sind und legen dann die Handballen so lange auf Ihre Augen, bis die Wärme nachlässt. Das machen Sie dreimal hintereinander. Diese erste Übung gibt Energie und macht wach. Dann legen Sie die Fingerspitzen Ihrer Mittelfinger an den Augenbrauen an und umkreisen Ihre Augen, spüren die Knochen um Ihre Augen und folgen den natürlichen Rundungen der Augenhöhle.
- **Die zweite Übung** sorgt für eine bessere Durchblutung des Gesichtes: Sie legen beide Hände an den Nasenflügeln an, führen sie aufwärts zur Stirn, zu den Schläfen, herunter zum Kinn, wieder hoch zu den Nasenflügeln. Diese kreisenden Bewegungen führen Sie zehnmal durch. Sie festigen das Gewebe und verjüngen die Haut. Anschließend klopfen Sie mit Ihren Fingerspitzen schnell und fest über das ganze Gesicht, so als ob Sie über die Tastatur Ihres Computers flitzen: Das regt die Durchblutung an.
- **Die dritte Übung** macht die Nase freier und hilft, sich zu konzentrieren und seine Gedanken zu fokussieren: Streichen Sie zehnmal mit dem Mittelfinger von der Nasenspitze beginnend aufwärts über die Stirn bis zum Haaransatz (oder wo er mal war …) und zurück zur Nasenspitze.
- **Die vierte Übung** macht den ganzen Körper lebendig und hilft auch bei Kopfschmerzen: Legen Sie Ihre Handinnenfläche waagerecht und flach auf die Stirn, die Fingerspitzen zeigen zur Schläfe. Reiben Sie Ihre Hand über die ganze Stirn hinweg mindestens fünfmal hin und her und wiederholen dann das Ganze mit der anderen Hand.
- **Die fünfte Übung** hilft, genauer hinzuhören, schafft eigene Geborgenheit: Sie legen Ihre Hände so an Ihre Ohren, dass diese zwischen Ihren gespreizten Zeige- und Mittelfingern liegen und bewegen die Hände

dann zehnmal auf- und abwärts. Dann massieren Sie mit Daumen und Zeigefinger das ganze Ohr, streichen die Ohrmuscheln von innen nach außen aus (genau: an den Ohren ziehen). Wenn Sie wollen, können Sie auch hier Ihre Handflächen aneinander reiben und dann die warmen Handinnenflächen so lange auf Ihre Ohren legen, bis die Wärme nachlässt.

- **Die sechste Übung** unterstützt die Stimmbänder und nimmt Sprechangst. Außerdem strafft sie die Haut am Hals: Sie legen dazu Ihre linke Hand seitlich an die rechte Halsseite, Ihre rechte Hand an die linke Halsseite, die Zeigefinger liegen dabei am Kinn an und streichen so abwechselnd zwanzigmal den Hals herunter bis zum Schlüsselbein.
- **Die siebte Übung** entspannt die Kopfhaut, hilft Stress abzubauen, verbessert außerdem die Haarstruktur und gibt dem Haar Glanz: Dazu legen Sie Ihre Fingerspitzen am Haaransatz an und kämmen die Kopfhaut mit den Fingernägeln fest durch. Wiederholen Sie diese Übung mindestens so oft, bis sie alle Stellen Ihrer Schädeldecke durchkämmt haben und die Kopfhaut zu kribbeln anfängt.
- **Die achte Übung** hilft bei Sprechschwierigkeiten, lockert Verspannungen im Kieferbereich: Schließen Sie dazu den Mund locker und wackeln mit dem Unterkiefer leicht hin und her. Dann fahren Sie mit Ihrer Zungen im Kreis in jede Richtung zehnmal an der Außenseite Ihrer Zähne über Zähne und Zahnfleisch. Die Zähne bleiben dabei leicht geöffnet.

Wenn Sie Ihren Nacken noch entspannen wollen, dann legen Sie Ihre Handinnenfläche waagerecht auf Ihren Nacken und reiben sie zehnmal hin und her. Wiederholen Sie das Ganze auch mit Ihrer anderen Hand.
Anschließend waschen Sie Ihr Gesicht mit warmem Wasser und tupfen es mit dem Handtuch trocken. Fühlen Sie, wie Ihre Haut aufatmet?

Gesichtsfarbe

Wir haben schon gehört: Der Teint sollte natürlich frisch sein, eine ebenmäßige rosige Gesichtsfarbe haben und frei von Hautfehlern sein. Mit den im Kasten beschriebenen Übungen haben Sie schon viel für einen rosigen Gesichtsteint getan.

Wenn Sie außerdem keine Pickel, Narben, Flecken oder andere Makel haben, dann reicht eine dünne Grundierung, die stark genug ist, die Wirkung des Bühnenlichts auszugleichen. Die Grundierung sollte zum natürlichen Hautton passen, aber dunkler getönt sein, eben weil die Bühnenbeleuchtung die Haut aufhellt. Zeigt die Haut Flecken, Rötungen, Pickel, geplatzte Äderchen oder Schatten unter den Augen, dann wird die klare Grundierung etwas dicker mit einem angefeuchteten Schwamm auf die ungleichmäßige Gesichtsfarbe aufgetupft. Nehmen Sie lieber nur wenig Farbe und tragen mehrere dünne Schichten auf, das wirkt natürlicher. Zum Schluss werden Wangen, Kinn und Stirn noch einmal mit der Farbe betupft. Das gilt besonders für sehr blasse Haut. Hier wird auch ein zum Hauttyp passender natürlicher Farbton gewählt, allerdings einen Ton dunkler. Bevor Sie die zweite Schicht Grundierung auflegen, betupfen Sie das ganze Gesicht zart mit Rouge. Gehen Sie auch hier schichtweise vor, bis Sie den gewünschten, natürlichen rosigen Farbton erreicht haben und das Gesicht frisch wirkt.

Für ein Gesicht mit geplatzten Äderchen oder starker Rötung wählt man einen satten, warmen Grundton, der gleichmäßig über das ganze Gesicht verteilt wird. Tupfen Sie die besonders geröteten Stellen mit dem angefeuchteten Schwamm etwas stärker ab. Nach dem Abpudern legen Sie dann mit einem Pinsel ein gelbbraunes Rouge auf, damit das Gesicht ausdrucksstärker wird, seien Sie im Gebrauch allerdings zurückhaltend. Das Rouge wird zum Ohr hin stark verstrichen, damit das Auge von der Wange ablenken kann.

Pickel und Hautunreinheiten werden vor dem Auflegen der Grundierung mit einem Abdeckstift im Hautton, mit einem hellen Creamstick oder mit einer speziellen Deckcreme abgedeckt. Die Abdeckfarbe sollte nicht heller als die Haut sein, weil sie die ausgeglichene Stelle sonst aufhellt und damit optisch größer erscheinen lässt.

Ringe unter den Augen werden ebenfalls mit einem Abdeckstift, einer hellen Cremestick-Gundierung oder einer speziellen Deckcreme verdeckt. Die Deckcreme tragen Sie am besten mit einem flachen Pinsel (6 mm) direkt auf die „Ringe", klopfen sie behutsam ein und verwischen die Ränder mit der Fingerspitze. Falls die Augenränder stellenweise geschwollen sind, sollte die Deckcreme diese Bereiche nicht bedecken, weil sie dadurch betont würden und die Schatten noch tiefer wirken.

Glatze/Haaransatz

Auch wenn trendbedingt häufig extrem schöne Männer in Zeitschriften oder auch auf den Laufstegen zu sehen sind, sollte man bei der Korrektur ihres Gesichtsteints darauf achten, dass ein Männergesicht nach dieser Behandlung nicht zu glatt und ebenmäßig wird, weil es dann „zu schön" wird und an Männlichkeit einbüßt.

Über einen ebenmäßigen Teint machen sich die meisten Männer nicht so viele Gedanken. Größere Sorgen machen sie sich, wenn die Stirn immer höher wird, die ersten Geheimratsecken und kahlen Stellen sichtbar werden. Eine Glatze ist dann wieder sehr interessant, aber der Übergang macht in ihren Augen den Makel noch größer. Diese Krisenzeit kann mit Hilfe einiger Tricks leichter durchlebt werden:

Geheimratsecken wirken niedriger, wenn die Haare gescheitelt und locker ins Gesicht fallen. Die Haare werfen im Bühnenlicht so einen zusätzlichen Schatten auf den oberen Teil der Stirn.

Außerdem wird das Gesicht wie schon beschrieben grundiert, wobei die Schminke zum Haaransatz ausläuft und nicht die Haare berührt. Parallel zum Haaransatz und zur Haarsträhne, die in die Stirn fällt, wird eine Schattierung angelegt, die den erhöhten Haaransatz niedriger erscheinen lässt.

Ist der ganze Haaransatz höher gerutscht, dann wird auf den oberen Teil der Stirn parallel zum Haaransatz eine horizontal laufende dunkle Schattierung gelegt. Sie sollte zwei bis drei Farbtöne dunkler sein als der Grundteint. Entweder nehmen Sie dafür eine Fettschminke oder ein dunkelbraunes Rouge. Je nach Höhe der Stirn fällt dieser Streifen schmaler oder breiter aus. Die Schattierung wird zu den Augenbrauen hin vorsichtig verwischt, bis der Übergang in die

Grundierung nicht mehr zu sehen ist. Dann wird die Grundierung mit einem Transparentpuder übergepudert.

Umgekehrt wirkt eine zu niedrige Stirn durch eine Aufhellung entlang des Haaransatzes optisch höher. Das Licht wird parallel zum Haaransatz aufgelegt. Es sollte zwei bis drei Töne heller als der Grundteint sein. Es wird nach dem Auftragen vorsichtig in die Haut geklopft und dann mit der Fingerspitze behutsam nach unten hin konturenlos in die Grundierung verwischt. Wenn das Haar dann noch nach hinten gekämmt wird, kann das Bühnenlicht auf die aufgehellte Stirnpartie fallen und sie so optisch höher wirken lassen.

Wenn die ganze Stirn zu weit vorsteht, wird die ganze Fläche mit einer dunkleren Grundierung belegt, die in Richtung der Schläfen und des Haaransatzes weich ausläuft. Sie können an den Schläfen auch einen Hauch Rouge hinzufügen, so wirkt das Gesicht frischer.

Ist die Stirn zu breit, werden nur die Schläfen schattiert. Hier wird ein gelbbrauner Ton aufgelegt, denn braun allein lässt ein Gesicht alt wirken. Der Schatten wird eingeklopft und zur Stirnmitte hin zart verrieben, bis die Übergänge nicht mehr zu sehen sind.

Eine zu schmale Stirn wird dann natürlich an den Schläfen mit einem Licht, das zwei bis drei Töne heller ist, aufgehellt. Auch diese Farbe wird in die Haut eingeklopft und zur Stirnmitte hin zart mit der Grundierung verwischt. Ältere Herren, deren Schläfen schon ein wenig eingefallen sind, sehen mit dieser Aufhellung auch jugendlicher und frischer aus. Auch hier wird dann mit einem transparenten oder gelblichen Puder abgepudert.

Kinn

Einige Männer möchten auch ihr Kinn markanter erscheinen lassen. Das Gesicht ist wie beschrieben mit einer Fettschminke-Grundierungsfarbe grundiert. Direkt unter dem Kieferunterknochen wird dann ein Schatten so gelegt, dass der Kieferwinkel betont wird, also fast rechtwinklig verläuft. Der Schatten wird zur Kehle und zum Schlüsselbein hin zart mit der Grundierung verwischt, bis der Übergang nicht mehr zu erkennen ist, dann mit Transparentpuder abgepudert.

Ist die Kieferpartie erschlafft, hängt die Haut an dieser Stelle in Säcken herunter, wird die erschlaffte Partie oberhalb des Kiefers aufgehellt, die Säcke und Fettwülste schattiert. Das geht aber nur, wenn die Hautpartie nicht zu sehr erschlafft ist.

Steht das Kinn zu weit vor, wird die Spitze schattiert. Der Schatten wird nach dem Einklopfen in die Haut vorsichtig nach allen Seiten verwischt, bis kein Übergang mehr zu erkennen ist. Es wirkt dadurch kürzer und quadratischer.

Ein fliehendes Kinn wird dementsprechend an der Kinnspitze und zum Kehlkopf auslaufend aufgehellt, das Licht dann seitwärts behutsam mit der Grundierung verwischt. Es rückt so optisch weiter vor.

Ist ein Kinn zu quadratisch, werden nur die äußeren Winkel des Kinns schattiert und verwischt, bis es runder wirkt.

Ein Doppelkinn kann kaschiert werden, indem man die Partie unterhalb des Kinns schattiert und den Schatten dann zur Kehle hin auslaufen lässt. Manchmal helfen auch noch zusätzlich mit einem dunkelbraunen Dermatographen gezogene kurze horizontale Striche oberhalb und unterhalb des Kehlkopfes. Sie werden dann vorsichtig verwischt. So wird die ganze Kinnpartie optisch noch unterbrochen und wirkt nicht ganz so füllig.

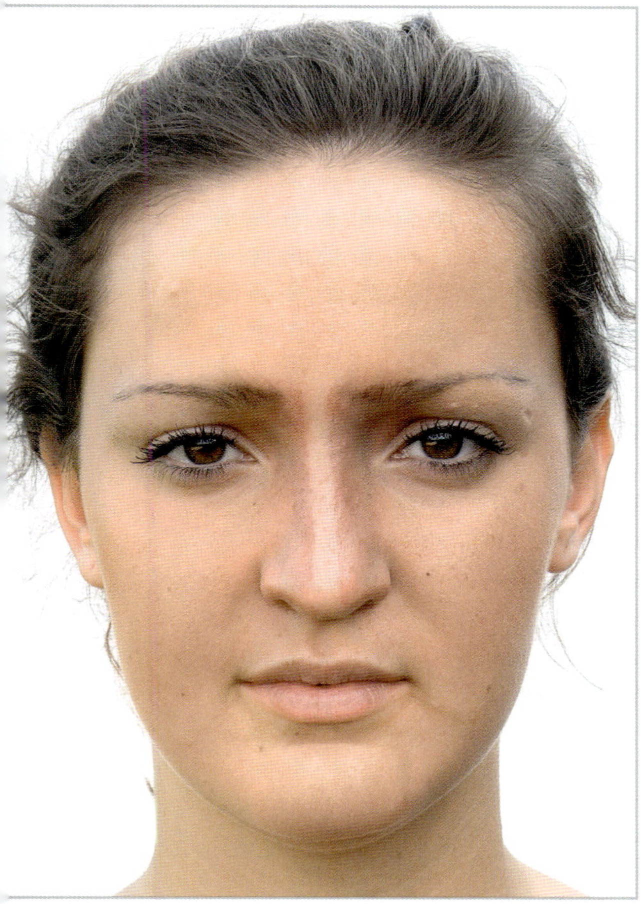

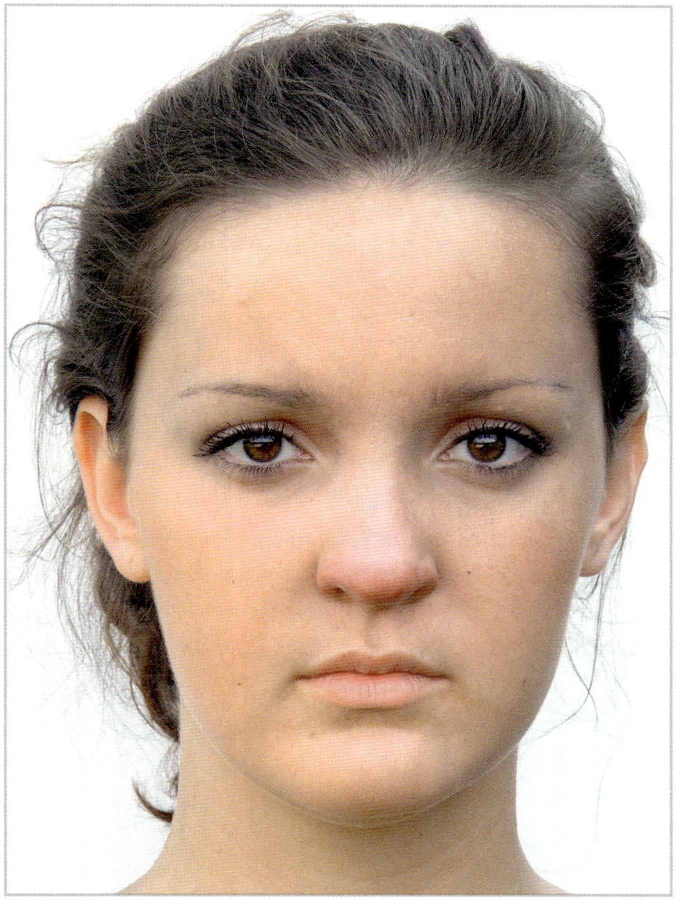

Was für den Haaransatz und das Kinn gilt, lässt sich auch auf die Wirkung der Nase übertragen: Soll die Nase optisch verlängert werden (links), wird der Nasenrücken aufgehellt und die Spitze betont; bei der optischen Verkürzung wird unter der Nasenspitze schattiert.

Hals

Ist der Hals zu breit, wird er an den Seiten dunkler schattiert, die Schattierung wird dann zur Halsmitte hin behutsam verwischt. Zeigt der Hals Altersfalten, ist es am einfachsten, den ganzen Hals zwei Töne dunkler als das Gesicht zu grundieren.

Nase

Eine zu breite Nase wirkt schmaler, wenn die Seiten über die Nasenflügel hinweg dunkel schattiert werden und anschließend auf den Nasenrücken ein schmales Licht gesetzt wird. Die Farben werden vorsichtig eingeklopft und die Übergänge nur zart verstrichen.

Eine zu lange Nase wirkt kürzer, wenn unter der Nasenspitze schattiert wird und man die Grundierung weich über die Spitze verlaufen lässt.

Eine zu kurze Nase kann optisch verlängert werden, wenn die Aufhellung über den ganzen Nasenrücken und weiter über die Nasenspitze aufgelegt, die Spitze sogar besonders mit Licht betont wird.

Augen

Frauen schminken ihre Augen in der Regel sehr viel stärker als Männer, deshalb werden die beiden Gruppen gesondert aufgeführt. Fangen wir mit den Männern an:

Männeraugen

Normale Augen bekommen für ein natürliches Bühnen-Make-up einen zarten Eyeliner-Strich unter die unteren Wimpern, ein wenig Schatten in die Augenfalte des Oberlids, eventuell werden die Wimpern getuscht und die Augenbrauen mit einem Dermatographen in kleinen Strichen betont.

Sind die Augen klein, wird ein Licht in die äußeren Augenwinkel und auf die Augenlider gelegt, das Oberlid bekommt einen zarten Lidstrich, der über dem äußeren Augenwinkel hinausläuft, der Lidstrich unter den unteren Wimpern fängt zart in der Mitte des Auges an und geht leicht über den äußeren Augenwinkel hinaus. Die Augenbrauen werden wie üblich durch feine Striche nachgezeichnet.

Liegen die Augen tief und stehen eng beieinander, wird die Nasenwurzel mit einem Aufheller belegt, der auch die Augenbrauen auf dem Nasenbein mit aufhellt. Die Augenbrauen werden erst ab Irisanfang mit kleinen Strichen betont. Die oberen Augenlider werden ebenfalls aufgehellt, der Lidstrich auf den oberen und unter den unteren Wimpern setzt im inneren Augenwinkel an und geht ein wenig über den äußeren Augenwinkel hinaus. Die Schatten unter den Augen werden ebenfalls aufgehellt.

Augen mit Hängelidern werden unter den Augenbrauen aufgehellt. Der Lidstrich auf dem unteren Lid geht in einem leicht aufwärts geschwungenen Bogen über den äußeren Augenwinkel hinaus. Der Lidstrich auf dem oberen Lid geht parallel zu dem unteren auch in einem Aufwärtsbogen über den äußeren Augenwinkel hinaus, es bleibt aber ein winziger Abstand zwischen den beiden Strichen bestehen. Die Hängefalten werden schattiert. Die Augenbrauen werden wie gehabt nachgestrichelt, bekommen aber am äußeren Ende eine kleine schwungvolle Aufwärtsbewegung.

Frauenaugen

Auch wenn sich bei Frauen durch Modetrends das Augen-Make-up und die Form der Augenbrauen ändern, mal dünn und gebogen, mal gerade und schwer sind, müssen Augenbrauen und Augen-Make-up mit dem ganzen Gesicht eine harmonische Einheit bilden und zueinander passen.

Fangen wir mit den Augenkorrekturen an. Grundsätzlich gilt, dass Farben optisch zurücktreten. Das bedeutet, zu weit vorstehende Augen werden nicht noch mit schillernden Farben betont, sondern eher schattiert, kleinere Augen werden hell geschminkt.

Bei *runden vorstehenden Augen* wird die Lidfalte dunkel schattiert, das äußere Drittel unter dem Unterlid so schattiert, dass es über den äußeren Augenwinkel geht und dort breit mit dem Lidstrich ausläuft. Der Bereich unmittelbar unter den Augenbrauen wird aufgehellt, die Partie darunter dunkel schattiert. Der Lidstrich auf dem oberen Lid fängt im inneren Augenwinkel an und wird zum äußeren breiter und läuft schwungvoll über das Auge hinaus. Die Augenbrauen werden dunkel nachgestrichelt, laufen spitz aus.

Weit auseinander stehende Augen werden in den inneren Augenwinkeln schattiert, der Schatten läuft auch noch etwas über den Nasenrücken. Der bekommt einen zarten aufhellenden Farbton. Das obere Lid und die mittlere Partie unter dem Unterlid wird mit dunkler Schattierung versehen, der untere Lidstrich ist zart und läuft in einem leicht nach unten geschwungenen Bogen aus. Der Bereich unmittelbar unter den Augenbrauen wird aufgehellt. Die Augenbrauen werden an der

Nasenwurzel etwas breiter und stärker nachgezogen. Die Wimpern besonders im äußeren Winkel betont.

Bei *kleinen tief liegenden Augen* wird der Bereich unter den Augenbrauen breiter aufgehellt und reicht bis zum Nasenbein und inneren Augenlid. Der äußere Bereich des Oberlids wird ab Mitte des Auges schattiert. Der Schatten geht über den äußeren Augenrand hinaus weiter in Richtung Schläfen. Der untere Lidstrich fängt ca. 4 mm vom inneren Augenwinkel entfernt zart an und geht horizontal gezogen weiter, also schließt nicht am äußeren Augenwinkel, darunter wird im äußeren Drittel auch ein Schatten gelegt, der mit dem unteren Lidstrich endet und leicht verwischt. Der obere Lidstrich beginnt im inneren Augenwinkel, geht auch nicht bis zum äußeren Augenwinkel, sondern biegt ebenfalls ca. 4 mm vorher leicht schräg nach oben schwingend ab. Die Augenbrauen werden in einem sanften Schwung nachgestrichelt.

Augen mit Hängelidern, die eng beieinander stehen werden im inneren Augenwinkel aufgehellt, das Hängelid dunkel schattiert. Der Bereich unter der Augenbraue wird aufgehellt und verwischt mit dem dunklen Schatten. Die kleine Hautpartie im äußeren Augenwinkel, wo sich gern Lachfältchen bilden, wird aufgehellt. Der obere Lidstrich wird zum äußeren Augenwinkel hin breiter und läuft über den äußeren Winkel hinaus aus, der untere Lidstrich beginnt zart ca. 3 mm vom inneren Augenwinkel und läuft mit einem Aufwärtsschwung über den äußeren Augenwinkel hinaus. Die beiden Lidstriche berühren sich nicht, sondern lassen ein wenig Platz für den Aufheller dazwischen. Die Wimpern werden besonders im äußeren Bereich stärker getuscht, die Augenbrauen sind schmal gezupft und laufen zart aus.

Für das Nachstricheln der Augenbrauen bei Frauen gilt, dass sie genau über dem inneren Augenwinkel beginnen. Sollten dazwischen noch Härchen wachsen, werden sie mit einer Pinzette ausgezupft. Stehen die Augenbrauen zu eng zusammen, wirkt die Person sehr streng oder finster. Sind sie zu weit auseinander, lassen sie die Nase dicker erscheinen, das Gesicht wirkt schnell leer und ausdruckslos. Die Augenbraue folgt in der Regel dem natürlichen Schwung des Augenbrauenbogens und läuft ca. 12 mm über dem äußeren Augenwinkel aus. Achten Sie darauf, dass der Bogen nicht stark nach unten ausläuft, das Gesicht wirkt dann schnell alt und müde. Halten Sie zum Anzeichnen der Augenbrauen den Dermatographen senkrecht neben die Nase, die Spitze des Stiftes berührt dabei über dem inneren Augenwinkel den Augenbrauenbogen. Markieren Sie diese Stelle, denn dort beginnt die Augenbraue. Als nächstes machen Sie einen zarten Punkt an der höchsten Stelle der Augenbrauen. Legen Sie dann den Stift unter den äußeren Nasenflügel an, die Spitze des Stifte führt am äußeren Augenwinkel vorbei zur Augenbraue, der Stift liegt diagonal über dem Gesicht. Dort wo er den Augenbrauenbogen berührt, setzen Sie den dritten zarten Punkt. Wenn Sie diese drei Punkte in Ihrer Fantasie verbinden, wissen Sie, wie der Augenbrauenbogen verlaufen muss. Stricheln Sie mit dem Dermatographen schon eine zarte Linie. Wenn sich noch Härchen unterhalb dieser Linie befinden, werden sie ausgezupft.

Männliche Augenbrauen werden in der Regel in ihrem natürlichen Wachstum belassen, nur mit dem Dermatographen nachgestrichelt.

Wangen

Normalerweise wird ein ovales Gesicht – nicht zu dick, nicht zu dünn – als schön empfunden. Wenn Sie Veränderungen vornehmen wollen, dann achten Sie erst einmal darauf, ob Ihre

Schönheitsvorstellungen auch mit dem Gesamteindruck harmonisieren, eine schön proportionierte füllige Figur sieht mit einem auf dünn geschminkten Gesicht leicht grotesk aus. Also beim Ausgleichen nicht übertreiben:

Ein volles Gesicht wirkt schmaler, wenn man die Wangen dunkel schattiert. Spüren Sie mit den Fingerspitzen, wo der Wangenknochen liegt und wie er verläuft? Am unteren Rand des Wangenknochens entlang tragen Sie mit einem flachen Pinsel eine ca. 1 cm breite Farblinie auf. Sie beginnen am Ohr, fahren parallel zum Knochen weiter und lassen sie am höchsten Punkt des Wangenknochens weich auslaufen. Der obere Rand dieser Linie wird mit den Fingern weich verrieben, die Farbe darf aber nicht über den Knochen hinausgehen. Dann verteilen Sie die Schattierung mit Ihren Fingerspitzen nach unten in die Wangengrube hinein und lassen sie in die Grundierung hineinlaufen, bis der Übergang nicht zu sehen ist. Dann wird der Wangenknochen mit einem Licht belegt.

Tragen Sie den Aufheller mit einem sauberen Pinsel oder mit sauberen Fingern auf. Der Rand nach oben verläuft sanft in den Grundteint, der untere Rand wird vorsichtig beklopft und soll weich in den oberen Rand der Schattierung übergehen. Der Übergang wird noch unmerklicher, wenn dort Rouge aufgelegt wird. Über der aufgehellten Partie ist der Puder heller, über der schattierten wird ein dunkler Schattierpuder gelegt. So wirkt das Gesicht weicher und ausdrucksstärker.

Ein schmales Gesicht wirkt fülliger, wenn man ein zwei bis drei Töne helleres Licht auf die Grundierung setzt und zwar in die Schattenpartie unterhalb des Wangenknochens. Dasselbe gilt auch für stark eingefallene Wangen zum Beispiel bei älteren Menschen. Die Wangenknochen selber werden mit einem zarten Rouge belegt, wodurch das Gesicht frisch und gut durchblutet wirkt.

Lippen

Bei Männern werden die Lippen in der Regel weniger betont und beim Schminken mit dezenten, eher bräunlichen und bräunlichroten Farben belegt, damit sie so natürlich wie möglich wirken. Sollte man dennoch Korrekturen ausführen wollen, geschehen diese eher dezent und in den gerade genannten Farben. Sie können mehr Tipps dazu jetzt beim Schminken von Frauenlippen finden und leicht auf Männerlippen übertragen.

Dünne Lippen wirken voller, wenn man sie außerhalb ihrer natürlichen Verlaufsform mit einem Konturenstift nachzieht. Dann wird mit einem Pinsel der Zwischenraum mit dunklerem Lippenstift oder Lippenrouge gefüllt. Die Mitte der Lippen wird mit einem helleren Ton bepinselt, so wirken sie voller.

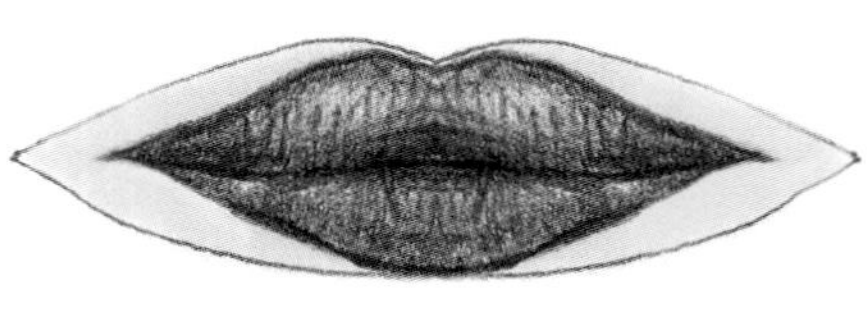

vergrößert

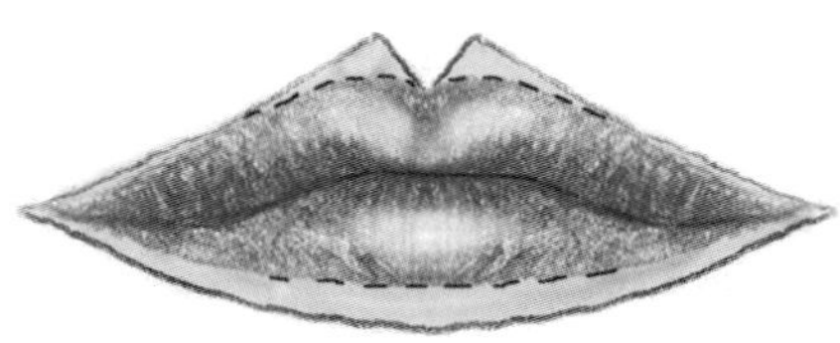

spitz vergrößert

Sollen die Lippen nicht ganz so voll wirken, wird mit dem Abdeckstift der äußere Rand bedeckt oder die Grundierung wird über den äußeren Lippenrand hinaus auf die Lippen gedeckt. Dann wird mit dem Lippenkonturenstift der Rand neu und eben kleiner gezogen und die Lippen mit Lippenstift oder Lippenrouge ausgepinselt.

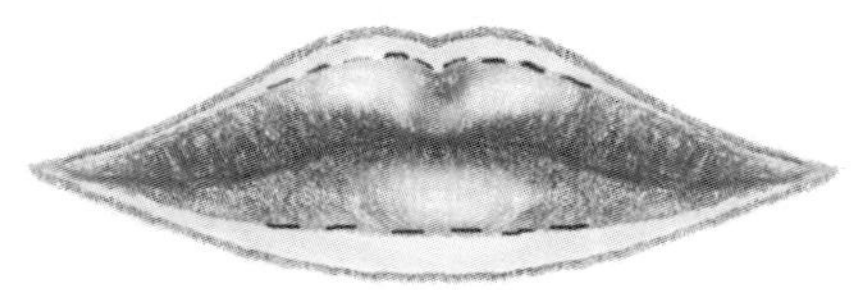

geschwungen vergrößert

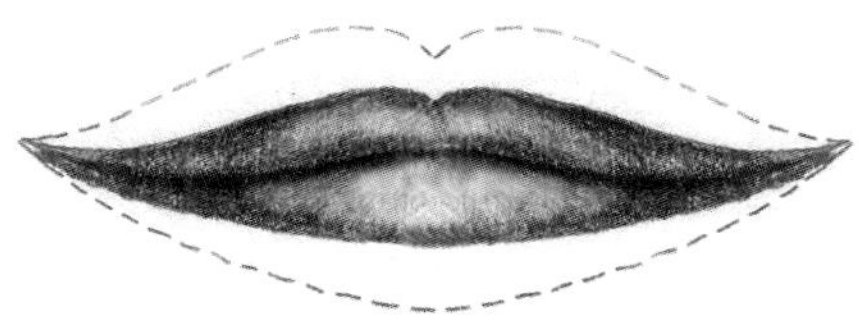

verkleinert

Ist der Mund seitlich zu klein, werden die äußeren Mundwinkel mit dem Konturenstift verbreitert, dann die ganzen Lippen mit Lippenrouge gefüllt.

Ist nur die Oberlippe oder nur die Unterlippe zu schmal, wird nur der entsprechende Part mit dem Konturenstift neu gezeichnet, die Mundwinkel werden dann nach oben gehend gestaltet und wie üblich das Lippenrouge aufgetragen. Auf die Mitte der dünneren Lippe wird etwas hellerer Rotton oder Perlmuttton aufgetragen, damit sie voller wirkt.

Etwas anders ist es bei der Korrektur eines schiefen Mundes. Hier wird die dickere Seite schmaler gezeichnet, die dünnere voller, so wirkt der Mund einheitlicher und schöner. Wie gehabt wird dann die Fläche mit Lippenrouge ausgepinselt.

Das Gleiche gilt auch für Lippen, deren Mundwinkel herabgezogen sind. Die Lippen werden mit dem Konturenstift umzeichnet, wobei die Mundwinkel etwas nach oben gebogen gezeichnet werden. Ist die obere Lippe voller, wird die untere Lippe voller geschminkt und die Winkel der oberen Lippe nach oben gezeichnet.

Kurz und knapp – so wird geschminkt

In dieser Reihenfolge wird ein natürlich wirkendes Make-up aufgetragen:

Für den Herren gilt: Ein Minimum an Schminke einsetzen, damit er nicht geschminkt wirkt. Der Grundteint sieht in der Tube, Dose oder als Stift dunkler aus als auf der Haut. Er sollte mit dem natürlichen Farbton der Haut harmonieren und wird so dünn wie möglich auf das glatt rasierte, fettfreie Gesicht, den Hals, den Nacken und notfalls auch auf den Handrücken verteilt.

Zum Schattieren benutzt man Fettrouge oder den Grundteint in einem tieferen Ton. Danach werden das Gesicht und der Hals abgepudert. Das ist nur bei Fettschminke oder Cream-Stick nötig, Kompaktschminke braucht nicht abgepudert zu werden.

Das Augen-Make-up wird so minimal wie möglich eingesetzt. Verwenden Sie möglichst Braun- oder Grautöne und legen Sie diese eher wie einen Schatten und nicht wie ein Make-up auf. Das Gleiche gilt auch, wenn Sie einen Lidstrich anlegen. Wimpern werden nur getuscht, wenn sie sehr blass oder sehr dünn sind. Tragen Sie die Wimperntusche nicht zu stark auf.

Gut durchblutete und wohl geformte Lippen schminkt man möglichst überhaupt nicht oder man legt nur ein zartes Braunrot auf. Die Farbe wird mit dem Finger hauchdünn auf den Lippen verteilt, dabei wird die Oberlippe etwas dunkler geschminkt als die Unterlippe. Achten Sie darauf, dass keine Grundierung mehr die Lippen bedeckt und entfernen Sie diese, wenn nötig. Rouge wird nur als zarte Kontur angelegt, und zwar unter den Wangenknochen, in den Schläfengruben und entlang der Augenbrauenbögen.

In der Regel sind die Augenbrauen eines Mann kräftig genug und werden so belassen. Wenn nötig werden sie mit einem Dermatographen gestrichelt nachgezeichnet, natürlich wachsenden Brauen nachempfunden. Verwenden Sie dazu keinen zu dunklen Farbton, weil er das Gesicht schnell finster wirken lässt.

Für die Damen gilt: Das Make-up sollte zum Kostüm und Typ passen. Die Gesichtshaut wird vom Tages-Make-up befreit, gereinigt und falls sie sehr trocken ist, leicht eingefettet. Der Grundteint, der mit der Hautfarbe harmonisiert, wird auf Gesicht, Hals und wenn nötig auf die Hände oder anderen sichtbaren Hautpartien dünn aufgetragen.

Cremerouge wird auf die Wangen verteilt, Farbtupfer davon werden auf die Augenbrauenbögen, zart auch auf Stirn und Kinn gesetzt und sanft verstrichen. Lichter und Schattierungen anlegen. Wenn Fettschminke oder Cream-Stick für die Grundierung verwendet wurde, wird jetzt abgepudert.

Lidstrich entweder mit Eyeliner oder spitzem Pinsel auftragen, der Lidstrich am Unterlid setzt ein Drittel vom inneren Augenwinkel an. Beide Lidstriche laufen über die äußeren Augenwinkel in einem schwungvollen, nach oben auslaufenden Bogen offen aus. Lidfalte mit Dermatographen oder Fettschminke nachziehen, mit einem 6 mm Flachpinsel zum Augenbrauenbogen verteilen, abpudern. Lidschatten auf Oberlid und Augenbrauenbogen auflegen, dafür separate Pinsel benutzen. Ein kleiner Tupfer heller Lidschatten, in die Mitte des Oberlids gesetzt, lässt das Auge leuchten. Wimpern tuschen.

Augenbrauen dem natürlichen Bogen mit Dermatographen gestrichelt nachziehen. Falls nötig, wird das Wangenrouge noch einmal verstärkt.

Die Lippen mit einem Lippenkonturenstift umzeichnen und notfalls ausgleichen, mit 6 mm breitem Schminkpinsel die Lippenschminke auftragen, mit Papiertuch die überflüssige Schminke abnehmen.

Die Haare je nach Kostüm und Make-up stylen.

Glamour

Die bis jetzt beschriebenen Korrekturen und Schminktechniken sind auch sehr hilfreich und praktisch für das normale Tages- oder Abend-Make-up und lassen einen Künstler ganz nah, also im Close-up-Bereich und auf der Bühne mit geringer Entfernung zum Publikum natürlich schön erscheinen.

Aber es gibt ja auch Bühnenproduktionen, wo der Künstler bzw. mehr die Künstlerin überwältigend schön aussehen möchte. Natürlich müssen Kostüm und Make-up aufeinander abgestimmt sein. Egal ob geheimnisvoll, kess, übersprühend, temperamentvoll – hier muss die Maske übertrieben, auch übertrieben farbenfroh sein, weil durch Spots und farbige Scheinwerfer das Make-up geschluckt wird und anders wirkt als in der Garderobe. Deshalb machen wir jetzt erst einmal einen kleinen Ausflug in die faszinierende Welt der Lichter.

Die Wirkung des Lichts

Der Lichttechniker kann unterschiedliche Farbabstufungen und Farbschattierungen erzeugen, indem er Farbfilter vor die Scheinwerfer schiebt. Außer der eigenen Farbe lassen diese Filter keine Farbe durch, die anderen werden absorbiert. Wie sich die Farben bei bestimmten Farbfiltern verhalten, macht die Übersicht auf Seite 40 deutlich. Die dort genannten Farbverhältnisse sind grobe Richtlinien. Die Farben verändern sich auch mit der anderen Bühnenbeleuchtung und den Farbnuancen der Schminke, deshalb gilt auch hier wieder: Probieren Sie Ihre eigenen Schminkfarben aus und machen sich Notizen, wie sich die Farben bei den verschiedenen Farbfiltern verändern, sich bei unterschiedlicher Bühnenbeleuchtung verhalten.

Bühnenbeleuchtung und Bühnen-Make-up

Was bedeutet dieses Wissen über die Wirkung des Lichts für das Bühnen-Make-up? Die normale Bühnenbeleuchtung setzt sich in der Regel aus einer Mischung von warmen und kalten Farben zusammen, meistens Strohtöne, Goldtöne, Zartrosa und Bernsteintöne. Diese Farbmischung erzeugt, zusammen mit der anderen neutralen Bühnenbeleuchtung, einen gelblichen Ton und lässt das Bühnen-Make-up zart rosa und warm, dadurch sehr natürlich wirken. Am meisten schmeichelt ein fleischfarbenes Rosa, es verändert die meisten Make-ups kaum. Auch stroh- und goldfarbene Filter haben kaum Einfluss auf das Make-up und lassen es wärmer wirken. Bernsteinfarbene Filter schmeicheln ebenfalls dem Make-up, sie verstärken rosafarbene und fleischfarbene Grundierung und machen die Maske lebendig.

Benutzt der Techniker allerdings bernsteinfarbene *und* orange Filter, lässt diese Mischung die Hauttöne gelblich und die Schattierungen schmutzig wirken. Achten Sie darauf, dass dieses Licht nie direkt auf den Künstler scheint, sondern nur die Kulisse beleuchtet.

Grüne Filter machen alle Haut- und Rougetöne grau. Wenn sie bewusst diese Wirkung erzielen sollen, wird das Publikum diese Veränderung auch akzeptieren.

Blaue Filter lassen die Haut kränklich grau wirken und tönen Lippen- und Wangenrouge dunkler. Sie werden oft bei Nachtszenen eingesetzt, oft allerdings wird zusätzlich noch ein warmes Licht auf die Gesichter der Künstler gerichtet.

Starke rote Filter lassen den natürlichen Hautton fast verschwinden. Das normale Rouge ist kaum noch wahrzunehmen, dunkle Rottöne wirken bräunlich. Sie werden eingesetzt, um dramatische Effekte zu erzielen.

Violette Filter verstärken Rottöne, deshalb sollte man nur wenig Rouge auflegen und auch rosa Puder vermeiden, weil dieser bei dem Licht knallrot wirkt.

Wenn Sie sicher sind, welches Make-up aufgelegt wird, überprüfen Sie es mit den unterschiedlichen Farbfiltern. Sollten während einer Produktion die Beleuchtungen gewechselt werden, passen Sie das Make-up entweder der verschiedenen Beleuchtung an oder bitten den Lichttechniker, den Beleuchtungsplan zu ändern.

Rot bei rotem Licht wird abgeschwächt und verschwindet.
Rot bei gelbem Licht bleibt rot.
Rot bei grünem Licht wirkt viel dunkler.
Rot bei blauem Licht wirkt dunkler.
Rot bei violettem Licht wirkt blasser.

Gelb bei rotem Licht wirkt weiß.
Gelb bei gelbem Licht wird abgeschwächt und verschwindet.
Gelb bei grünem Licht wirkt dunkler.
Gelb bei blauem Licht wirkt heller, fast zartlila.
Gelb bei violettem Licht wird rosa.

Orange bei rotem Licht wirkt heller.
Orange bei gelbem Licht wird abgeschwächt.
Orange bei grünem Licht wirkt dunkler.
Orange bei blauem Licht wirkt viel dunkler.
Orange bei violettem Licht wirkt heller.

Blau bei rotem Licht wirkt dunkelgrau.
Blau bei gelbem Licht wirkt dunkelgrau.
Blau bei grünem Licht wirkt dunkelgrün.
Blau bei blauem Licht wirkt blassblau.
Blau bei violettem Licht wirkt dunkler.

Grün bei rotem Licht wirkt viel dunkler, fast braun.
Grün bei gelbem Licht wirkt dunkelgrau.
Grün bei grünem Licht wirkt blassgrün.
Grün bei blauem Licht wirkt heller.
Grün bei violettem Licht wirkt blassblau.

Violett bei rotem Licht wirkt schwarz.
Violett bei gelbem Licht wirkt fast schwarz.
Violett bei grünem Licht wirkt fast schwarz.
Violett bei blauem Licht wirkt zart violett.
Violett bei violettem Licht wirkt sehr blass.

Braun, Schwarz und Grau verändern
unabhängig von der Beleuchtung kaum den Farbton.

Für das Glamour-Make-Up bedeutet dieses Wissen, dass Sie beim Schminken ruhig mutig sein sollten. *Grundregel ist: Wählen Sie warme Farben für den Grundteint und kräftige, klare Farben für das Augen-Make-up.* Der Grundteint sollte einen Farbton bekommen, der deutlich wärmer ist als für kleine Bühnen, außerdem sollte er klar und kräftig sein.

Das Augen-Make-up sollte klar und stark gezeichnet sein, die Farben kräftig und rein leuchtend. Perlmuttfarbe oder metallisch glänzende Lidschatten wirken besonders stark bei glitzernden und glänzenden Kostümen. Manche tragen unter den Augenbrauen Glitzerstaub auf oder kleben sich in die inneren Augenwinkel kleine Strasssteine, damit die Augen besonders strahlen. Am geeignetsten sind die mit der flachen Rückseite, weil sie besser auf der Haut haften. Es gibt selbst klebende Strasssteine, die je nach Fettgehalt der Haut sich manchmal schneller als gewünscht von der Haut lösen. Sie können die Steine auch mit Mastix ankleben. Setzen Sie die Strasssteine nicht direkt ins Innere des Augenwinkels, sondern einen Hauch daneben. Sowohl Haut als auch Steine werden dabei mit Mastix bestrichen. Nach kurzem Antrocknen wird der Stein fest angedrückt. Für die Augenwinkel verwendet man am besten Latexkleber, weil er beim Abschminken vorsichtig wieder abgezogen werden kann, Mastix dagegen mit Mastixentferner gelöst werden muss. Aber Vorsicht beim Gebrauch der Lösungsmittel! Der Kopf wird ganz stark nach vorn gebeugt, damit das Lösungsmittel nicht ins Auge gerät, dann erst wird der Mastixentferner ganz vorsichtig aufgetragen. Nach kurzer Einwirkzeit werden Strasssteine und Mastix abgezogen, die Hautstelle mit Kleenex behutsam abgerubbelt. Glitzersteinchen und Glitzerstaub werden ebenfalls mit Mastix oder mit einem Latexkleber befestigt. Hier werden die betreffenden Hautstellen dünn mit dem Kleber bestrichen und nach kurzem Antrocknen wird dann der Glimmer mit einem alten Pinsel aufgetragen. Es gibt heute auch Glimmer-Make-up-Roller, die wie ein Deostift über die Haut gerollt werden und eine Glimmerspur hinterlassen. Diese werden einfach mit dem Augen-Make-up-Remover abgeschminkt.

Wimpern müssen beim Bühnen-Make-up sehr stark betont werden. Es gibt wimpernverlängernde Wimperntusche, die diesen Effekt erreicht oder aber Sie setzen falsche Wimpern ein. Entscheiden Sie sich hierbei lieber für ausgedünnte Wimpern, weil sehr dichte Wimpern schnell dunkle Schatten auf die Augen werfen.

Die Augenbrauen werden zum Ende hin entweder abgedeckt oder ausgezupft, damit sie und das Augen-Make-up schwungvoll in Richtung Schläfen auslaufen können. Lidstrich, Lidschatten und Augenbrauen sollten den gleichen Aufwärtsschwung haben wie die Lichter und Schatten auf den Wangenknochen. Lichter und Schatten werden bewusst stark und kräftig eingesetzt.

Lippenrouge und Wangenrouge müssen zum Kostüm und Teint passen und kräftig, klar und leuchtend sein. Bei starker Beleuchtung sind weiche und gedämpfte Farben nicht zu sehen. Wenn die Lippen voll und sinnlich wirken sollen, benutzen Sie kräftige, helle Farben. Damit die Lippen verführerisch glänzen, setzen Sie nach dem Auflegen des Lippenrouges noch Lipp-Gloss auf.

Der Blick in den Spiegel gibt Bestätigung. Es sollten genau die Gesichtszüge hervorgehoben sein, mit denen der Künstler auf der Bühne einen guten ersten Eindruck macht. Der Start ist gelungen, jetzt geht es weiter.

2 Von Furchen, Falten und Narben

Die Schminktechnik, die Sie in diesem Kapitel erlernen, ist das Herstellen von Furchen, Falten und Narben. Der andere Schwerpunkt ist die Improvisation und wie Sie mit ganz wenigen Mitteln außergewöhnliche Masken und aufregende Kostüme herstellen können. Das wird unter anderem auf Themenfesten geschehen, die ja bei Jung und Alt gleich beliebt sind.

Nicht umsonst gibt es in jeder Kultur so befreiende Tage wie Karneval oder Halloween, wo jeder mal aus der Rolle fallen, für eine kurze Zeit in die Rolle eines Bösewichts, Ekels, Draufgängers, Vamps, einer Verführerin oder Hexe schlüpfen kann, um mal Seiten an sich herauszulassen, für die er sich im normalen Leben vielleicht schämt oder die von der Gesellschaft nicht gern gesehen würden. Wenn man weiß, es ist wie beim Karneval oder einem Themenfest nur für eine kurze Zeit, kann man den Moment noch mehr genießen, so dass in diesem Kapitel der Spaß des gemeinsamen Verkleidens hinzukommt.

Doch beginnen wir erst einmal wieder mit den neuen Schminktechniken, die für dieses Kapitel wichtig sind.

Ganz schön alt

Falten entstehen in der menschlichen Haut, wenn Muskeln die Haut wölben. Geschieht dies über eine lange Zeit, dann folgen tiefe Einschnitte. Sie zeigen sehr deutlich den Seelenzustand, Krankheit, Kräftezustand und das Alter eines Menschen und prägen je nach Gefühlsausdruck und Alter das Aussehen des Gesichtes. Allein die Namen, die wir für die Falten an den Augenwinkeln haben, sind sehr vielfältig und gehen von den positiv klingenden Lachfältchen über Hühnerpfötchen und Krähenfüßen bis zu den fast bösartig klingenden Teufelskrallen. Die Falten unter den Augen werden auch wenig schmeichelnd als schlaff herabhängende Augensäcke beschrieben.

Um Falten in ein Gesicht zu schminken, ist es praktisch, erst einmal ein paar Vorübungen zu machen, damit es von vornherein nicht zu dem „schwarze Striche ins Gesicht setzen" kommt, das bei starkem Bühnenlicht unerbittlich zeigt, dass die Falten aufgemalt sind, was für den Gesamteindruck der Bühnenfigur wenig vorteilhaft ist.

Und wieder: hingucken

Die erste Aufgabe ist deshalb, Menschen in der Umgebung zu studieren. Einfaches Anschauen reicht nicht, gezieltes Hingucken ist hier gefragt. Dann erkennt man schnell, warum ein Mensch einem sympathisch ist oder nicht. Meistens sind es die Falten, die uns den entsprechenden Eindruck vermitteln: Ist es die steile Stirnfalte zwischen den Augenbrauen, warum uns die Frau in der Schlange an der Kasse unheimlich ist; sind es die kleinen Lachfältchen um die Augen, warum uns die Bäckerin gefällt und wir ihr Lächeln erwidern? Sind es die feisten Hängebacken, weshalb wir von dem Mann, der sich im Bus neben uns setzen will, abrücken?

Hilfreich für das Schminken von Falten und Furchen ist auch, sich Gemälde oder Bleistiftzeichnungen guter Künstler genau anzuschauen. Dann erkennt man deutlich, dass dort nicht einfach schwarze Striche gezogen wurden, um die Hautwölbungen hervorzuheben. Meistens sind sie eben nicht scharf abgegrenzt, sondern gehen weich in die umgebende Hautpartie über. Das bewusste Einsetzen von hellen und dunklen Farbabstufungen lässt die Tiefe der Falten echt und lebendig wirken. Es ist nicht selten geschehen, dass beim Üben mit Schminkfarbe auf Papier die schönsten Porträtzeichnungen entstanden sind. Aufmerksame Leser werden den zarten Hinweis verstanden haben, dass man zwischendurch auch mit dem Skizzenblock losziehen kann, Menschen studiert und versucht, interessante Faltenbildungen zu zeichnen. Am besten geht es mit einem weichen Bleistift, mit dem man die Linien gut verwischen kann. Wie fällt das Licht auf den Bruder, wenn er lustlos über den Matheaufgaben sitzt, den Kopf auf seine Hand gestützt? Die Falten, die sich dann unter seinem Auge bilden, sind wunderbar, besonders, wenn das Licht von oben fällt. Schnell das Papier und den Bleistift gegriffen und skizzieren, und zwar nur diese eine Stelle, nicht den verzweifelten Blick des Bruders. So bekommt man ein gutes Gespür und die Hand wird immer sicherer, wenn es daran geht, Falten in ein Gesicht zu zaubern.

Als nächsten Schritt setzt sich jeder selber vor den Spiegel und betrachtet das eigene Gesicht gründlich. Wie verlaufen denn die Falten, egal wie fein oder tief sie sein mögen. Diese Linien malt man erst mal mit dem Finger nach, um ein Gespür für den Weg, den sie nehmen und auch für die hervorgerufenen Hautwölbungen zu bekommen. Junge Menschen, die noch kaum Falten haben, können das nachempfinden, indem sie ihren Mund zu einem Grinsen verziehen, zornig die Stirn runzeln oder die Augenbrauen zusammenziehen. Hilfreich ist auch, Menschen aus allernächster Nähe zu betrachten. Das sollte nicht unbedingt im Bus oder Kino passieren, geschickter ist es die Mutter, Oma oder Tante zu bitten, sich als Studienobjekt zur Verfügung zu stellen.

Falten schminken

Jetzt wird es praktisch. Mit einem Dermatographen geht es jetzt daran, die Stellen, an denen Falten auf dem Gesicht deutlich gemacht werden sollen, zu zeichnen. Am besten geschieht das mit einem braunen Stift, es sei denn, man möchte die Person sehr hart wirken lassen, dann ist ein grauer oder gar schwarzer Stift geeigneter. Aber egal, welche Farbe verwendet wird, alle Falten wirken nur dann, wenn sie an der richtigen Stelle und richtig dosiert aufgetragen werden, also dort, wo sie sich auch natürlich bilden.

Und jetzt kommt uns das genaue Studium der Falten am Lifeobjekt zugute. Manchmal bedarf es gar keiner Strichführung, es reicht dann schon, zwei aneinander stoßende unterschiedlich getönte Flächen oder Schattenpartien ineinander zu reiben. Dieses Flächenschminken ist

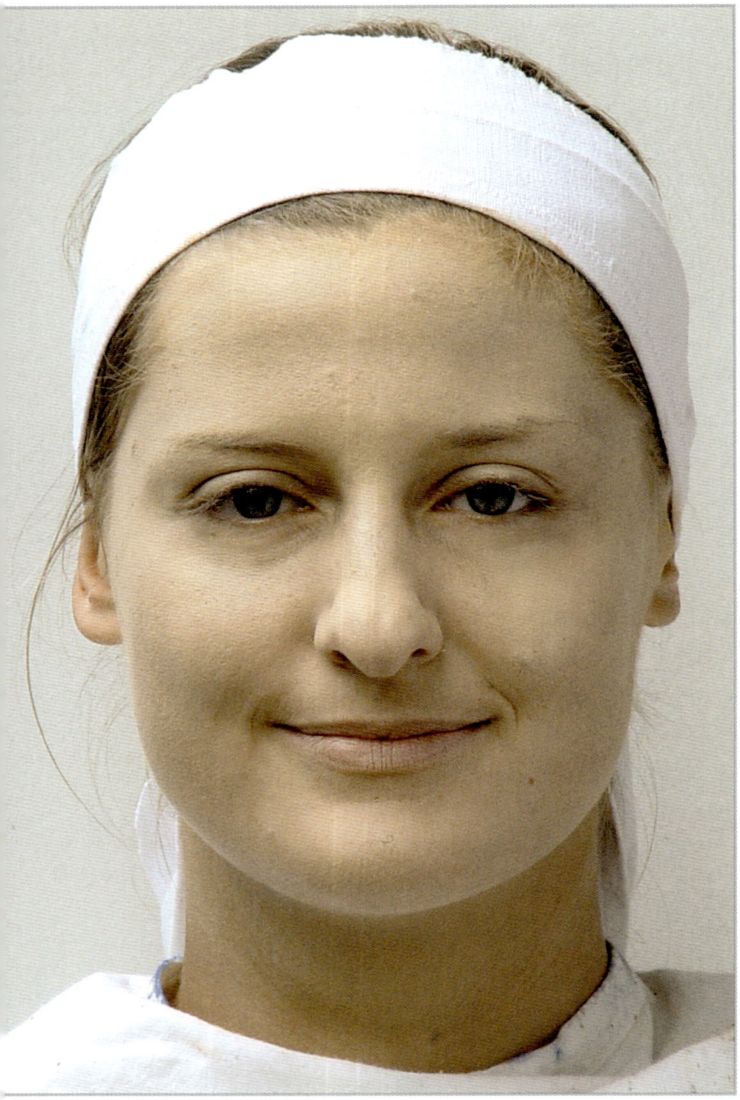

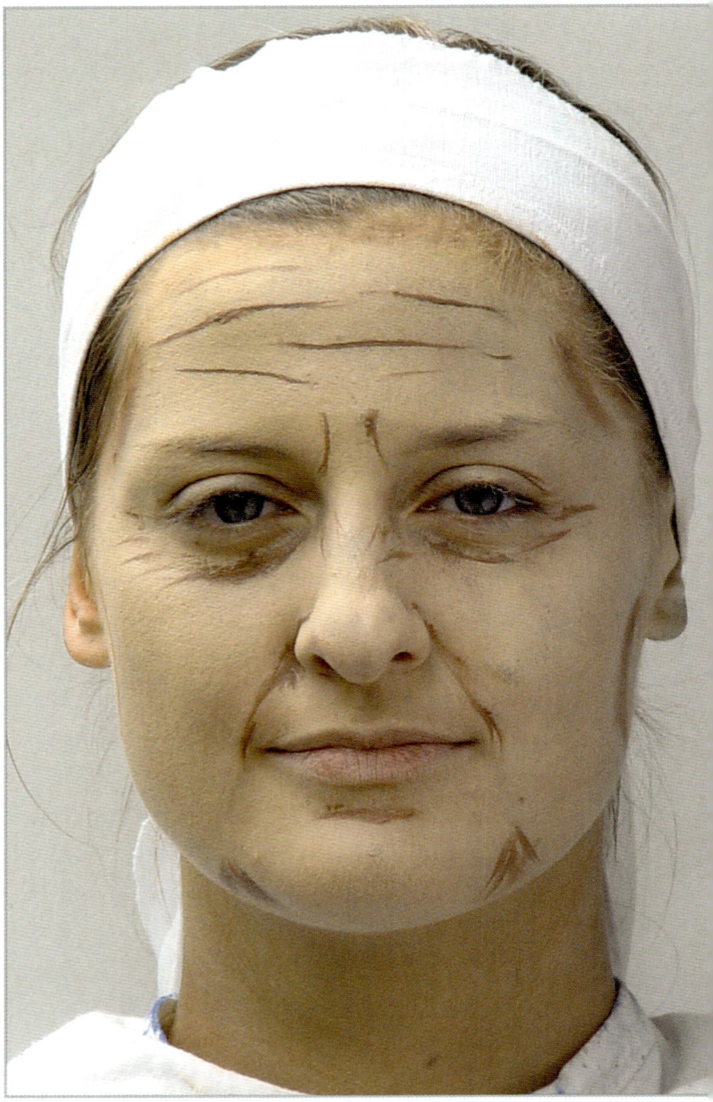

Um ein Gesicht altern zu lassen, wird es zunächst grundiert (links), danach werden die natürlichen Gesichtsfalten betont (rechts). Im großen Bild rechts werden Licht und Schatten angelegt, indem die vorgezeichneten Linien vorsichtig mit dem Finger „verschummert" werden.

besonders wirkungsvoll, wenn schon leichte Falten vorhanden sind. Bei älteren Menschen reicht das oft schon, um die Falten und Furchen deutlicher zu zeichnen. Zeichnet man die Falten mit einem Dermatographen, werden diese Linien mit einem weichen Pinsel oder mit den Fingern weich zu einer Querseite verstrichen. Der scharf abgegrenzte Teil des Strichs wird noch durch einen hellen Kontrast betont. Der helle Glanzton verstärkt die Erhebung und lässt die Falte tiefer wirken.

Beim Betrachten der Gesichtsfalten haben Sie sicherlich festgestellt, dass die Falten in der Gesichtsmitte, also an der Stirn oder um den Mund tiefer wirken. Diese tiefsten Stellen nennt man Schlagschatten. Zu den Außenrändern des Gesichts, also zu den Schläfen oder zu den Ohren hin sehen sie flacher aus und werden feiner. Folglich wird hier der helle Kontrast sparsamer eingesetzt. Die Linie, die mit dem Dermatographen in diese Furche gemalt wird, sollte nicht abrupt aufhören, sondern sanft auslaufen und in die angrenzenden Hautpartien übergehen. Der Strich wird also mit leicht geführten Fingern etwas „verschummert".

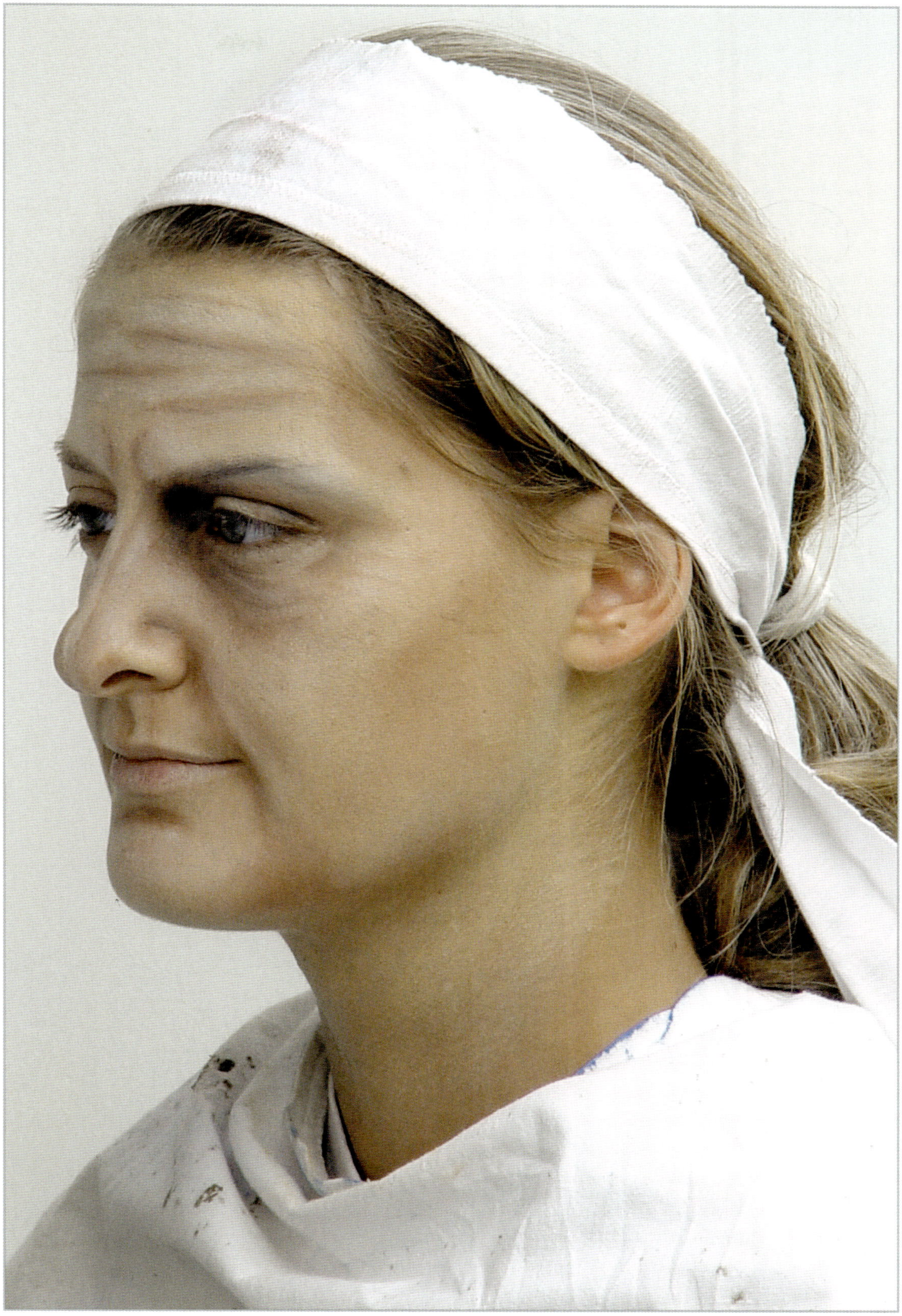

Krähenfüße

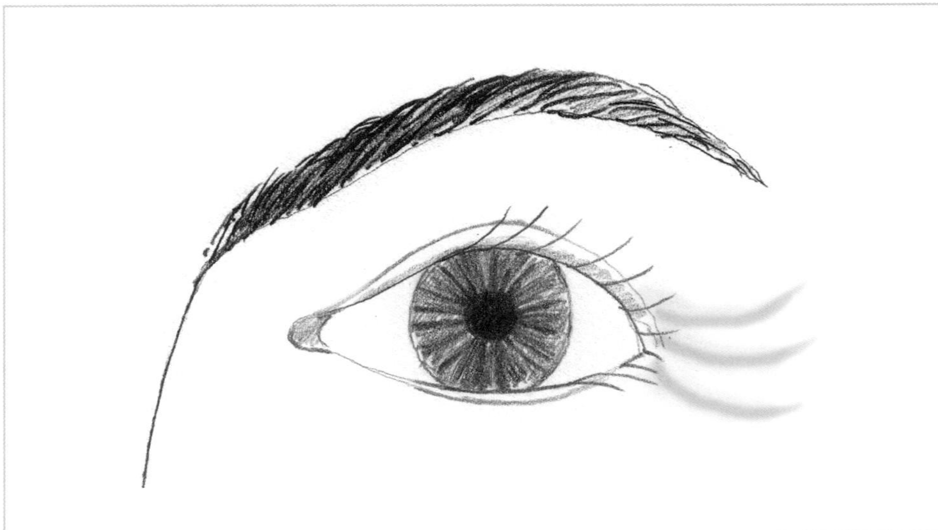

Tränensäcke

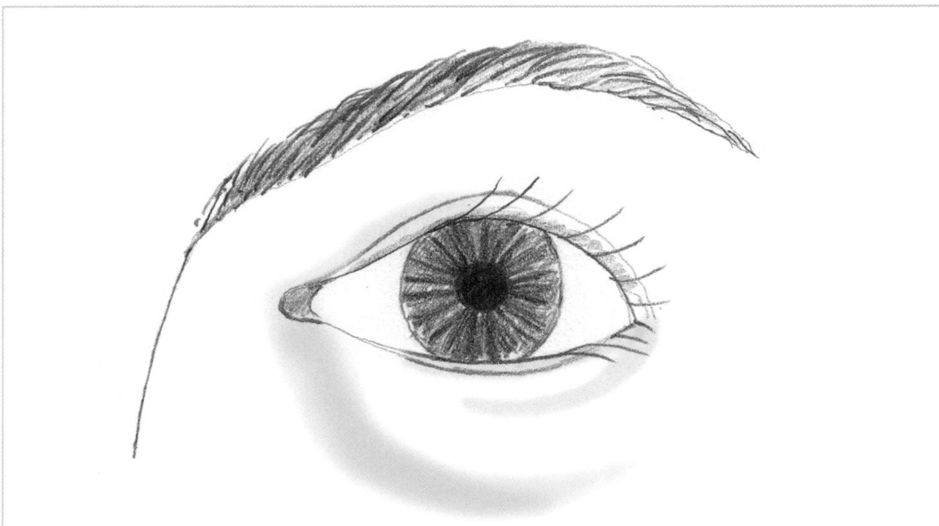

Hängende Augenlider

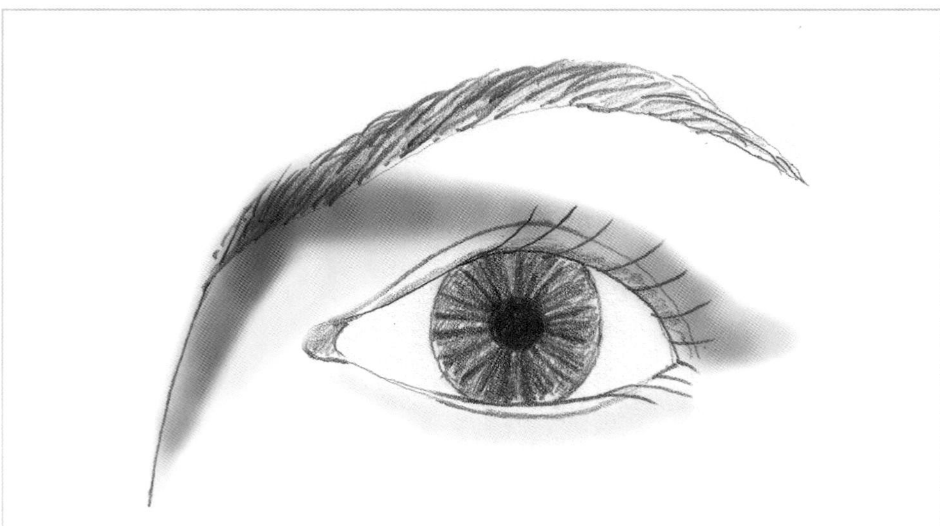

Krähenfüße

Wer Krähenfüße um die Augen herum schminkt, der muss daran denken, dass die Falten nicht zu eng gesetzt werden dürfen, denn schon auf eine Distanz von ein paar Schritten würden sie dann nur noch wie ein Schatten wirken. Drei Linien reichen oft aus, um eine gute Wirkung zu erzielen. Die dunkelbraune Schminke wird mit einem feinen Pinsel (Größe 2) vom äußeren Augenwinkel zur Schläfe gehend aufgetragen. Die Schminke oder der Strich mit dem Dermatographen wird mit den Fingern oder einem feinen Pinsel leicht verteilt. Dann wird der Raum zwischen den dunklen Strichen und über dem obersten Strich etwas aufgehellt, wobei die Grenzen mit einem weichen Pinsel fein überstrichen werden, so dass die Übergänge zart ineinander fließen, helle in die dunklen Striche auslaufen.

Tränensäcke

Tränensäcke entstehen ähnlich wie Krähenfüße. Hier wird unterhalb des unteren Lides, diesmal vom inneren Augenwinkel ausgehend, eine „halbes o" gezeichnet, das nach außen hin offen bleibt. Wenn man der natürlichen Vertiefung unter dem Auge folgt, dann spürt man schnell, wann der Strich wieder nach oben geht. Dort sollte er auslaufen. Manchmal kann eine zweite geschwungene Linie den Augensack noch betonen. Diese verläuft dichter am Auge. Sie wird ungefähr in der Mitte des Auges angesetzt und läuft dann halbkreisförmig am unteren äußeren Augenwinkel aus. Der erste Strich ist am inneren Augenwinkel stärker und breiter, der zweite am äußeren Augenwinkel, beide laufen zum anderen Ende hin weich aus. Der Raum dazwischen wird mit einer Aufhellung optisch betont, so wirken die Augensäcke ausgeprägter.

Hängende Augenlider

Hängende Lider entstehen, wenn ein dunkler Strich vom inneren Augenwinkel ausgehend zum Anfang der Augenbraue hochgezogen wird, von dort aus schräg über das Lid zum äußeren Augenwinkel weitergeführt wird und ungefähr einen halben Zentimeter weiter ausläuft. Der Raum oberhalb dieser Linie wird aufgehellt, der untere dunkel schattiert. Die Trennlinie wird diesmal nicht sehr verwischt, sondern bleibt deutlicher sichtbar, dann „hängt" das Augenlid mehr. Um den Eindruck eines alten Auges noch zu verstärken, werden keine Lidstriche geschminkt (siehe Detailbild S. 48).

Erschöpfung und Altersringe

Diese Erscheinungen unter den Augen werden deutlicher, indem die Partie über dem Augenlid dunkel geschminkt wird. Unter dem unteren Augenrand wird ein dunkler Strich geschminkt, der zu den Nasenflügeln hin breiter wird, zum äußeren Augenwinkel hin sanft ausläuft. Beide Flächen werden sanft verstrichen, so dass dunkle Schatten entstehen (siehe Detailbild S. 48).

Nasenfalten

Nasenfalten bekommt ein Mensch relativ bald. Das hängt damit zusammen, dass wir die Muskelpartie rund um den Mund häufig benutzen, egal, ob dies nun durch Lachen oder Unmutsäußerungen geschieht. Die Falten von der Nase ausgehend bis zum Kinn sind mehr oder minder ausgeprägt und können Informationen über einen Charakter und über das Alter eines

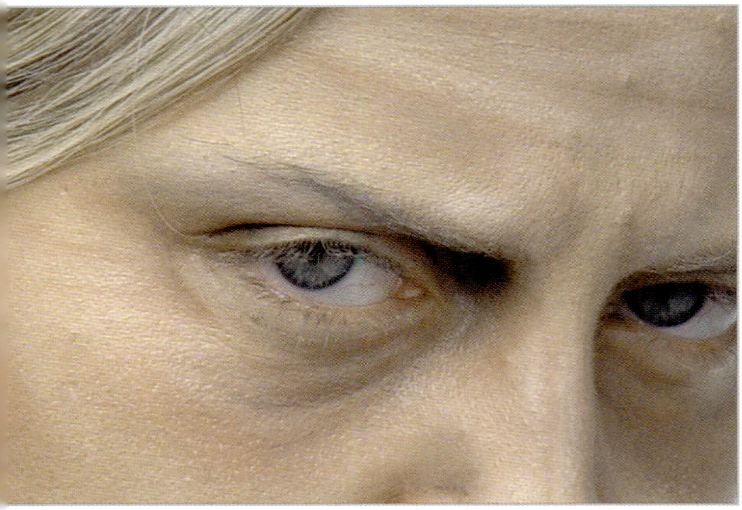

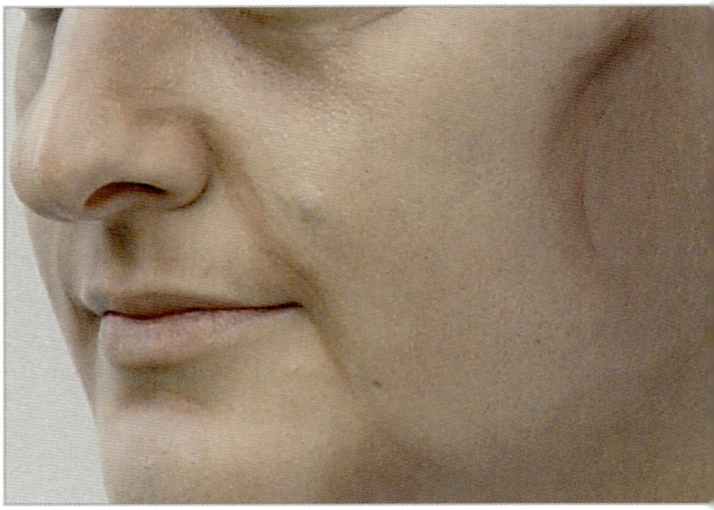

Im Detailbild ist genau zu erkennen wie Licht und Schatten z. B. bei Erschöpfung und Altersringen (links) sowie die Nasenfalten (rechts) eines älteren Menschen angelegt werden müssen (Text: S. 47)

Menschen geben. Oft reicht es, wenn man die Falte mit einem braunen Dermatographen oder brauner Schminke etwas betont. Die Nasenfalte kann so verlängert, schärfer, aber natürlich auch kürzer geschminkt werden. Will man sie besonders hervorheben, dann wird in die Falte eine Schattierung geschminkt, die mit dem Grundteint sanft zur Schläfe reibend verteilt wird. Zum Mund hin bleibt der Strich scharf, zur Wange hin wird er mit heller Schminke etwas aufgehellt.

Hängebacken

Hängebacken entstehen, wenn man den Nasenfaltenstrich in einem Halbkreis am Kiefer zum Ohr hin auslaufen lässt. Der dunkle Strich bleibt zum Kiefer hin schärfer, die Innenkurve wird aufgehellt, die Übergänge werden hier sanft und übergangsfrei mit dem Finger verteilt (Foto S. 49, links). Um die Hängebacken noch besonders zu betonen, kann mit Weiß noch ein Licht aufgesetzt werden oder bei jüngeren Charakteren noch etwas Rouge darüber geschminkt werden.

Der Mund eines alten Menschen

Ein alter Mensch hat Falten, die senkrecht um die Lippen herum verteilt sind. Diese Striche werden mit einem dunklen Dermatographen gezogen. Sie setzen ungefähr einen halben Zentimeter außerhalb des Lippenrandes an und werden senkrecht gehend in die Lippe hinein weitergezogen. Zwischen diese dunklen Striche wird optischer Aufheller gelegt, die Übergänge werden ein wenig angeglichen, aber wirklich nur sanft, weil sonst der Zuschauer auf eine Entfernung hin diese Partie nur als dunklen Schatten, nicht aber als faltig erleben würde. Auch hier gilt wieder: Lieber weniger Striche und diese sollten auch nicht zu lang sein (Foto S. 49, rechts).

Guckt man sich einen alten Mund an, so sieht man häufig kleine Hängefalten neben den Mundwinkeln. Diese kann man schminken, indem man vom Mundwinkel ausgehend dunkle Striche anlegt, die ca. einen Zentimeter schräg nach unten auslaufen. Oberhalb dieser Falte wird aufgehellt und sanft mit dem Finger verrieben, so dass die Übergänge ein wenig ineinander laufen, zum Kinn hin bleibt die Kontur schärfer. Wer die ganze Mundpartie noch betonen will, legt Aufheller auf die Hautpartie über der Oberlippe und zwar unterhalb der Nase, aber oberhalb der geschminkten Falten. Er wird zur Oberlippe hin sanft verrieben.

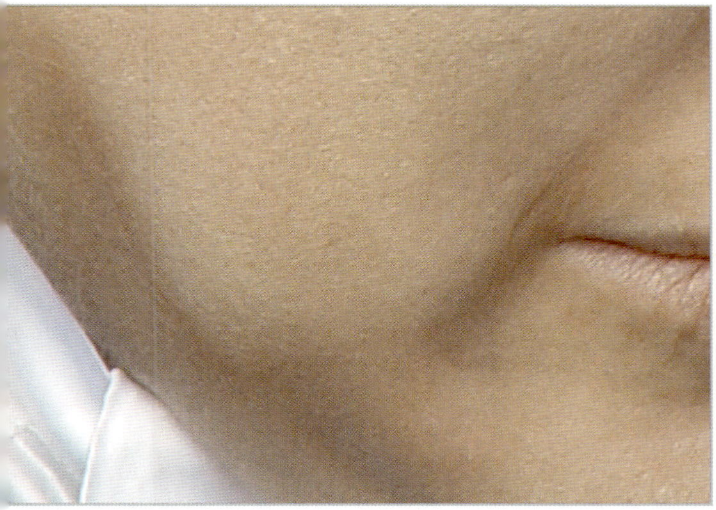
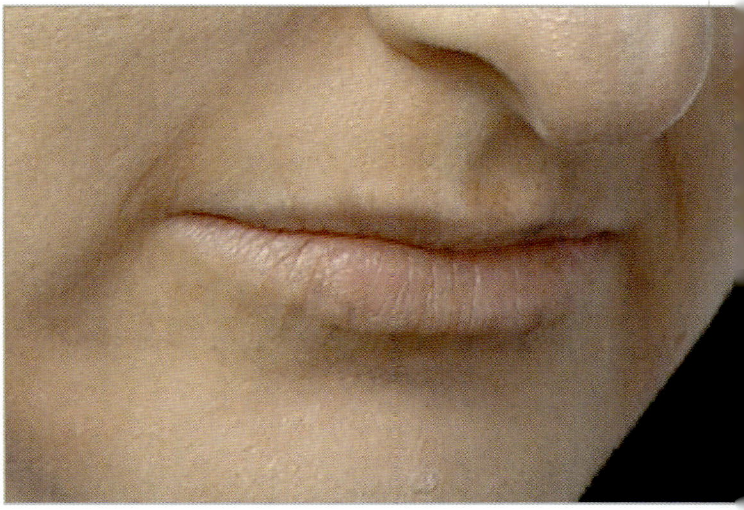

Falten am Hals

Diese Alterserscheinung wird sichtbar, weil die Muskeln unterhalb der Kiefer schlaffer werden und durchhängen. So bilden sich in unregelmäßigen Abständen kleine Hautsäcke. Wer sich in einem Anatomiebuch mal die Gesichtsmuskeln genau anschaut, der kann nachvollziehen, warum diese Partie nicht als eine Masse durchhängt.

Um am Hals Falten entstehen zu lassen, wird entlang des Kiefers eine wellenförmige Linie gezogen. Die Kurven gehen über den Kieferknochen hinaus, die Linie hängt in Höhe der Mundwinkel besonders durch. Die zum Hals weisende Seite der Wellenlinie wird noch dunkel schattiert, die Farbgrenzen ein wenig mit dem Finger verwischt, zum Hals hin sanft auslaufend. Die Fläche oberhalb der geschwungenen Linie wird, dem Strich folgend aufgehellt, die Grenzen werden auch hier sanft verwischt und laufen zum Ohrläppchen hin langsam aus (siehe Zeichnung S. 50).

Die Wirkung von Hängebacken schminkt man mit einem Halbkreis, der vom Nasenfaltenstrich über den Kiefer zum Ohr ausläuft (links).
Rechts ist zu sehen, wie mit senkrecht verlaufenden kleinen Strichen der Mund eines alten Menschen geschminkt wird

Doppelkinn

Das Doppelkinn ist ebenfalls eine Erscheinung, die man bei älteren Menschen häufig beobachten kann, natürlich auch besonders bei Übergewichtigen. Schaut man sich ein Doppelkinn mal aus der Nähe an, erkennt man immer eine natürliche Falte am Hals. Diese Falte gilt es nun zu schminken. Eine kleine natürliche Falte ist fast bei allen Menschen an dieser Stelle. Diese wird nun mit einer braunen Schattierung geschminkt. Wenn man das Kinn zum Hals drückt, tritt eine Hautpartie etwas (bei manchen mehr) hervor, die aufgehellt wird. Zur Schattierung hin lässt man den Übergang sanft mit dem Finger verlaufen. Umgekehrt gilt dann natürlich, dass ein Doppelkinn etwas weniger auffällt, wenn man die bestehenden Falten optisch aufhellt und den Raum zwischen den Falten dunkel schattiert.

Eines sollte man beim Schminken eines Doppelkinns allerdings bedenken: Übergewichtige Menschen mögen zwar ein Doppelkinn haben, aber die Faltenbildung im Gesicht ist aufgrund der Fettleibigkeit nicht so ausgeprägt. Im Fernsehen kann man das sehr gut bei politischen Talkshows studieren, es wird dort gern mit Nahaufnahmen gearbeitet und man kann dabei direkt auch das Spiel von Licht und Schatten auf den Gesichtern genau wahrnehmen.

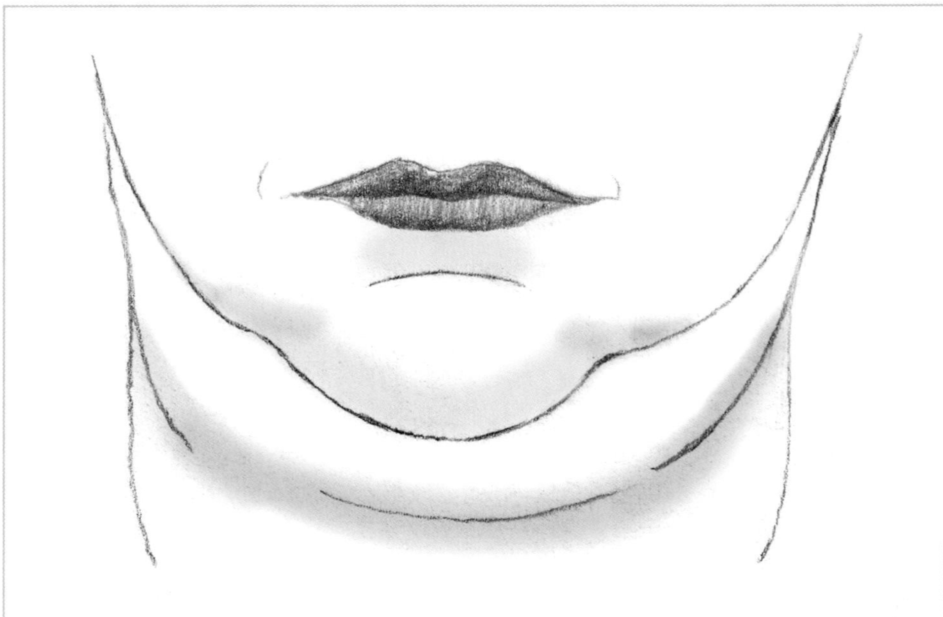

Doppelkinn/Halsfalten

Hals und Ohren

Diese Hautpartien dürfen natürlich beim Schminken nicht vergessen werden, damit der Gesamteindruck des alten Menschen auch stimmig ist. Deshalb schaut man sich den eigenen Hals mal genauer an. Wie verlaufen denn die Muskeln an dieser Körperpartie? Natürlich kann man sich genauso gut in einem Anatomiebuch oder einem Porträtbuch für Künstler schlau machen und dort den Verlauf der Halsmuskeln studieren. Jetzt hat man also die tieferliegenden Stellen gefunden und kann diese dunkel schattieren, die muskulösen Stellen werden aufgehellt. Es laufen an den Außenseiten des Halses, vom Kiefer ausgehend, senkrechte dunkle Streifen zum Schlüsselbein hinunter, die Zwischenräume sind aufgehellt, die Grenzen sanft verschummert. Unter dem Kinn verläuft eine dunkle ca. 7 cm lange Linie vom Kiefer ausgehend quer über die vordere Halspartie, die andere wird ebenfalls vom Kiefer kommend zur anderen Halsseite gelegt und überkreuzt dabei die erste. Die Zwischenräume werden aufgehellt und die Grenzen sanft verwischt. Unter dem unteren hellen Kreuzdreieck wird ein dunkles, zur Brust hin spitz zulaufendes Dreieck gelegt. Es läuft in der Halsvertiefung zwischen den Enden der Schlüsselbeinknochen aus. Gefunden? Prima.

Die Ohren eines alten Menschen sind nicht mehr so rosig wie die eines jungen Menschen, sie wirken lederartiger. Also werden die Ohren in der Teintfarbe mit geschminkt. Ohren und Hals sollte man möglichst mit flüssiger Teintfarbe schminken. Das geht mit einem Schwämmchen am besten. Fetthaltige Materialien verschmutzen Kragen, Wäsche und Kostümstoff schneller und außerdem gehen die Flecken von flüssiger Teintfarbe bei der Wäsche leichter wieder heraus. Das Kostüm wird erst nach dem Schminken angezogen.

Hände und entblößte Arme

Auch diese Partien müssen, wenn nötig, mit in das Schminken einbezogen werden, um das Aussehen auf den passenden „Fleischton" zu egalisieren. Je nach Charakterrolle wird das unter-

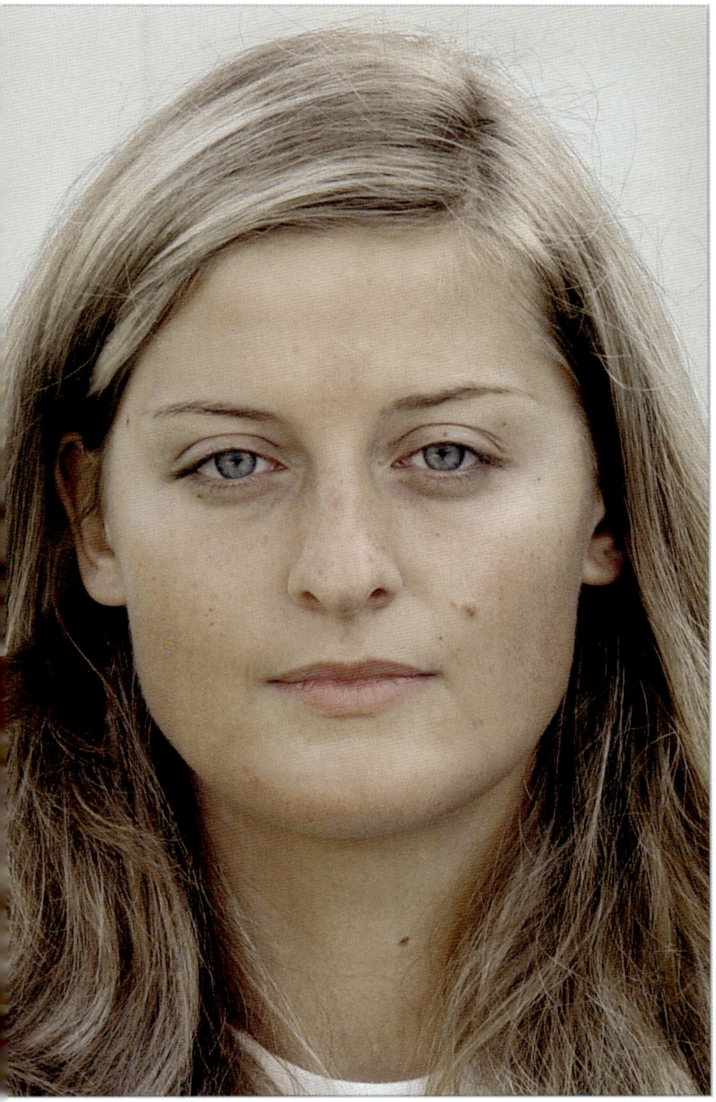

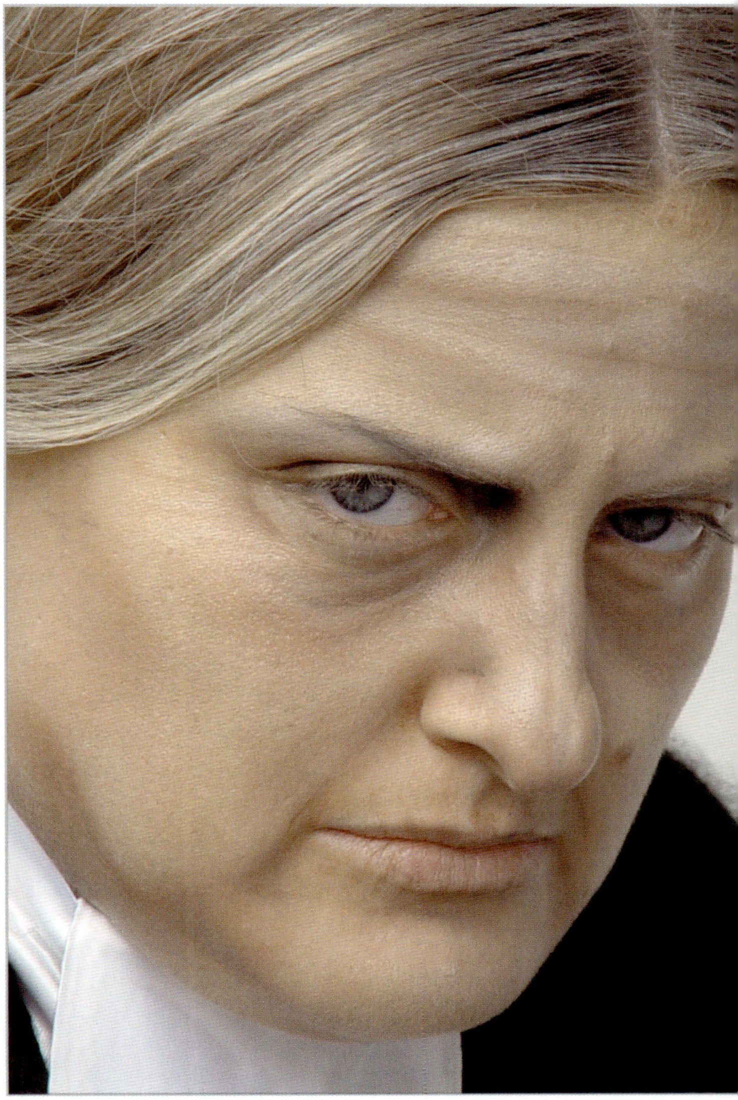

Vorher/Nachher: Junge Frau und als geschminkte Alte

schiedlich sein, Arbeiterhände haben einen anderen Rotton als zarte Hände, die feingliedrigen eines Pianisten sind in der Regel blasser. Für Hände und Arme benutzt man am besten flüssige Handschminke, die mit einem Schwämmchen aufgetragen wird. Sollen die Hände auch auf alt geschminkt werden, zieht man mit einem grauen Dermatographen oder mit Estampen, das sind Leder-, Kork- oder Papierwischer, die natürlichen Adern in Grau nach.

Wer alte Hände anatomisch richtig schminken will, der legt auf die Knöchel ein Licht, dazwischen, also auf die „Knochen" der einzelnen Finger, auf den Handrücken und den fleischigen Stellen zwischen Zeigefinger und Daumen und an der seitlichen Vertiefung zum Handgelenk hin wird dunkel schattiert. Danach werden, wie oben beschrieben, die Adern mit einem grauen Dermatographen nachgezogen. Sehr faltige Haut erreicht man, indem man in Gummimilch eingelegten Zellstoff zu Falten modelliert.

Dass Augenbrauen und Haare auch dem Alter entsprechend gestaltet werden, braucht ja nicht extra erwähnt zu werden, oder?

Ganz schön ekelig

Kleine Schönheitsfehler

Pickel, Warzen, Muttermal und Sommersprossen werden entsprechend ihrer Farbe und Beschaffenheit mit den entsprechenden Schminktönen gezeichnet, kleine dunkle Schatten um die Stellen herum verleihen ihnen noch mehr Plastizität. Warzen z. B. kann man auch kaufen und mit Mastix auf die vorgesehene Stelle kleben.

Narben

Auch hier lohnt sich das Studium am Lifeobjekt, um eine möglichst lebendige Wirkung zu erzielen, denn auch Narben sind nicht nur ein dicker Strich mit ein paar Querstrichen. Sieht man sie sich genau an, erkennt man, dass bei vielen Narben die Narbenmitten dunkler sind, die alten Wundränder meistens hellrosa erscheinen. Aber es gibt auch Narben, bei denen es genau umgekehrt ist, da sind die Einschnitte in die Haut und die Klammer oder Nahtstellen fast weiß, die Wundränder dunkler. Wenn man am eigenen Körper Narben hat, die gut zu sehen und zu erreichen sind, dann kann man ja mal probieren, daneben eine möglichst naturgetreue Narbe zu schminken und diese genau zu vergleichen, um hinter die Ursachen der Unterschiede und Ähnlichkeiten zu kommen. Dabei lernt man ungeheuer viel. Wunden heilen je nach Hauttyp, Operationsverlauf, Naht oder Klammerung verschieden und hinterlassen unterschiedliche Narben.

Glatte Narben können gut mit Dermatographen und Schminke angelegt werden. Plastische Narben gelingen gut mit Tuplast, das direkt aus der Tube auf die Haut aufgetragen und mit einem Modellierspachtel oder Messerrücken modeliert wird. Tuplast enthält ein Lösungsmittel und kann nach dessen Verdunsten nicht mehr verformt werden. Tuplast trocknet von außen nach innen und kann, wenn es ungefähr zur Hälfte getrocknet ist, mit einer Nadel eingerissen werden. Soll die so entstandene Narbennaht gerötet sein, kann man mit einem feinen Pinsel ein wenig Fixblut einreiben. Je mehr Schichten Tuplast man aufeinander aufträgt, umso plastischer wird die Narbe (siehe Seite 53 links). Die plastische Wirkung erreicht man aber auch durch Schattierung bzw. durch Aufhellen. Will man die Narbe mehrfach verwenden, wird sie auf einer Glasplatte angefertigt, vorsichtig abgenommen und mit Mastix auf der Haut angeklebt. Damit die Narbe immer an derselben Stelle sitzt, sollte man sie auf der Haut leicht mit einem Stift markieren oder eine Schablone von der Hautpartie anfertigen und die Stelle ausschneiden. Narben aus Tuplast lassen sich mit Aceton wieder von der Haut entfernen.

Man kann Narben auch mit Gummimilch anfertigen. Das ist etwas aufwändiger. Zuerst wird eine Negativform aus Gips hergestellt, die man mit Gummimilch ausgießt. Nach dem Trocknen wird die Gumminarbe herausgelöst und mit Mastix auf die Haut geklebt. Anstelle der Gipsnegativform kann auch eine Narbenmatritze verwendet werden, die man beim Maskenbildner-Bedarf, wie z. B. Kryolan, Berlin, beziehen kann.

Offene Wunden

Für offene Wunden eignet sich am besten dunkles, fast schwarzes Rot. Je nach Blutart gibt es zwei unterschiedliche Rottöne: für das arterielle Blut eine helleres Rot, für das venöse Blut ein dunkle-

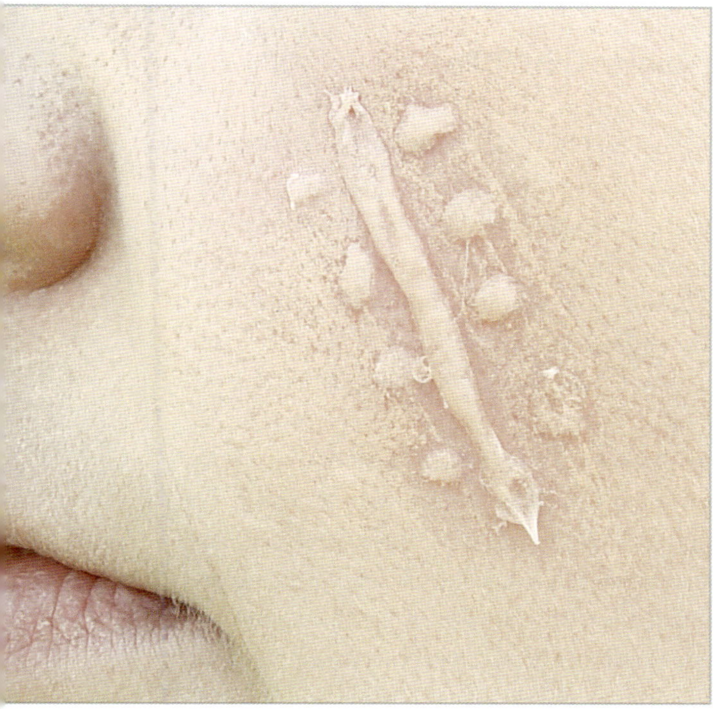

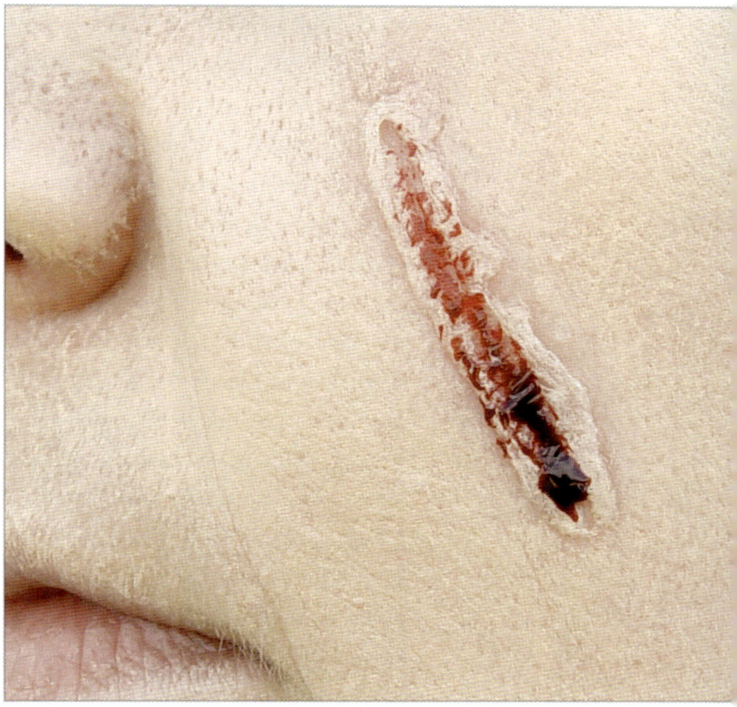

res Rot. Den gleichen Effekt kann man aber auch mit Lippenrot erzielen, das mit etwas Vaseline versetzt glänzt. Früher, als es noch keine Gelahaut (das ist eine spezielle pulverförmige Gelatine, die mit Glycerin vermischt ist) gab, haben die Schminkmeister feuerrote Gelatinefleckchen verwendet und diese angefeuchtet und aufgeklebt; die Ränder wurden mit Schminke gedeckt und der Haut angepasst.

Narben, die plastisch wirken sollen, können gut mit Tuplast modelliert werden; links ist eine verheilte, rechts eine noch offene Wunde zu sehen

Ausgestochene, ausgeronnene und blinde Augen

Diese Augenverletzungen und Krankheiten können am einfachsten mit einem Stück Tüll erreicht werden. Ein passend geschnittenes Stück Tüll wird mit Mastix an den Augenhöhlen angeklebt, auf das fleischfarbene oder blutrote Schminke aufgetragen wird. Das hat den Vorteil, dass der Geschminkte durch das Gewebe noch gut sehen kann, der Zuschauer jedoch den gegenteiligen Eindruck hat (siehe auch S. 60).

Heute nimmt man für diese Effekte aber auch gern Glatzanglatze und hautfarbene oder transparente Gelafixhaut, die in heißem Wasser zum Schmelzen gebracht wird. Gelafixhaut gibt es transparent oder hautfarben und auch in verschiedenen Farben. Im flüssigen Zustand kann sie mit flüssiger Teintfarbe eingefärbt werden. Nach dem Abkühlen auf eine für die Haut verträgliche Temperatur wird die Gelafixhaut transparent warm aufgetragen und mit einem Modellierspachtel oder der Rückseite eines Messers verteilt. Nach dem Erkalten ist sie erstarrt und kann dann nicht mehr modelliert werden. Wenn es nicht schon vorher geschehen ist, wird sie jetzt mit Teintschminke oder je nach Effekt blutrot oder anders farblich gestaltet.

Jetzt denken wir natürlich weiter und schauen wie das Gelernte auch groß in Szene gesetzt werden kann. Karneval, Halloween und gruselige Themenfeste sind ein wunderbarer Anlass.

Ganz schön ausgeflippt – Gruselmonster und andere dunkle Gestalten

Das Schminken kann bei einer Karnevalsfeier und bei jedem Themenfest Teil der angebotenen Aktivitäten sein.[1] Die Gäste kommen entweder schon im Kostüm und das Schminken des Gesichts und die Gestaltung der Haare wird auf dem Fest geschehen oder die Gäste bringen jede Menge Tücher, Bänder, Plastikblumen und vieles mehr, das sich zum Schminken und Gestalten eignet, mit. Sie besorgen zusätzlich zu den Tüchern jede Menge Sicherheitsnadeln oder Bänder, mit denen die Tücher zusammengebunden werden können. Jedem stehen die Sachen zur Verfügung und jeder nimmt nach dem Fest seine eigenen Sachen wieder mit, das erspart viel Vorbereitungszeit und Aufräumarbeit.

Die Schminke und die dazu nötigen Materialien werden vom Gastgeber gestellt. Wenn Sie im Haus feiern und die Einrichtung, vor allem den Teppich schonen wollen, legen Sie eine große Plastikplane unter den Schminkbereich. Am besten bauen Sie die Schminkutensilien so auf, dass sie von allen Seiten erreichbar sind und mehrere gleichzeitig schminken und geschminkt werden können. Da die meisten „Modelle“ neugierig sind, empfiehlt es sich, einen großen oder mehrere kleine Spiegel bereit zu stellen. Wenn Sie keine Möglichkeit haben, zwischendurch die Hände zu waschen, stellen Sie auch feuchte Tücher und Körbe für die gebrauchten Tücher dazu. Praktisch ist ebenfalls, wenn Sie die Bereiche ein wenig getrennt aufbauen: Kostüme zu kreieren braucht mehr Platz; Schminken braucht etwas Ruhe und ein wenig Bewegungsfreiheit für den Schminkenden, damit er nicht gerade dann geschubst wird, wenn er die Augen seines Modells schminkt. Wer beim Gestalten der Haare mit Haarspray oder Haarlack arbeitet, der will zwischendurch vielleicht auch mal das Fenster öffnen.

Zum Schminken brauchen Sie: Nassschminke, Pinsel, Schwämmchen, Rouge, Lippenfarbe, Dermatographen, Wimperntusche, Eye-Liner.

Doch nun wollen wir einige Figuren vorstellen, bei denen die zuvor beschriebene Technik des Schminkens der Falten, Narben und Macken umgesetzt werden kann:

Zyklop

Genau, das ist das einäugige Monster, dem Odysseus in der sizilianischen Höhle begegnete und mit seinen Männern entkam.

An Material wird gebraucht: Mullbinden, Mastix, Mastixentferner, doppelseitiges Klebeband, Hund oder Schaf (als Haarlieferant), Schere, Nasenkitt, hautfarbene Fettschminke, Puderpinsel oder Puderquaste, transparenten Puder, schwarze und blaue Dermatographen, Zahnpasta, Zahnschwarz, eventuell Rasierapparat, Kamm, Haarspray oder Haarlack.

Die wichtigste Frage zur Erstellung dieser Maske ist natürlich: Wo soll denn das eine Auge überhaupt hin? Vielleicht auf die Stirn? Was geschieht dann mit den echten Augen und den Augenbrauen? Zu wie viel Einsatz ist Ihr Modell bereit? Können die Augenbrauen wegrasiert werden? Oder müssen sie mit Make-up so unsichtbar wie möglich gemacht werden?

[1] Wer bezüglich der Festgestaltung Anregungen braucht, kann sie in meinen Büchern „Feste feiern mit Kindern“, Burckhardthaus Verlag, oder „Neue Partyspiele für Erwachsene“, Falken-Verlag, finden. In diesem Buch geht es mehr um die Schminkangebote bei den Feiern.

Die erste Möglichkeit: Gehen wir davon aus, dass der Einsatz hoch ist. Dann werden zuerst die Augenbrauen vorsichtig wegrasiert.

Die zweite Möglichkeit: Die Augenbrauen werden mit hautfarbener Fettschminke überschminkt, wobei man sie schon noch etwas sehen wird.

Die dritte Möglichkeiten: Mit den echten Augen verschwinden auch die Augenbrauen unter einem Streifen Mullbinde. Der Vorteil, den Ihr Modell von dieser Methode hat, ist leicht zu erkennen. Durch den Streifen kann es nämlich noch sehen, die Augen werden aber weitgehend unsichtbar (wie auf S. 53 beschrieben). Das geschieht mit einem Streifen Mullbinde, der über beide Augen und eben den Augenbrauen geklebt wird. Das passend geschnittene Stück wird an den Rändern mit Mastix eingepinselt. Nach kurzer Antrockenzeit wird der Streifen oberhalb (wenn nur die Augen zugeklebt werden natürlich unterhalb) der Augenbrauen, zwischen den Augenbrauenansätzen, an den Schläfen unter den Augen am Knochenrand der Augenhöhlen festgedrückt.

Die Ecken der Zähne werden mit Zahnschwarz zugedeckt und so zu Stummeln und spitzen Zähnen umgewandelt.

In der Zwischenzeit ist die Augenpackung getrocknet und der Mull kann mit der Schminke vorsichtig überpinselt werden, damit kein Make-up ins Auge gerät. Bitte fragen Sie Ihr Modell zwischendurch immer wieder, ob es noch genug sehen kann.

Da der Zyklop einen Bart bekommt, kann die untere Gesichtshälfte beim restlichen Schminken ausgelassen werden. Die Fettschminke wird dann mit dem Finger auf das restliche Gesicht verteilt und in die Haut eingeklopft, dabei wird besondere Sorgfalt auf die Übergänge an den Mullrändern gelegt.

Die Fettschminke wird abgepudert. Dann wird mit dem schwarzen Dermatographen ein großes Auge auf die Stirn aufgezeichnet. Malen Sie den oberen Lidstrich schwer und dicht. Die Iris zeichnen Sie in Strichen, die Striche gehen immer zur schwarzen Pupille. Damit das Auge lebendig wird, malen Sie mit einem dünnen Pinsel einen Tupfen Zahnpasta auf die Pupille.

Sollte Ihr Modell keinen Bart tragen, kann dem abgeholfen werden. Die Stellen im Gesicht, die mit Haarwuchs „bewachsen" sein sollen, werden entweder mit Mastix oder mit doppelseitigem Klebeband bedeckt. Dann muss entweder der Flokati, der Hund oder die Edelkatze dran glauben und ein paar Haare opfern, die dann auf die Klebestellen aufgedrückt werden. Heben Sie sich auch noch ein paar für die Augenbrauen auf, die ähnlich hergestellt werden. Schneiden Sie zunächst einen dicken „Balken" aus, den Sie auf die Stirn, ein kleines bisschen unter dem Haaransatz kleben. Mit denselben Haaren (oder Flokatiwolle) den Bart bekleben. Die Haare werden mit dem Kamm strubbelig toupiert und mit Haarlack oder Haarspray zum Halten gebracht.

Wenn Sie ein Kunststofffell haben, kann das die perfekte Kleidung für den Zyklop werden. Das I-Tüpfelchen sind natürlich „Toupets", die Sie ebenfalls mit dem doppelseitigen Klebeband und den Ersatzhaaren auf Brust, Teilen des Rückens und auf die Arme kleben. Schön ekelig wirken auch ein paar Haare auf den Fingerrücken.

Medusa

Genau, auch dieses Wesen stammt aus der Mythenwelt. Medusa war eine der Gorgonen, auf die Perseus trifft. Die Gorgonen waren die scheußlichsten Geschöpfe, die er je gesehen hatte: Zwischen Hauern, wie Schweine sie haben (hatten), hingen ihre roten Zungen aus den Mäulern,

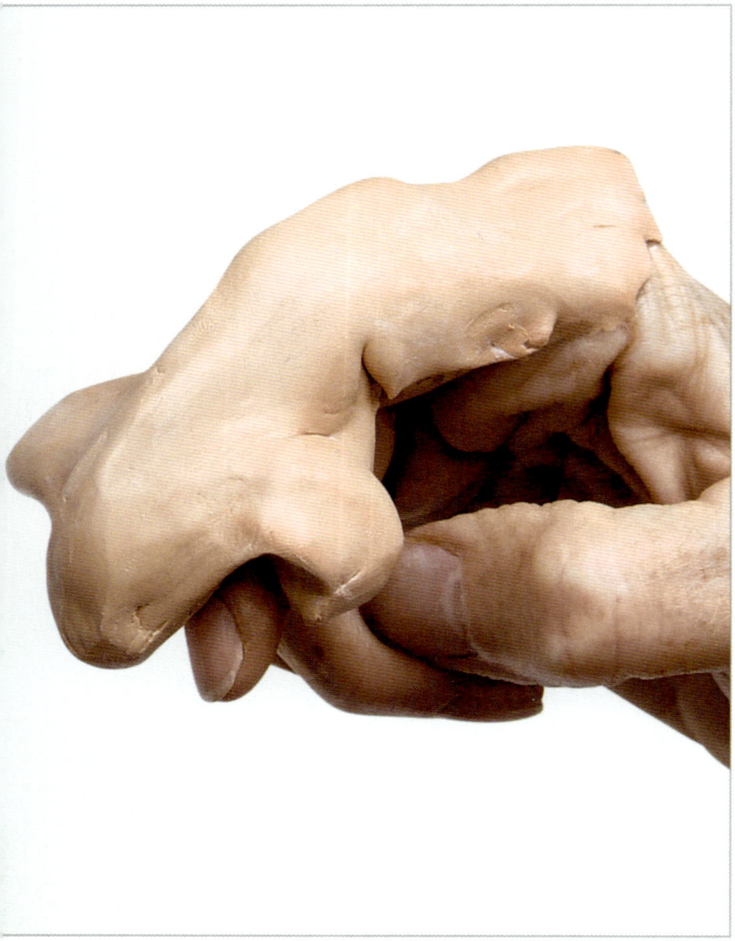

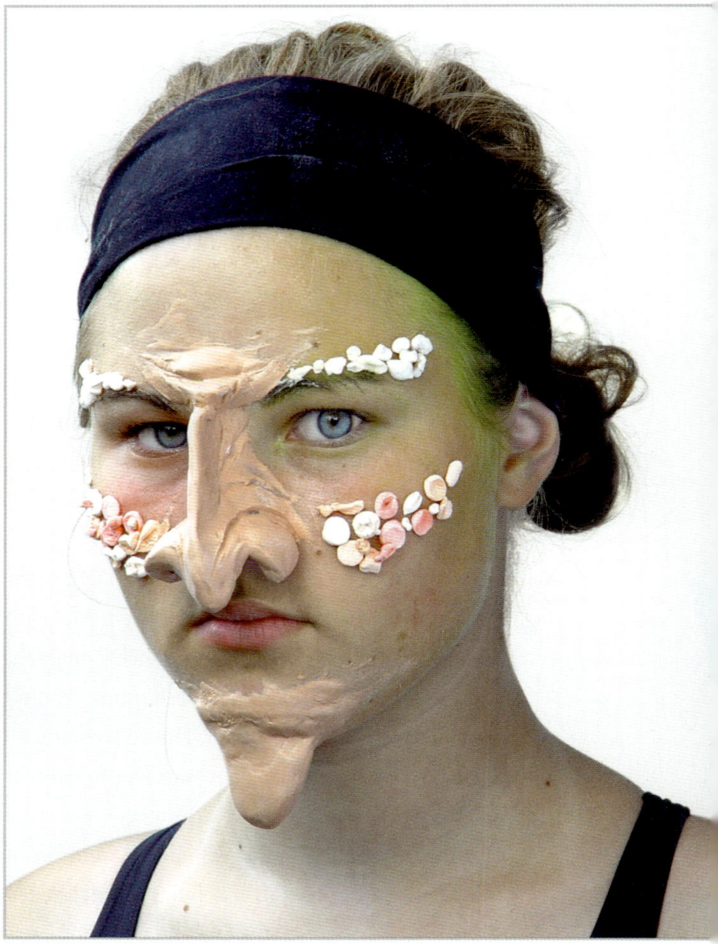

Aus Tuplast lässt sich auch eine künstliche Nase formen; diese sollte auf der Nase des Modells vorgeformt und dann auf dem gekrümmten Zeigefinger ausgestaltet werden, damit sie später gut passt (siehe hierzu auch S. 82f.)
Rechts: Für besonders starke Faltenwirkung können Marshmallows in kleine Stücke geschnitten, auf die Haut geklebt und überschminkt werden – hier auch auf den natürlichen Faltenverlauf achten

ihre Hände waren mit langen, scharfen Krallen bewehrt, die Haut voller Drachenschuppen. Eine von ihnen hatte keine Haare auf dem Kopf, statt dessen zierte sie ein ringelndes Gewimmel von Schlangen: Das war Medusa.

Hat die Beschreibung Ihre Fantasie reichlich angeregt? Wie würden Sie Ihr Modell in so eine ekelige Gestalt verwandeln? Vielleicht passt diese Anregung hier in Ihre Vorstellungen? Die Schuppenhaut können Sie mit Noppeneinpackplastik herstellen und dann grün einsprühen. Die Klauen werden aus Alufolie gedreht und in die abgeschnittenen Fingerspitzen von Plastikhandschuhen gestopft, die ebenfalls grün angesprüht werden.

Aber jetzt zur Maske. Gebraucht werden: Badekappe, Weingummischlangen, grüne Wasserschminke, Schwämmchen, Kleber, Mastix und Mastixentferner, dunkelgrüner Dermatograph, Pappe, Schere, „saure Zungen".

Fangen wir mit den Haaren an. In die Badekappe schneiden Sie mit einer spitzen Schere kleine Schlitze, durch die Sie vorsichtig – damit die Schlitze nicht einreißen – die Weingummischlangen stecken. Ziehen Sie diese soweit zur Innenseite der Badekappe, dass sie nicht mehr herausrutschen können. Sie können das Werk mit der grünen Farbe einsprühen, dann passt es zum Gesamtkostüm. Lassen Sie es im ursprünglichen Zustand, wird Ihr Modell am Ende des Festes garantiert eine Glatze haben. Eine andere Variante der Haarfrisur sehen Sie auf unseren

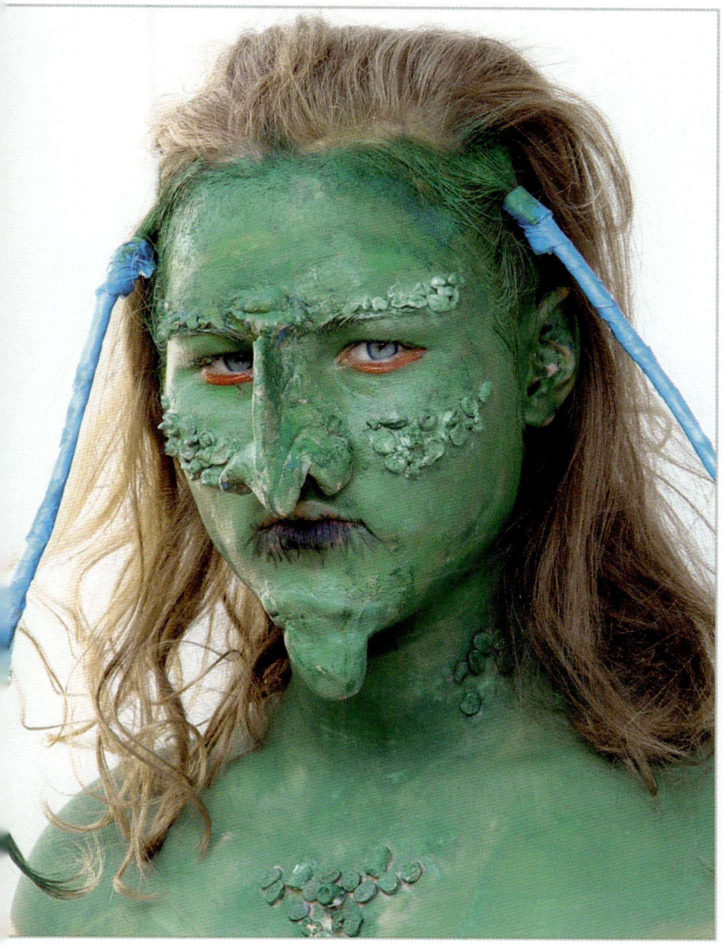

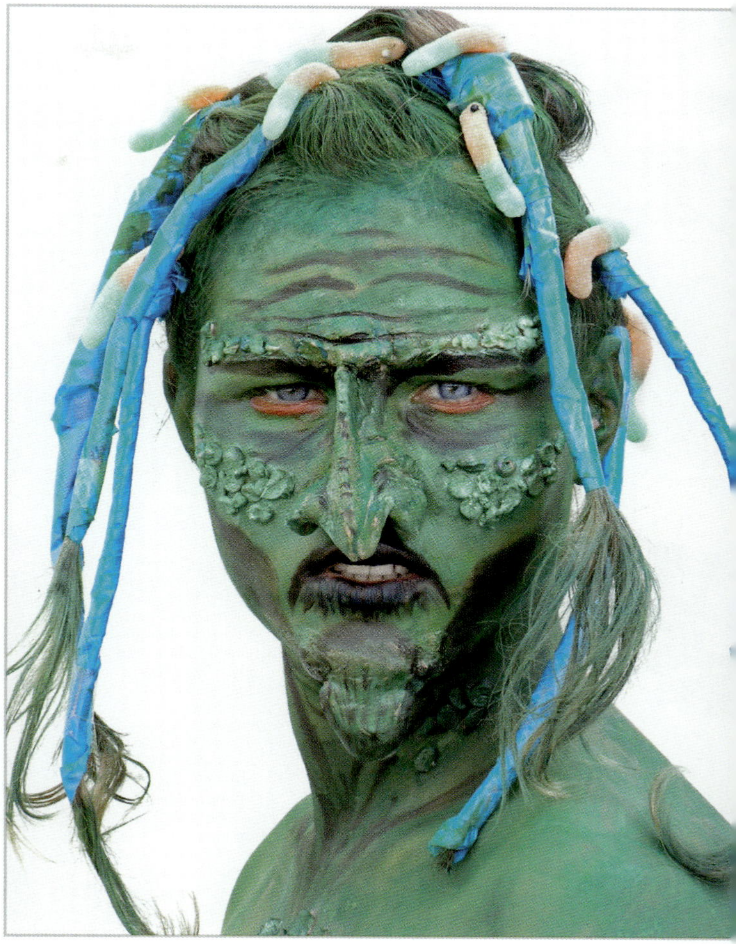

Bildern, dort wurden Mülltütenstreifen um einzelne Haarsträhnen gewickelt (siehe auch „Blaue Wunder“, S. 111) und die Übergänge mit Weingummiwürmern versteckt. Die Warzen wurden aus kleingeschnittenen Marshmallowstücken gestaltet, die mit Mastix auf die Haut geklebt wurden (S. 56, rechts).

Mit dem grünen oder schwarzen Dermatographen ziehen Sie tiefe waagerechte Furchen über die Stirn, unter die Augen und entlang der Nasenfurche. Zeichnen Sie auch an der Nasenwurzel tiefe Falten und ziehen Sie die Augenbrauen dick und mit nach oben zu den Schläfen gehenden Strichen nach (Bild oben rechts).

Das Gesicht wird anschließend mit grüner Wasserschminke geschminkt. Tupfen Sie die Schminke mit einem Stoppelschwämmchen auf, damit die Furchen nicht verwischen und die Haut ein wenig dem Noppenkostüm angepasst wird. Während der Trockenzeit schneiden Sie aus der Pappe große, spitze Ohren, wenn Sie diese auch entsprechend gestalten wollen. Dabei dienen die echten Ohren Ihres Modells als Muster. Die Pappohren werden doppelt ausgeschnitten und an den Rändern zusammengeklebt, damit sie wie Hütchen über die Ohren gestülpt werden können. Sollten sie nicht halten, wird mit Mastix nachgeholfen. Bevor sie aufgesetzt werden, werden sie auch mit der grünen Farbe eingesprüht oder mit der grünen Nassschminke geschminkt.

Die Haare werden nun mit Mülltütenstreifen umwickelt, so stehen sie schön ab und in einem nächsten Schritt werden die Übergänge mit Weingummiwürmern verdeckt – mit einfachen Mitteln lässt sich so eine wirkungsvolle Frisur zaubern

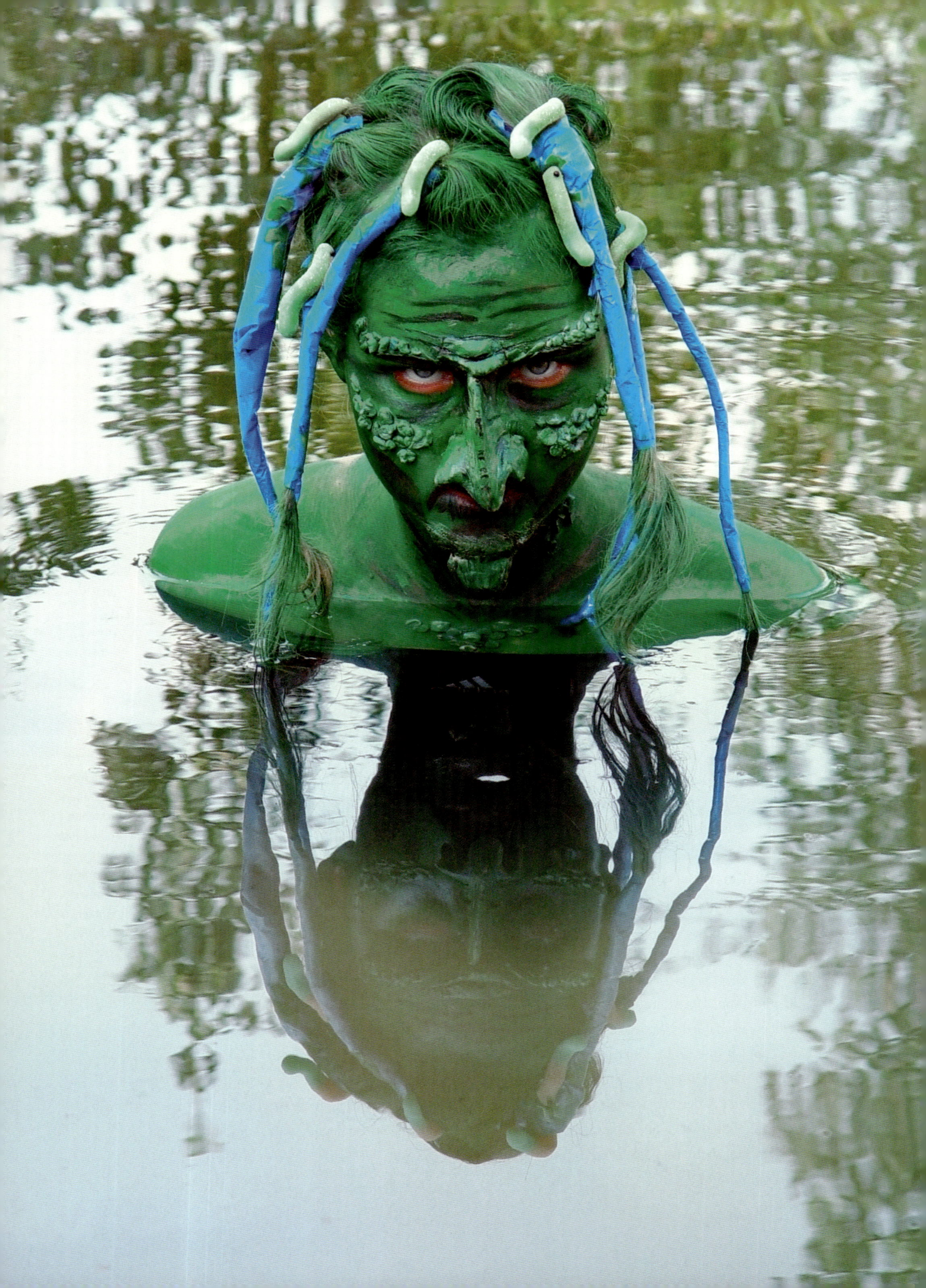

Lassen Sie Ihr Modell ganz vorsichtig die Schlangenbadekappe aufsetzen und schauen Sie dann, ob die Furchen oder die Augenbrauen noch einmal mit dem Dermatographen nachgezogen werden müssen. Wenn Sie wollen, setzen Sie dem Modell noch künstliche, nach oben ragende Hauer auf die unteren Eckzähne und lassen Sie eine „saure Zunge“ aus seinem Mund hängen (Medusa sollte bestimmt einige Ersatzzungen dabei haben).

Unserer Medusa haben wir noch eine besonders große Nase und ein künstliches Kinn mit Tuplast modelliert (siehe Seite 56).

Witches Witches

Sie können z. B. auch zum Hexenfest einladen. Es brauchen ja nicht nur weibliche Hexen zugelassen zu werden, die Fantasie kennt keine Grenzen und Einschränkungen.

Sie können den Gästen allerdings auch bewusst Grenzen setzen, indem Sie ihnen bestimmte Anweisungen geben, die für fantasieärmere Gäste oft hilfreich sind. Sie als Gastgeber überlegen sich vorher einige Hexentypen, es gibt sie in allen Variationen, ob schön wie der Mond oder hässlich wie die Nacht.

Welche Hexen könnte es geben: Moorhexen, Eishexen, Windhexen, Regenhexe, Sumpfhexe, Donnerhexe, Feuerhexe, Kräuterhexe, Femme Fatale, Vamp, Wasserhexe, Hänsels Hexe, Schlosshexe, Schneewittchens Stiefmutter als Hexe, Nebelhexe, Waldhexen, Rumpelhexen ...

Welche Farben passen zu dem Hexentyp: Blau, Silber, Weiß zu der Eishexe, Grün, Schwarz, Braun zu der Sumpfhexe, Rot, Orange, Gelb zu der Feuerhexe ...

Welche Requisiten können den Typ der Hexe unterstreichen: Tücher, Draht bei der Windhexe, Körbe, Früchte, Bänder bei Schneewittchens Stiefmutter, Glimmer und Flitter beim Vamp, Plastiktüten, Wassersprüher bei der Wasserhexe ...

Zu Beginn des Festes zieht jeder Gast eine Karte, auf der einige Begriffe stehen, z. B. grün, schwarz, weiß. Dann dürfte sich dieser Gast nur mit diesen Schmink- oder Stofffarben in eine Hexe verwandeln. Oder es stehen Namen darauf und bestimmte Requisiten, z. B. Windhexe: Tücher, Draht, weiß. Dann müssen in der Maske und in dem Kostüm irgendwie die Tücher und der Draht und die Farbe weiß eingebaut und verwendet werden.

Die aufgeführten Requisiten und Schminken sind neben Schere, Fäden, Kämmen, Haarlack, Haargel, Haarspray und anderes mehr natürlich bereit zu stellen (vor allem alle Schminkutensilien für Narben und Falten, die hier besonders zum Einsatz kommen können), ebenso Spiegel, damit sich die Hexen auch bewundern können. Ob die Hexen sich allein verwandeln oder sich gegenseitig schminken, das kann sich jeder Gast selber aussuchen.

Die meisten Kinder kennen den Klassiker von Ottfried Preußler, „Die kleine Hexe“. Darin sind ganz verschiedene Hexentypen vorgestellt und auf dem Fest können dann ja auch Zaubertricks vorgeführt werden oder Hexenprüfungen stattfinden.

Fledermaus

Ein Schatten huscht durch die Nacht, schwarz hebt sich die Fledermaus am tiefblauen Himmel ab. Ein bisschen unheimlich wird einem schon, wenn sie auf einen zukommt. Damit die Maske auch vollständig wirkt, wird außer der Schminke auch noch ein großes schwarzes Tuch oder ganz schwarze Kleidung gebraucht.

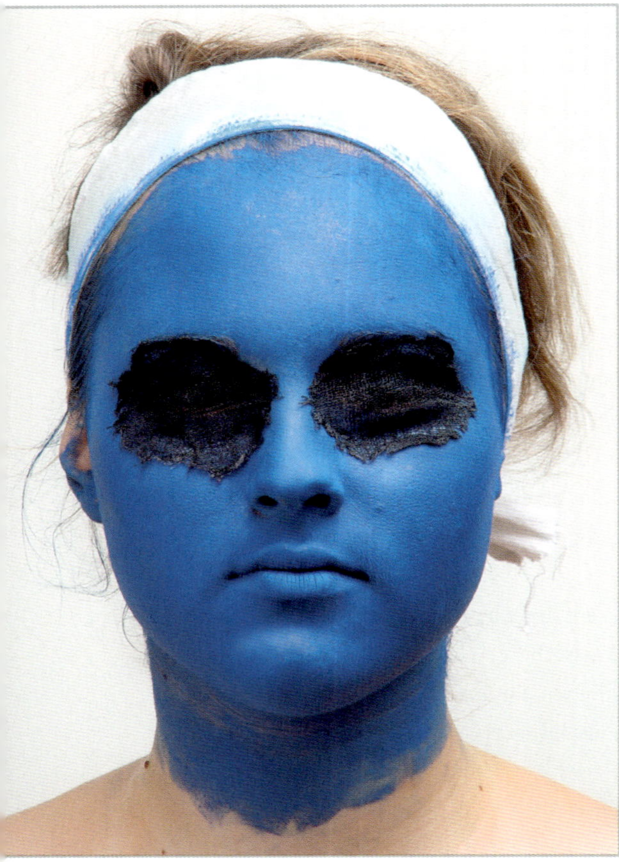

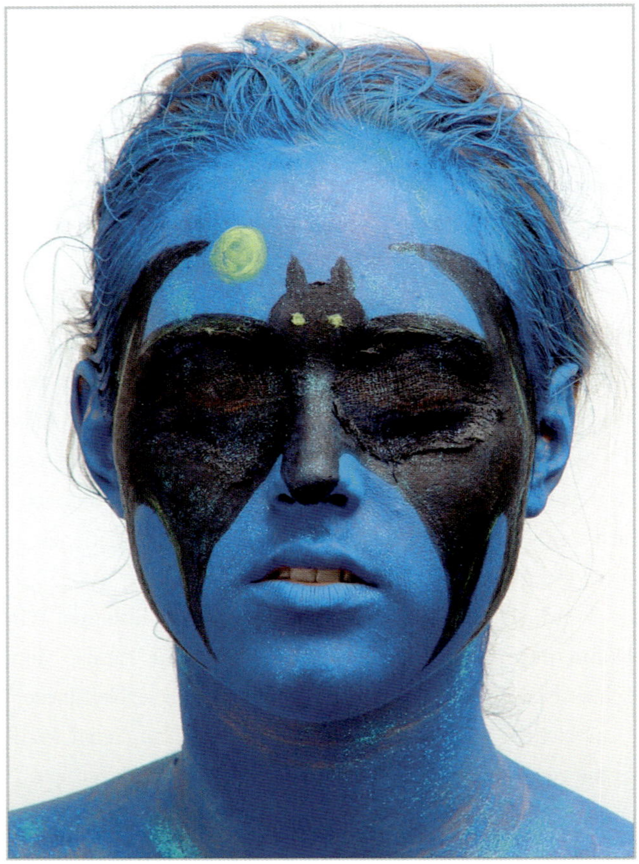

Möchte man die Fläche der Augen in die Maske mit einbeziehen, kann man diese mit Mullbinde abkleben – nun kann man wie gewünscht die Fläche gestalten und der Geschminkte kann trotzdem ausreichend sehen

Für die Maske wird blaue, gelbe und schwarze wasserlösliche Schminke, eventuell Flitter, Mullbinde, Mastix, Schere, ein Schwämmchen, Schüssel mit Wasser, ein Rundpinsel (Nr. 3) für die Konturen und ein Flachpinsel (Nr. 10 oder breiter) für das Ausmalen der Flächen benötigt.

Die schwarze Fledermaus wird auf blauem Himmel gezeichnet, wobei das ganze Gesicht und der Hals der Himmel sein werden.

Die Maske wird auf das saubere Gesicht aufgetragen. Zuerst werden die Augen „verschwinden": Schneiden Sie die Mullbinde so zurecht, dass die Stücke auf die Augen passen. Streichen Sie dann die Ränder mit Mastix ein, lassen den Kleber kurz antrocknen und drücken die Mullstücke dann um die Augen herum an den Knochen der Augenhöhle fest (oben links). Passen Sie dabei auf, dass kein Kleber in die Augen kommt.

Auf das gereinigte Gesicht wird dann die blaue Nassschminke mit dem Schwämmchen gleichmäßig verteilt. Wenn Sie und Ihr Modell mutig sind, dann tragen Sie die Schminke auch auf die Haare auf. Das sieht besonders gut bei kurzen Stoppelhaaren aus und trägt zur Weite des Himmels bei. Auch der Hals wird mitgeschminkt und zwar so weit, dass hinterher keine hellen Hautstellen durchschimmern. Bitten Sie Ihr Modell, sich die Lippen trocken zu reiben und tragen Sie auch dort die blaue Schminke auf, damit der Mund nur noch ganz schwach zu erkennen ist. Wenn die Schminke getrocknet ist, wird die Fledermaus aufgemalt. Mit dem dünnen Rundpinsel werden zunächst die äußeren Konturen mit der schwarzen Nassschminke gezeichnet. Stellen Sie sich den Körper der Fledermaus auf der Nase Ihres Modells vor, der Kopf ist auf der Stirn, zwi-

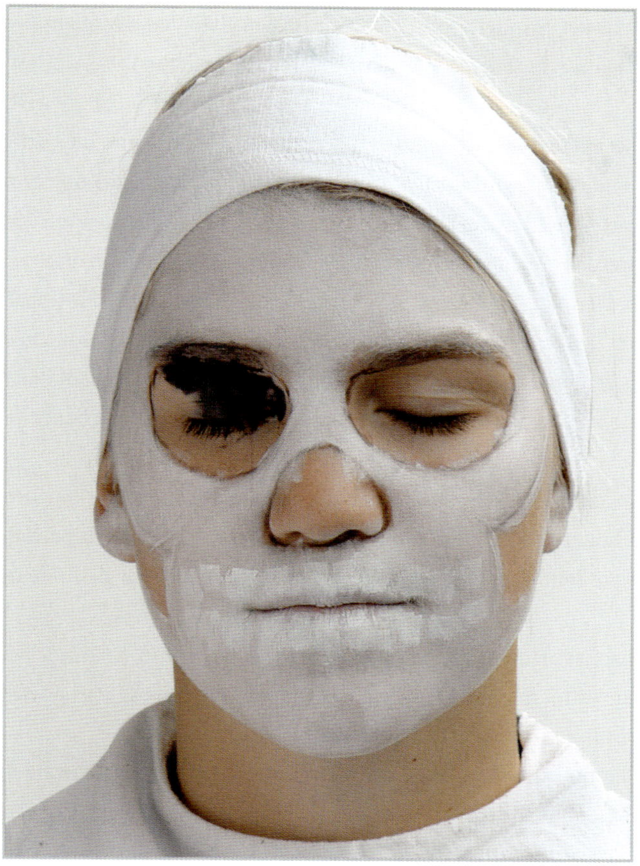

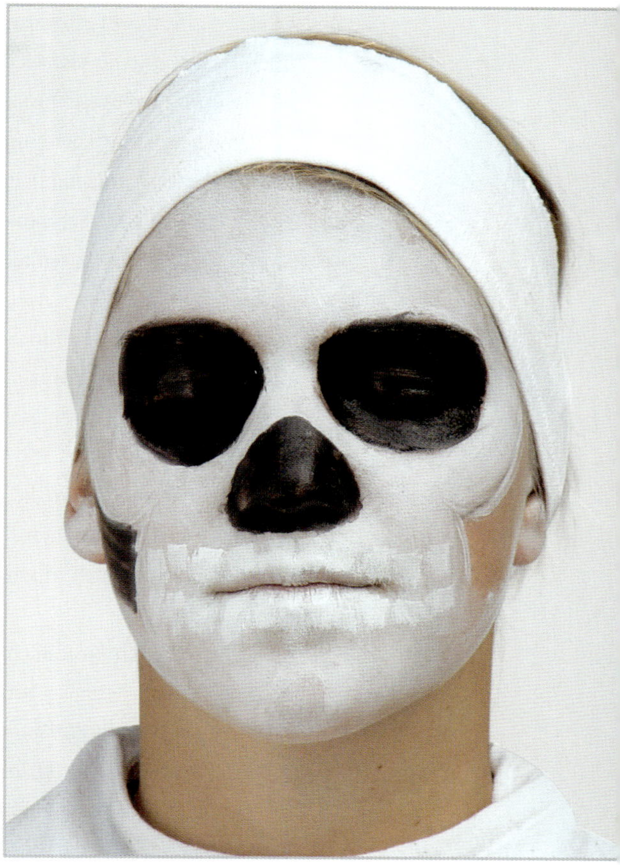

Für das Skelettmonster wird zunächst angezeichnet, welche Partien geschwärzt werden müssen – Augenhöhlen, Nase, Wangenbacken – und diese dann ausgemalt

schen den Augenbrauenansätzen. Die Flügel spannen sich entlang der Augenbrauen zur Schläfe hin und gehen unten an der Nasenfalte entlang im spitzen Winkel weit in den Wangenbereich hinunter und dann schräg hoch Richtung Ohr (Seite 60, rechts). Versuchen Sie den linken und rechten Flügel so ebenmäßig wie Sie können zu zeichnen. Waschen Sie dann den Pinsel aus.

Mittlerweile ist die Mullbinde ganz trocken. Mit dem breiten flachen Pinsel tragen Sie nun behutsam die schwarze Farbe auf die Mullbinde auf. Füllen Sie danach den ganzen Körper der Fledermaus mit der schwarzen Nassschminke aus. Wenn die Farbe trocken ist, können Sie mit dem sauberen feinen Pinsel mit gelber Farbe die Augen der Fledermaus auftragen.

Wenn Sie wollen, können Sie auf die Stirn mit der gelben Farbe noch einen Vollmond zeichnen. Dann sollten Sie auf die Außenseiten der Flügel aber noch einen „Mondscheinstreifen" zeichnen, das wirkt besonders.

Das schwarze Tuch wird wie ein Cape um Ihr Modell gehüllt, das hat dann noch einen Hauch von Vampir.

Skelettmonster

So ein Monster darf natürlich auf keinem Gruselfest fehlen. Gebraucht wird für diese Maske: weiße, schwarze und dunkelgrüne Fettschminke, Transparentpuder, Flachpinsel, Puderquaste oder Puderpinsel, Eye-Liner, dunkelgrüner oder schwarzer Dermatograph, große dunkelgrüne oder schwarze Tücher

Da das fertige Ergebnis an ein Skelett erinnern soll, spüren Sie in dem Gesicht des Modells, wo die Knochen sind, das ist wichtig beim Schminken, denn alles andere, was nach dem Tod verwest, wird schwarz „weggeschminkt".

Das Gesicht wird gereinigt. Bis auf den Bereich um die Augen, die Nasenspitze und die Partie unterhalb der Wangenknochen und Kiefer wird über das ganze Gesicht und den Hals mit dem Finger die weiße Fettschminke verteilt und in die Haut geklopft. Auch die Augenbrauen werden „weggeweißt". Die Augenlider werden mit dem schwarzen Eye-Liner geschminkt, die inneren Augenränder mit dem schwarzen Dermatographen oder mit Kajal nachgezogen (Seite 61, links). Jetzt fühlen Sie noch einmal nach den Augenhöhlenknochen und füllen den Raum dazwischen mit schwarzer Fettschminke. Das geht am besten mit dem Flachpinsel, so können Sie die Ränder exakter gestalten. Passen Sie bitte auf, dass keine Schminke ins Auge kommt. Der Eye-Liner ist Ihre Trennlinie.

Jetzt erspüren Sie, wo die Wangenknochen zum Kinn gehend aufhören und der Kieferknochen anfängt. Fühlen Sie auch, wo die hintersten Zähne aufhören. Das sind Ihre Grenzen. Der Bereich dazwischen wird auch in einem großen Viereck schwarz geschminkt, ebenfalls mit dem Pinsel (Seite 61, rechts).

Nun befühlen Sie die Nasenspitze: Fühlen Sie, wo der Knorpel aufhört und der Knochen anfängt? Genau – nach oben zur Stirn, aber auch an den Nasenfalten. Auch diese Partie wird schwarz geschminkt und auf die Spitze noch ein Hauch dunkelgrün aufgepinselt.

Das Gröbste ist fertig, nun kommt die Feinarbeit. Mit dem dunkelgrünen und schwarzen Dermatographen werden einzelne Zähne umzeichnet. Stellen Sie sich vor, die Lippen sind verwest, die Zähne liegen bloß da. Das wird so gestaltet, dass Sie auf die Lippen und darüber hinaus in die Wangen hinein zeichnen. Ziehen Sie auch kleine senkrechte Furchen, die über der oberen Zahnreihe in die weiße Schminke übergehen und ein bisschen verwischen. So bekommt Ihre Maske etwas Morbides. Den Bereich unter der unteren Zahnreihe können Sie noch mit einem schwarzen Fleck verstärken, der mit der weißen Schminke verwischt. So bekommt die Maske noch mehr Tiefe (siehe rechts). Das ganze Werk wird noch mit dem Transparentpuder abgepudert.

Um die Haare können Sie dem Modell ein schwarzes Tuch binden. Ein großes dunkelgrünes oder schwarzes Tuch, das wie ein Cape um den ganzen Körper geschlungen wird und auch den Kopf noch zusätzlich bedeckt, macht die Figur komplett.

Punk statt Prunk

Jugendliche können vielleicht mehr mit einer Punkerfete anfangen. Auch hier ist die Fantasie nicht nur auf den Klassiker mit grün gefärbter Irokesenfrisur begrenzt, sondern bietet eine große Typenvielfalt. Die Musik auf so einer Fete ist garantiert etwas lauter. Da die Gäste im normalen Leben vielleicht nicht unbedingt mit Piercings und Unmengen an Ohrringen herumlaufen, empfiehlt es sich, doppelseitiges Klebeband bereitzustellen, um die ganzen Sicherheitsnadeln, Ringe oder anderen Haut- und Haarschmuck am Körper zu befestigen. Haarlack, Haarspray und andere Gestaltungshilfen für die diversen Frisuren ist natürlich selbstverständlich. Hier können sie auch ihre alten Klamotten, die sie schon längst aussortieren wollten, in den Kleiderfundus geben. Scheren und jede Menge Sicherheitsnadeln sind als Grundausstattung schon fast ausreichend – auch die eine oder andere Narbe kann hier einen besonderen Auftritt bekommen.

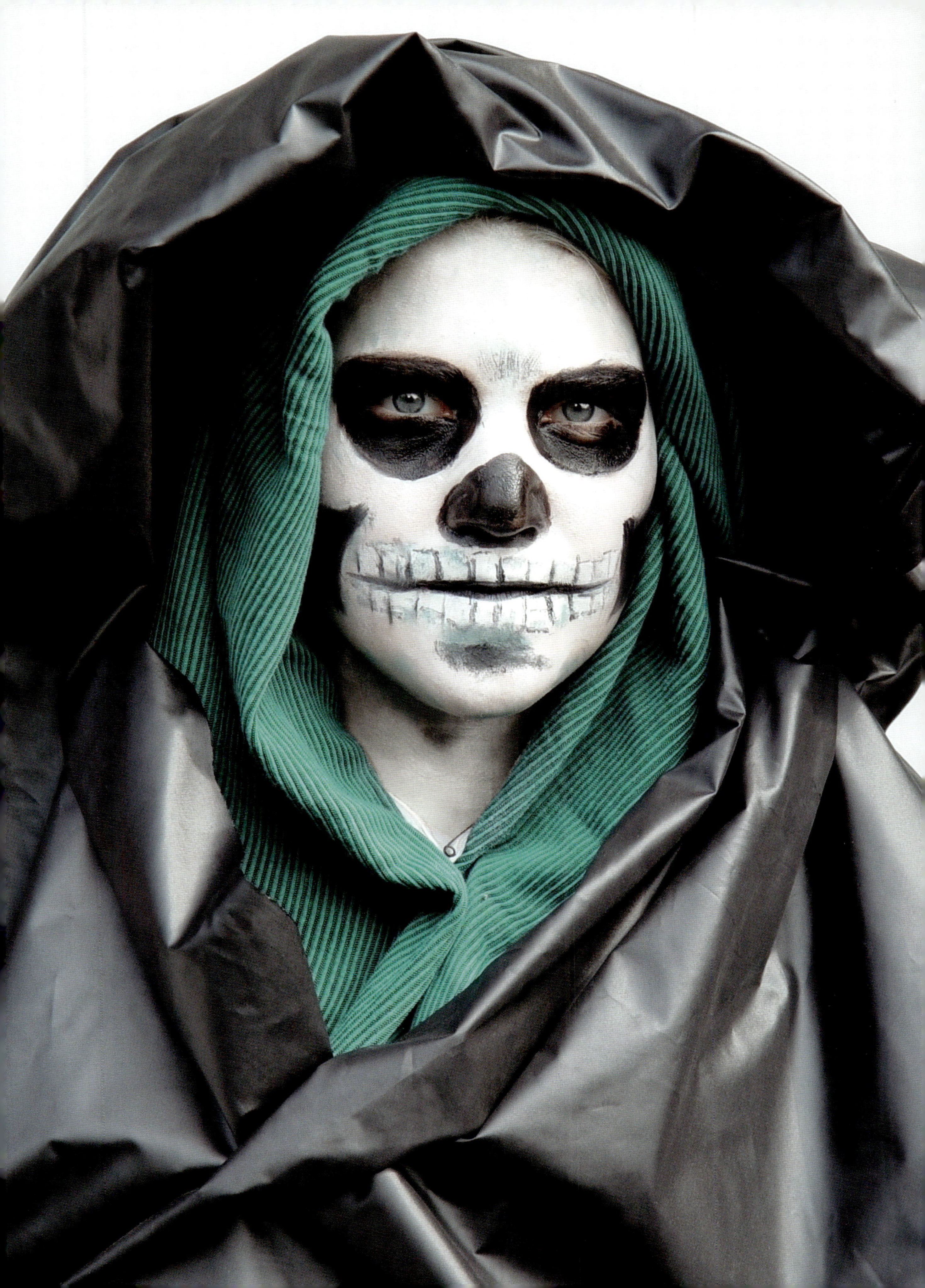

3 Märchenhaftes und mehr

In diesem Kapitel soll es um Schminkaktionen für jüngere Kinder gehen. Sie können sich entweder selber schminken oder werden geschminkt und spielen dann ihre Rolle in einem besonderen Mitspieltheaterstück.

In diesem Kapitel lesen Sie außerdem, wie Sie an regnerischen Tagen, an denen man seine Bewegungsfreude draußen nicht so gut ausleben kann, ohne großen Aufwand mit einer Mischung aus Theater, Bewegungsspielen und Schminken Kindern helfen kann, sich auf eine sehr kreative Art auszutoben und zur Ruhe zu kommen. Das geschieht anhand des Bilderbuchklassikers „Wo die wilden Kerle wohnen" von Maurice Sendak.

Schneewittchen und die sieben Zwerge – eine märchenhafte Schminkaktion

Die Kinder bekommen das Angebot, ihre Hände und Arme mit Schminke zu bemalen. Ob sie dazu Pinsel benutzen oder ihre Finger, das bleibt ihnen frei. Am besten eignen sich für solch eine Aktion natürlich sonnige Tage, an denen man draußen im Garten oder auf dem Hof die Utensilien bereit stellt. Hilfreich für die Kinder ist oft, einen Ort zu finden, wo sie nicht durch andere Kinder abgelenkt werden, sondern sich auf ihr Spiel konzentrieren können. Denn das „Ih, wie siehst du denn aus?!" reicht manchem schon, um seine Spiel- und Experimentierfreude zu bremsen. Außer der Schminke und den Pinseln ist es praktisch, schon zwei Eimer oder Schüsseln mit warmem Wasser und Handtücher parat zu stellen.

Es wird mit Schminke auf Wasserbasis geschminkt, die ist schnell trocken und lässt sich auch gut wieder mit warmem Wasser abwaschen (mehr dazu im Kapitel „Kunst am Körper", S. 91). Spiegel sind nicht nötig, die Kinder sehen direkt, was sie schminken. Sie haben außerdem noch Kärtchen vorbereitet, auf denen die Stars des Märchens, das sie vorlesen oder erzählen wollen, aufgezeichnet und für die Größeren, die schon lesen können, die Namen darunter geschrieben sind.

Die Kinder bekommen zuerst das Märchen erzählt und dann kann sich jeder aussuchen, welchen Part er übernehmen möchte. Nehmen wir das Beispiel von Schneewittchen und den sieben

Zwergen, das kennt jeder. Auf den eben beschriebenen Kärtchen sind jetzt nicht nur Schneewittchen und die böse Stiefmutter abgebildet, sondern auch der Apfel, der Kamm, die Bänder, das Bett, eben alle anscheinend nebensächlichen Sachen in dem Märchen werden ebenfalls zu Stars. Natürlich identifiziert sich jedes Kind gern mit Schneewittchen, das ist auch wichtig, sorgt es doch mit seinem Einsatz für einen positiven Ausgang des Märchens. Aber psychologisch passiert noch etwas anderes. Die Kinder erfahren unbewusst, dass Kleinigkeiten oft entscheidend für den Fortgang einer Geschichte sind, dass eine Sache gut und schlecht auf einmal sein kann, je nachdem wie es benutzt oder auch gesehen wird: Das Band kann schmücken, aber auch einschnüren, der Apfel ist reicher Vitaminspender und schmeckt köstlich fruchtig, kann aber auch im Hals stecken bleiben. Sie selber sind manchmal eine große Freude für die Eltern und manchmal Nervensägen wie jeder andere Mensch auch. Ich kann einerseits nur die negativen Sachen an etwas wahrnehmen, aber ich kann andererseits auch an einen guten Ausweg glauben. All das spielt sich auf einer unbewussten Ebene ab, durch das Spiel mit seinem positiven Ausgang wird die positiv denkende Einstellung gefördert.

Die Kinder wählen also ihre Rolle. Das eine Kind hat sich die Karte mit dem Apfel ausgesucht und will seine geballte Faust halb grün, halb rot schminken? Der Daumen soll als Apfelstiel herausragen und braun angemalt und ein echtes Blatt soll mit Gummiband um den kleinen Daumen gebunden werden? Das ist doch eine wunderbare Idee. Die Hand ist sowieso ein idealer „Spielpartner“ und kann sich in so viele unterschiedliche Charaktere verwandeln: Ein Kind verzaubert mit silberner und goldener Schminke die ausgestreckte Hand in den Spiegel der bösen Stiefmutter und kann ihn so allen vorhalten. Ein anderes Kind malt sich nur vier Finger giftgrün, der Daumen bleibt frei. Über die Knöchel zieht er auch einen grünen Strich. Natürlich, das ist der giftige Kamm! Den möchte keiner im Haar haben. Alle weichen zurück, als das Kind mit gespreizten Fingern auf die anderen zugeht.

Und die sieben Zwerge? Wie sollen die ausschauen? Ja, genau: Unterarme und Hände sind dafür ideal. Die Finger können die Zipfelmützen werden, die Handfläche eignet sich als Gesicht und an Daumenballen und Handgelenk wird mit einem Gummiband Watte gebunden, schon ist der Zwerg fertig. Wie grimmig der eine schaut, das ist bestimmt der, in dessen Bett Schneewittchen gelegen hat. Der Daumen bei dem einen Zwerg wird silbern geschminkt. Ah, das ist der Löffel, der Zwerg freut sich schon auf sein Süppchen.

Wenn man ihnen erst einmal einen Anstoß gibt, haben die meisten Kinder viele eigene Ideen, die sie auch gut allein umsetzen können. Manche wollen, dass die älteren Kinder ihnen helfen, andere bekommen durch geschicktes Fragen der Erwachsenen Ideen und Hilfe beim Schminken: Hat der Zwerg eine rote Zipfelmütze oder eine grüne? Zeig doch mal, wie lang der Bart ist! Und die Hose darunter – welche Farbe hat die? Schminken Sie nur das Wesentliche, der Zwerg braucht nicht unbedingt Stiefel, das Kind bewegt doch seinen Arm. Kinder sind da sehr fantasiereich – ein Bauklotz ist doch genauso schnell ein Auto und so ist es auch mit der Hand und dem Arm.

Wenn alle fertig geschminkt sind, stellen sich alle erst einmal den anderen Mitspielern vor. Ob die anderen erraten, welche Rolle sie gerade spielen? Dann erzählen Sie das Märchen noch einmal und diesmal spielen die Kinder mit. Sie sehen ja, welche Rollen die Kinder haben und geben jedem seinen Starauftritt. Klar, dass „der giftige Kamm“ sehr aggressiv auf die anderen zugeht, sich „der Apfel“ verführerisch dreht. Die sieben Zwerge sind ganz unterschiedlich. Dem einen Hungrigen merkt man an, dass da jemand von seinem Tellerchen gegessen hat, er wird ganz laut in seiner Wut. Der andere Zwerg wird knurrig, weil sein Becher leer ist, aber alle reagieren gleich erstaunt, als sie Schneewittchen in einem ihrer Bettchen (ein Kind hat beide Unterarme angemalt und hält sie wie eine Wiege vor dem Bauch) finden.

Die Kinder sind nicht auf einer Bühne, sie sitzen draußen unter einem Baum, dort wird das Märchen lebendig. Sie sind so engagiert dabei, dass sie manchmal beim Spiel mit ihrem Rücken die Sicht für die anderen Kinder verdecken. Das ist nicht so wichtig, das Märchen ist ja bekannt und Sie drehen den Darsteller beim Erzählen einfach ein wenig herum und das Spiel geht weiter, bis zum Happy End.

Das Abschminken geht schnell, da die Schminke auf Wasserbasis ist und gut mit warmem Wasser und Seife entfernt werden kann. Und dann geht es ab unter den Gartenschlauch oder ins Planschbecken, da verschwinden dann auch noch die Reste. Haben Sie an Handtücher gedacht?

Jetzt wissen Sie, was die Kinder erwarten kann. Damit das Schminken zu einer wunderbaren Sinneserfahrung wird, ist eine gute Vorbereitung wichtig. So sollten z. B. die Eltern über das Vorhaben informiert werden. Viele Erwachsene wissen heute, welche normalen Entwicklungsphasen ihr Nachwuchs durchmacht und dass sie ihn durch diese für Kinder manchmal schwierige Sauberkeitsphase mit Malen mit Fingerfarben, Seifenfarbe in der Badewanne oder Matschen im Sandkasten helfen können. Diese Unterstützung erfahren sie auch bei dem eben beschriebenen Mitspieltheater. Die Kinder gestalten Teile ihrer Haut mit Schminke, sie werden dabei sich und ihre Körpergrenzen auf eine ganz neue Art erleben. Das ist eine wichtige Erfahrung für Kinder, denen doch in der Regel die Grenzen von Erwachsenen gesetzt werden, was ja auch gut und wichtig ist.

Die Vorbereitung für den Elternabend

Das Informationsgespräch kann auf einem Elternabend stattfinden und zu einem besonderen Erlebnis für die Eltern werden, wenn Sie ihn als Schminkabend mit anschließender Theateraufführung gestalten. Damit erreichen Sie zwei Dinge: Sie fördern durch das gegenseitige Schminken eine Gemeinschaft in der Elternschaft und Sie geben ihnen auch die Möglichkeit, wieder kreative Seiten an sich zu entdecken und auszuprobieren, wozu viele Eltern mit Kleinkindern bekanntlich häufig aus Zeitmangel nicht kommen. Das tut einfach gut. Oft sind einige Eltern so begeistert von dieser Form des Theaters, dass sie beim nächsten Kindergartenfest als Theatertruppe auftreten und den anderen ein Märchen oder ein anderes Stück vorführen. Das ist dann die schönste Krönung, weil nicht nur die eigenen Kinder voller Stolz und Begeisterung zuschauen, sondern die anderen Eltern und Verwandten begeistert sind, weil da ungeahnte Talente zutage kommen.

Die Eltern werden in der Einladung zum Elternabend gebeten, zu dem Treffen in einem alten Sweatshirt oder T-Shirt zu kommen. Oft ist es besser, den Erwachsenen nur zu verraten, dass eine ganz besondere Überraschung auf sie wartet.

Sie bereiten für den Abend Zettel vor. Auf jedem Zettel steht in roter Schrift eine Figur, ein Tier oder ein Gegenstand aus einem Märchen (z. B. Hexe, Prinzessin, 7 x Zwerg, Apfel, Kamm, Schnüre, Stiefmutter, Jäger, Prinz). Auf anderen Zetteln sind in blauer Schrift Wesen oder Gegenstände aus einem anderen Märchen aufgeführt (Turm, Gebüsch, Pferd, Prinz, Hexe ...). Außerdem

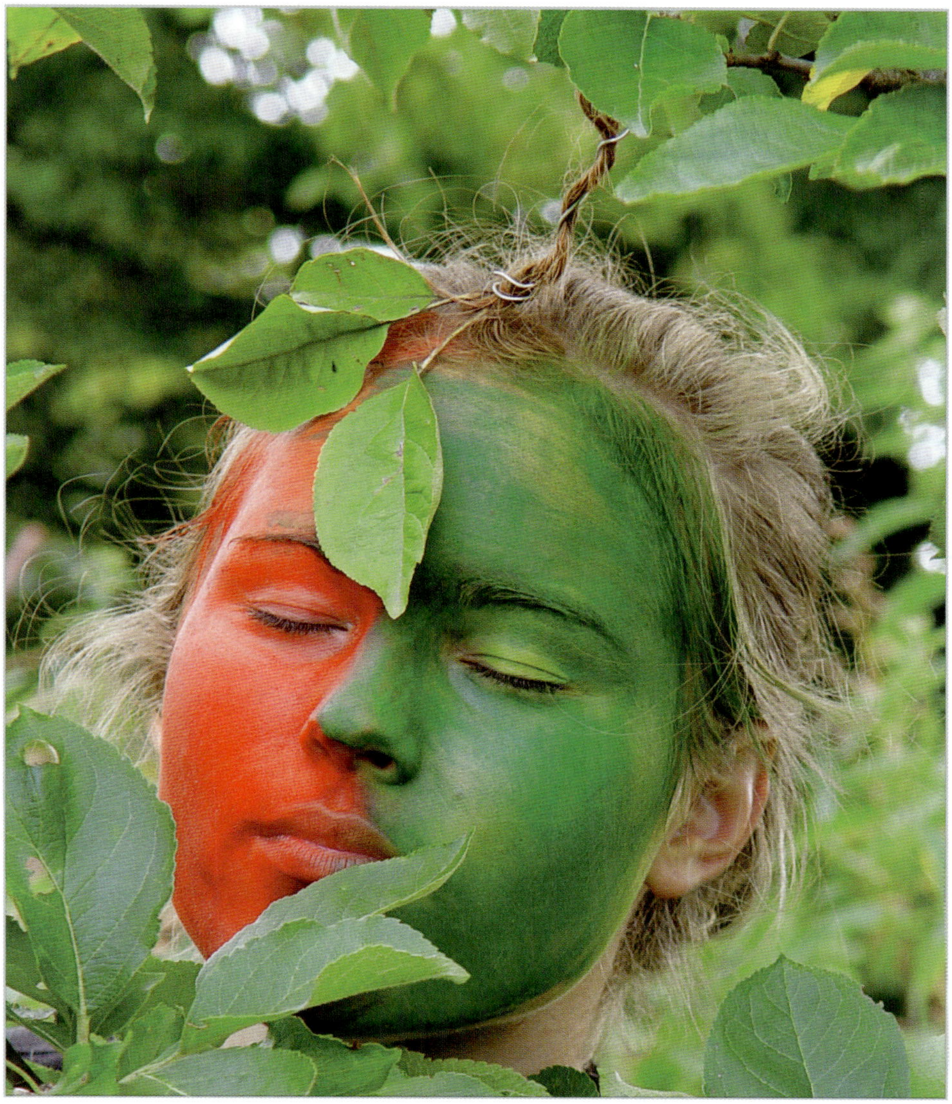

Soll aus einer Schminkaktionen ein kurzes Theaterstück werden, kann versucht werden, die geschminkten „Requisiten" in ihre natürliche Umgebung einzubauen – wie hier der Apfel

stellen Sie Schminkutensilien, Spiegel, Abschminke, Kleenextücher und einen Stapel Handtücher bereit.

Die Aufgabe der Eltern am Elternabend sieht dann so aus: Jeder zieht einen der vorbereiteten Zettel. Diejenigen, die rote Zettel gezogen haben, suchen sich einen Partner mit blauer Schrift und schminken ihm die Hand oder den Arm nach ihren Vorstellungen. Natürlich ist es auch faszinierend, das Gesicht zu schminken. Dem „Apfel" könnte zum Beispiel das Gesicht rot und grün geschminkt werden, die Stirnfransen werden zu einem Apfelstiel zusammengedreht und mit Haarspray zum Stehen gebracht. Aber diese Art des Schminkens ist vielen Erwachsenen zu nah, Hände zu schminken ist leichter, nicht so intim. Dann könnten die Hand und der Arm des „Jägers" zum Beispiel zu einem Gewehr umgeschminkt werden.

Sind alle geschminkt, stellen sie sich zusammen und versuchen herauszufinden, welchem Märchen sie entsprungen sind. Hier ist es schnell klar: Es ist Schneewittchen und die 7 Zwerge.

Anschließend schminken die „Blauen" die „Roten".

Wie war das für die Eltern? Nach anfänglicher Befangenheit konnten sie hoffentlich das Verwöhntwerden genießen. Auf jeden Fall wissen sie jetzt, was ihre Kinder erleben werden und stehen nach den eigenen Erfahrungen sicher dem Ganzen positiv gegenüber. Diese Haltung spüren auch die Kinder und werden freier auf Ihr Angebot reagieren.

An den angekündigten „Theatertagen“ kommen die Kinder dann auch mit Anziehsachen, die schmutzig werden können, zum Kindergarten. Findet das Angebot an einem sonnigen Tag draußen statt, tragen sie Badesachen.

Wo die wilden Kerle wohnen – eine Mitspielgeschichte mit Schminkelementen

Es gibt Tage, an denen der Regen gar kein Ende findet. Das sind Tage, die sind so trübe und dunkel, dass selbst die ausgeglichensten Kinder kribbelig werden und die bewegungshungrigen nicht mehr ruhig auf dem Stuhl bleiben können, weil sie nicht wissen, wohin mit ihrer körperlichen Energie. An solchen Tagen kann eine Mischung aus Märchenstunde, Spiel und Schminken der Retter sein. Es bedarf keiner großartigen Vorbereitung, weil die meisten Sachen während des Spielablaufes entwickelt werden. Perfekte, fließende Übergänge sind nicht wichtig, der Spaß an der Darstellung steht im Vordergrund. Ob Sie diese Aktion mit allen Kindern spielen oder ob es Akteure und Zuschauer geben soll, machen Sie am besten von der Situation und dem Bewegungsdrang der Kinder abhängig.

Es wird keine Bühne gebraucht, jede Ecke im Gruppenraum verwandelt sich im Nu zum Theaterplatz, wo sich Kinder während des Erzählens verwandeln. Diese Art von Mitspieltheater enthält viele Spielelemente, die Sie noch ausführlicher ausbauen können. Hier geht es jetzt mehr um die Schminkaktion. Am Beispiel des Klassikers „Wo die wilden Kerle wohnen“ von Maurice Sendak kann dieser Spiel- und Schminkablauf ein bisschen deutlich gemacht werden. Der Text ist so genial klar und einfach zu merken, dass der Spielleiter ihn schon nach sehr kurzer Zeit auswendig sagen kann. Erzählen ist in dieser Situation sicher lebendiger als Vorlesen.

Der Spielleiter holt die Verkleidungskiste mit Hüten, Fellen, Bändern, Schminke und Kämmen. Wenn vorrätig, kann das Repertoire noch um Spiegel, Haarlack und andere Haarstylingutensilien ergänzt werden, das ist aber nicht unbedingt erforderlich. Abschminke, Schüsseln mit warmem Wasser und Handtücher können später besorgt werden, jetzt geht es erst einmal los.

Der Spielleiter erzählt die Geschichte und unterbricht, um sie mit den Kindern umzusetzen.

Kennen Sie die Geschichte noch? Hier eine Kurzfassung zur Einstimmung:

Max, ein kleiner Junge wird, als er einmal seiner Mutter gegenüber ungehorsam und zu wild ist, ohne Abendessen ins Bett geschickt. In der Nacht wächst ein Wald in seinem Zimmer. Und da ist auch ein See und ein Segelboot, in das er steigt und so weit segelt, bis er in das Land kommt, wo die wilden Kerle wohnen. Die begrüßen ihn mit fürchterlichem Augenrollen, Zähnefletschen und drohen mit ihren Krallen, aber Max zähmt sie, indem er ihnen furchtlos in die Augen schaut. So wird er König der Wilden Kerle. Er bleibt dort eine Weile, bis er Sehnsucht nach Hause bekommt. Obwohl die Wilden Kerle ihn zum Bleiben bewegen wollen, sagt er „Nein“, steigt in sein Boot und segelt wieder zurück bis in sein Zimmer, wo das Essen auf ihn wartet.

Wenn man bei dem Regenwetter schon nicht draußen herumtoben kann, ist es ganz klar, dass sich die Kinder erst einmal kräftig austoben. Aber es wird ein Zeichen ausgemacht, an dem das Toben aufhört, so wie es auch die Mutter im Buch macht. Also: Jeder, der toben will, setzt sich eine Fellmütze oder einen verrückten Hut auf und schon geht es los. Aber kräftig, bitte schön.

Der Mutter wird es zuviel, sie schickt Max ins Bett. In der Nacht wächst ein Wald in seinem Zimmer, der wächst und wächst.

Jedes Kind sucht sich einen Partner. Das Kleinere der beiden nimmt Schminkstifte und kann die Arme seines Partners jetzt mit Ästen, Blättern und Blüten verschönern. Die Urwaldkinder hocken sich um Max herum und recken und strecken sich. Ganz dicht stehen sie um Max. Gelingt es Max durch diesen Urwald nach draußen zu dringen? Ja, er schafft es!

Und da sieht er das Boot, steigt ein und segelt davon.

Die kleinen Partner stellen sich einander gegenüber und fassen sich an den Händen. Tatsächlich, das ist ja im Nu ein Schiff geworden. Ob sie Max tragen können, wenn er sich lang über die ausgestreckten Arme legt? Am besten geht das, wenn ans Ende des „Bootes“ ein Stuhl gestellt wird, der Landungssteg. Auf den stellt sich Max und lässt sich vorsichtig auf die Arme fallen, so verteilt sich das Gewicht gut. Das Boot legt ab und trägt Max aufs Meer hinaus (einmal im Zimmer herum, wenn es die anderen aushalten), bis sie in das Land kommen, wo die Wilden Kerle wohnen. Aber die müssen natürlich erst einmal gestaltet werden, und zwar so fürchterlich wie möglich. Werden ihnen lange Zähne in die Mundwinkel oder unterhalb der Unterlippe gemalt? Jeder, der will, kann jetzt zum Wilden Kerl werden. Werden Sie kunterbunt geschminkt oder mit einer einzigen dunklen Farbe? Könnten die Augenbrauen nicht noch dicker sein, damit sie noch fürchterlicher aussehen? Hat der Wilde Kerl etwa noch ein drittes Auge auf der Stirn und der andere einen grünen Bart? (Anregungen hierfür können Sie auch den ersten beiden Kapiteln entnehmen.) Das wird ja immer fürchterlicher. Können sie, während sie geschminkt werden, auch schon das fürchterliche Augenrollen üben oder müssen dann die Schminkenden zu arg lachen?

Die Haare können natürlich auch gestaltet werden – mit viel Farbe und Haarspray werden die verrücktesten Frisuren entstehen. Gut toupiert und mit Haarlack versehen, können die Haare wunderbar zum Stehen gebracht werden. Dünne Chiffontücher, Alufolie, Klarsichtfolie, Büroklammern, Wäscheklammern, Lametta, Wattebäuschchen, Strohhalme – alles, was leicht ist, eignet sich zur „Verschönerung“ der Haare (siehe auch „Haarige Angelegenheiten“, S. 120).

Vielleicht wollen die Kleinen sich beim ersten Mal allein schminken – das ist auch gut und wichtig. Dann schauen die Großen zu und geben vielleicht Tipps und Hilfen. Bei einem weiteren Durchgang haben sie aber genauso viel Spaß, von einem anderen Kind geschminkt zu werden, auch wenn manche vor Neugierde platzen, was denn dabei wohl herauskommen mag. Andere Kinder liegen ganz entspannt und genießen das Schminken.

Die Fingernägel werden natürlich auch noch gestaltet. Mit Klebeband können kleine Strohhalmstücke, Lamettastreifen, Wattebäuschchen – eben alles, was auch in den Haaren stecken kann – festgemacht werden.

Wie gut, dass die „Schulkinder“ keine Vorderzähne mehr haben, sie sehen mit den Zahnlücken besonders fürchterlich aus ...

So, aber *jetzt kommt Max angesegelt*. Begrüßt ihn mit einem fürchterlichen Augenrollen, zeigt mal eure fürchterlichen Krallen und vor allen Dingen: Brüllt euer fürchterliches Brüllen!

Max aber schaut furchtlos in ihre Augen und sie erkennen: Er ist ihr neuer König. Wie können sie ihm denn zeigen, dass sie ihn zum König machen? Schaffen sie es gemeinsam, ihn hochzuheben und einmal durch den Raum zu tragen?

Und dann machen sie Krach. Jetzt geht's erst richtig los. Die Tische und Stühle werden jetzt mit einbezogen. Es geht über Tische und Bänke und der Krach wird keineswegs leiser!

Bis Max sie ohne Essen ins Bett schickt. Er bekommt Sehnsucht und will nach Hause. Aber die Wilden Kerle wollen ihn nicht gehen lassen und brüllen nochmals ihr fürchterliches Brüllen. Aber Max sagt: „Nein", steigt in das Boot und segelt wieder nach Hause. Alle Kinder, die vorhin Boot waren, verwandeln sich vom Wilden Kerl zurück zum Boot, indem sie ihre Arme ausstrecken, sich an den Handgelenken fassen und angesegelt kommen. Max steigt ein und segelt so nach Hause *in sein Zimmer, wo das Essen auf ihn wartet, und es ist noch ganz warm.*

Das Kind erfährt, dass es seinen aggressiven Regungen nicht ausgeliefert ist, sondern sie beherrschen lernen kann. Und nicht nur das: Seine Mutter akzeptiert ihn auch so, ist weiterhin für ihn da, wird ihm weiter zur Seite stehen.

Alle Kinder malen sich nun in ihre Handinnenfläche etwas zu essen, das, was sie gern von ihrer Mutter bekommen würden: Keks, Apfel, Bonbon, Pommes, Schokoladenpudding, Pizza, Popcorn ... Wenn alle fertig sind, deckt der Spielleiter den Tisch. Er breitet ein Tischtuch über einen großen Karton und stellt ihn in die Mitte des Raumes. Alle Kinder kommen herbei und legen ihre Hände aufeinander: Der Tisch ist reich gedeckt. Klar, dass es jetzt erst einmal etwas Leckeres zu essen gibt, denn Toben und Brüllen macht hungrig. Und während sich das Brot ein wenig rot färbt, weil die Schminke noch am Mund und an den Händen ist, geht der Spielleiter die Abschminke holen.

ZAUBERTRICK

Oder möchten Sie das Spiel mit einem schönen Zaubertrick beenden? Der Spielleiter zieht das Tischtuch fort, und unter dem Tuch erscheint ein Teller mit Keksen! Wie das geht? Der Spielleiter hat vor Beginn des Stückes mit einem Messer ein Loch in einen Karton gesägt. Es ist so groß, dass eine Schüssel mit Keksen genau hineinpasst. Der Rand der Schüssel verhindert ein Durchrutschen. Der Karton kann schon von Anfang an, fertig mit dem Tischtuch bedeckt, in einer Ecke des Zimmers warten. Spannender ist es natürlich, wenn der Spielleiter das vor den Augen der Kinder macht. Dann liegt das Tischtuch ganz natürlich zusammengefaltet auf der Öffnung. Der Karton steht etwas erhöht auf einem Tisch, „damit er die Kinder nicht behindert und im Spiel stört". Der wahre Grund ist natürlich, dass die Kinder nicht die obere Fläche sehen. Der Spielleiter nimmt dann „ganz normal" das Tuch von dem Karton, öffnet es und breitet es über den Karton. Dann hebt er die Schüssel am Rand an und bedeckt von dem Tuch „schwebt" sie in die Mitte des Raumes oder auf die ausgestreckten Hände der Kinder, die so den Tisch darstellen. Das Tuch wird abgezogen und die Schüssel mit den Keksen erscheint. Das ist doch ein gelungenes Ende nach so einem Abenteuer, oder?! Regentage können ja so schön sein!

Wenn Ihnen diese Art des Geschichtenerlebens gefällt, dann schauen Sie sich doch in Ihrem Bücherregal, in der Bücherei oder im Buchhandel um und vor Ihnen wird sich eine neue Welt auftun. Sie werden die Bücher jetzt unter dem Schminkaspekt betrachten und in Ihrer Fantasie werden Sie schon sehen, wie sich die Helden und anderen Figuren mit Schminke gestalten lassen.

Friedliche Urzeit-Riesen

Jetzt kommt etwas, das mehr Jungen interessiert, aber durch die Filme „In einem Land vor unserer Zeit" von der Walt Disney Company auch Mädchen mehr und mehr fasziniert: Dinosaurier. Das folgende Angebot ist auch etwas, das man besonders gut an regenreichen Tagen ausprobieren kann. An sonnigen Tagen kann diese Aktion auch in einer großen Sandkiste stattfinden. Diese wird erst zu einer großen Dinowelt umgebaut mit Seen, Dschungel und anderen Landschaften. Auch Buschwerk kann zum Dschungel werden, in dem nach der Schminkaktion gespielt werden kann, denn bekanntlich waren die meisten Dinos ja auch Pflanzenfresser. Niemand kann ganz genau sagen, wie die Landschaft aussah, in der sie gelebt haben, oder wie die Dinosaurier genau ausgesehen haben. So ist die Fantasie auf eine ganz eigene Art angeregt.

Die Kinder können an einem Regentag sich eine Folge dieser Filme anschauen und anschließend ihre Arme als Dinosaurier schminken.

Die Form der Hand bietet sich natürlich an, zum Kopf des Tieres zu werden und die Finger zum großen Maul. Die Handinnenfläche wird wie zum Beispiel bei dem bekanntesten aller Dinosaurier, dem Tyrannosaurus Rex, mit gefährlichen, messerscharfen Zähnen bespickt. Die Fingerspitzen von Ring- und Mittelfinger bekommen jeweils einen Zahn, der kleine Finger und der Zeigefinger werden mit einer ganzen Zahnreihe geschmückt. Am besten schneidet man sich dafür aus weißem Papier eine Zahnreihe, die mit Mastix an den Fingern befestigt wird, bevor man die Handinnenfläche rosa und rot schminkt. Wenn dann etwas Schminke auf die Zähne kommt, ist das sogar sehr passend, denn dieser Dinosaurier war ja der größte Fleisch fressende Saurier und hat dann eben gerade eine Mahlzeit beendet – die Blutreste laufen noch über die Zähne. Die

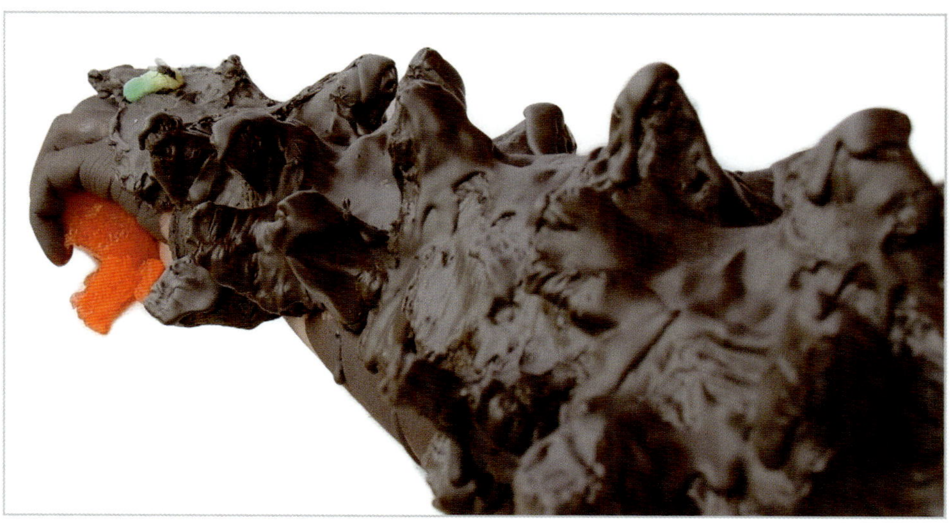

In unserem Bildbeispiel wurde nicht nur die Hand, sondern gleich der ganze Arm als Dino gestaltet – Grundlage dafür war eine Fangopackung vom Masseur (siehe auch Seite 102)

Außenränder werden noch rötlich mitbemalt, nicht nur als Andeutung von Lippen, sondern auch, damit das Tier gefährlicher aussieht. Der Handrücken wird mit grüner Heilerde bepinselt (s. Schönheitsmasken, Kapitel „Kunst am Körper“ S. 160), die man ja unterschiedlich dick auftragen und noch etwas modellieren kann. Damit das Maul eine Einheit bleibt, werden die Ritzen zwischen den einzelnen Fingern auch zugepappt. Kleineren Kindern fällt es manchmal schwer, die Finger die ganze Zeit über zusammen zu halten. Ob sie damit einverstanden sind, wenn man die Finger für die kurze Zeit des Spiel locker mit einem Zwirn zusammenhält? In die Heilerde kann dann mit einer stumpfen Nadel auch ein schuppenartiges Muster gekratzt werden, was das gefährliche Aussehen natürlich verstärkt. Nach dem Antrocknen wird die Heilerde mit grüner, gelber oder ockerfarbener Wasserschminke bemalt. Das Auge wird entweder mit einer stumpfen Nadel eingekratzt oder man drückt einen braunen Smartie o. Ä. in die Heilerde, auf den dann später eine schwarze Pupille gemalt wird.

Der Barosaurus mit seinem langen Hals holte sich Blätter aus den Baumkronen, wie heute die Giraffen. Er soll ja ganz lieb und harmlos ausgesehen haben und genauso wird er auch geschminkt. Die Augen werden mit einem Kajalstift aufgemalt, groß und rund, dann sehen sie unschuldiger aus. Die Hand und der Arm werden in einer Farbe mit Wasserschminke angemalt, blaugrau oder grau oder ein dunkles Türkis könnten gut aussehen. Wer will, kann mit einem Dermatographen noch Runzeln oder Falten einmalen, so wie man es heute von einer Elefantenhaut kennt. Das Tier war Pflanzenfresser, braucht also auch keine scharfen Zähne. Die Zähne können deshalb mit einem Dermatographen auch auf die Fingerspitzen und an die Seiten des Zeigefingers und des kleinen Fingers gemalt werden. Die Handinnenfläche wird mit einem zarten Rosa geschminkt. Wer will kann über den Daumen auch noch in einem dunkleren Rosaton oder Hellrot eine Zunge aufmalen, die genießerisch über die Lippen zu lecke scheint. Natürlich kann auf den Daumen auch ein Halm oder Blatt gemalt werden, das dem Pflanzenfresser noch aus seinem Maul heraushängt, denn bekanntlich haben diese Tiere täglich viele Stunden gefressen, um satt zu werden.

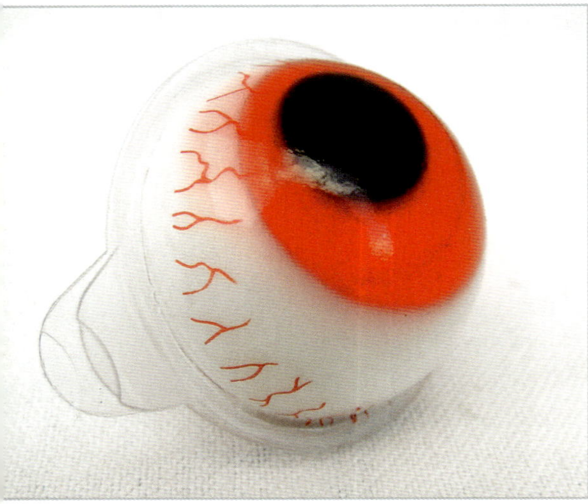

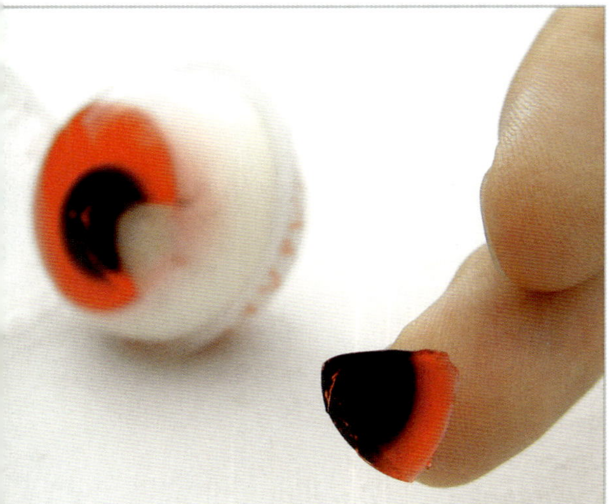

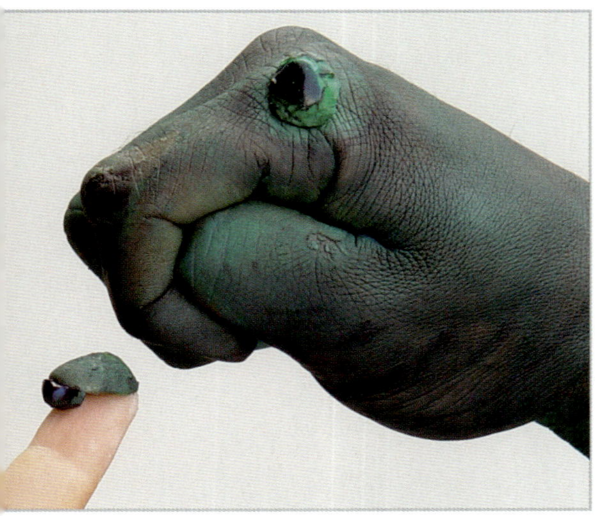

Ein Schaumgummiauge (oben) aus dem Süßwarenladen wurde zerschnitten und diente als Auge und Nase für den Barosaurus, die mit Mastix auf die Hand geklebt werden.

Dinos aus dem Ei

In dem ersten Film „In einem Land vor unserer Zeit“ sieht man sehr schön, wie der kleine „Littlefoot“ aus dem Ei schlüpft, wie

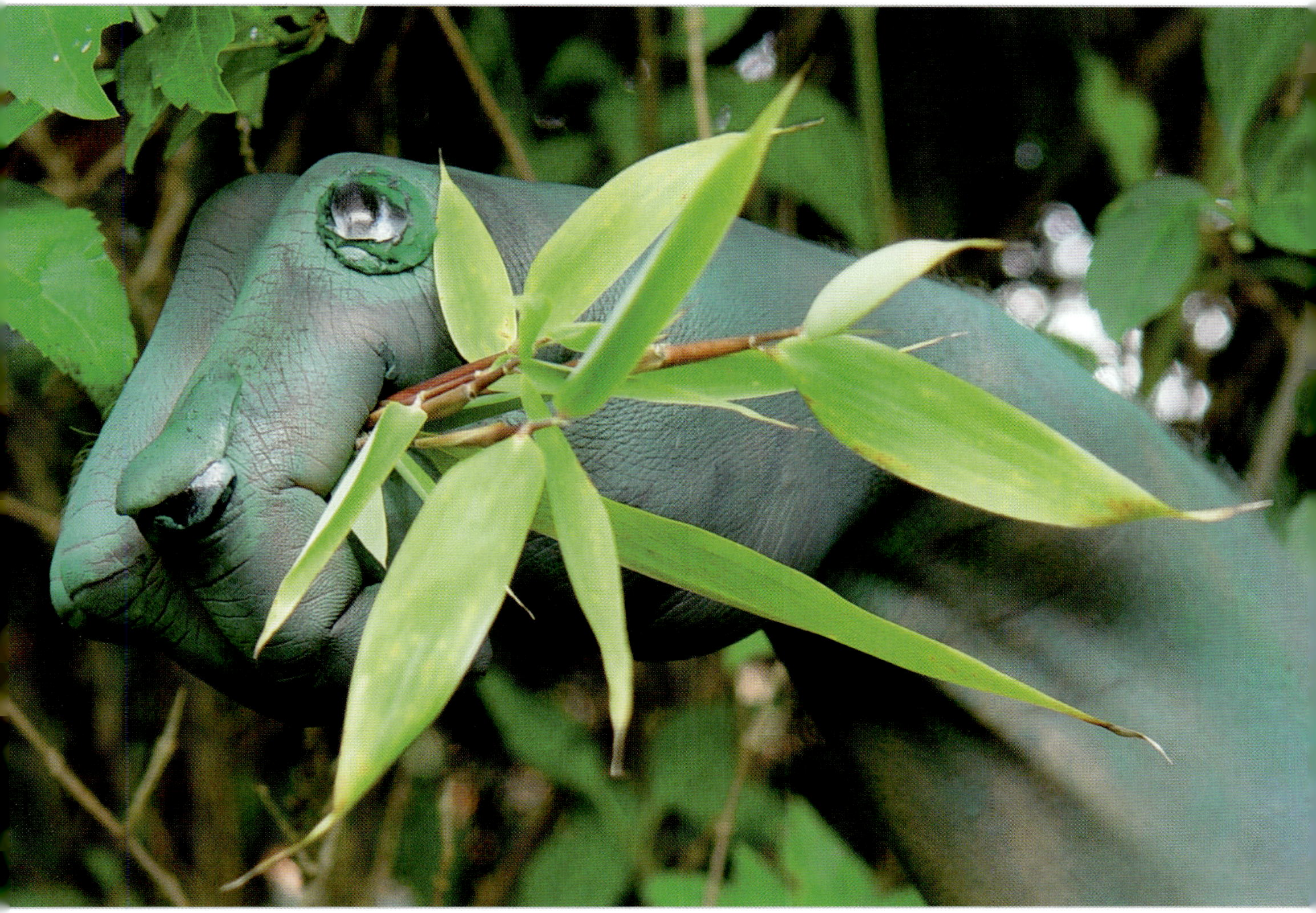

heute noch Eidechsen und andere Reptilien. Das ist für Kinder auch spannend. Vielleicht möchten sie ihre Hand ja genau so schminken lassen. Die Hand ballt sich zu einer lockeren Faust und wird eierschalenfarbig (weiß mit etwas beige mischen) geschminkt. Nur der Mittelfinger bleibt erst mal frei, mit dem wird etwas ganz Besonderes gemacht. Ahnen Sie es schon? Genau. Das wird das kleine Dinobaby, das sich aus der Eierschale quetscht. Der Finger wird mit einem zarten Grau geschminkt. Wenn man den Finger ein wenig angewinkelt hochdrückt, dann verwandelt sich das erste (Fingernagel) Fingerglied in die Schnauze eines Dinobabys. An den Seiten des mittleren Fingerglieds können mit einem Dermatographen die Augen aufgemalt werden, die sind natürlich ganz groß und rund. Eine zarte geschwungene Linie zeigt das kleine Mäulchen an.

An der Stelle, an der das junge Dino schlüpft, werden mit einem grauen Dermatographen noch kleine gezackte Risse aufgezeichnet.

Der geschminkte Dino wirkt täuschend echt
unten: Dino aus dem Ei

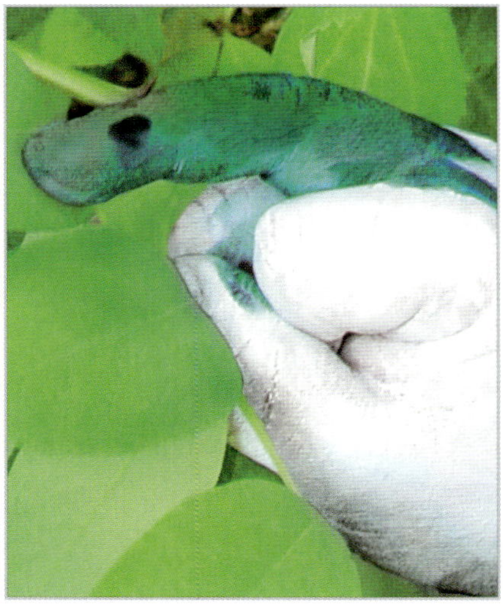

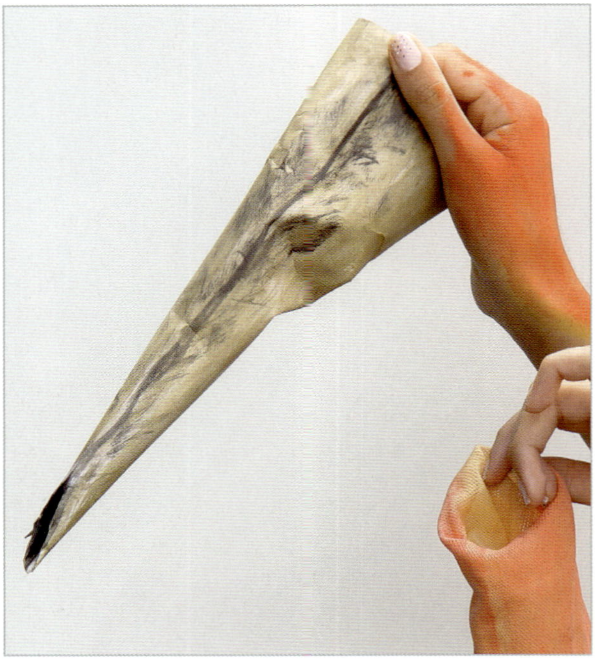

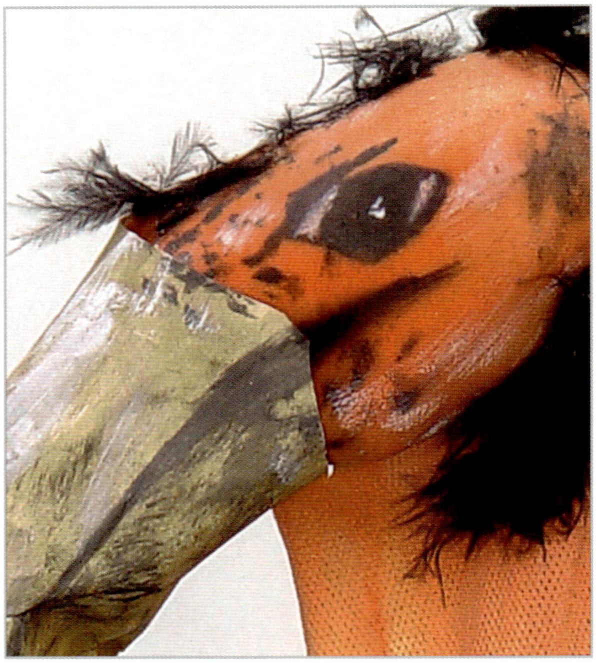

Ausgangspunkt für den Marabu: ein Papier zu einer Tüte drehen und anmalen, dies wird der Schnabel; für den Kehlsack haben wir ein Tee-Sieb verwendet. Im Detailbild rechts ist gut zu erkennen, wie das Auge des Marabu geschminkt wurde (Text: S. 76, oben)

Das wunderbare Reich der Vögel

Gerade wenn im Frühling die Zugvögel wieder zurück sind und man morgens um 4 Uhr vom Gezwitscher der Vögel wach werden kann oder wenn die kleinen Eierschalen auf dem Boden liegen und die Vogeleltern mit Futter im Schnabel zu den versteckten Nestern zurückkehren, um ihre Jungen zu füttern, beginnen viele Kinder, sich für die gefiederten Freunde zu interessieren. Ein gutes Vogelbuch kann sie in die hoch interessante Vogelwelt einführen und mit der Vielfalt der Vögel vertraut machen.

Es gibt viele Vogelgeschichten, die von der Eigenart der einzelnen Arten erzählen. Diese Geschichten eignen sich wunderbar, um sie mit den Händen nachzuspielen. Die Hände haben sich dafür natürlich mit Schminke und kleinen Zusatzutensilien in Vögel verwandelt. Einige Ideen konnte man ja gerade schon im Dinoabschnitt bekommen.

Dieses Schminken werden nun Erwachsene übernehmen. Für Kinder ist es absolut spannend, wenn sie beim Schminken mehr von dem Vogel erfahren. Dann wird die Schminkzeit für sie wie im Fluge vergehen und sie können ihre Rolle hinterher umso besser spielen, wissen sie dann doch um die Wichtigkeit ihres Vogels.

Der Marabu

Die Kinder suchen sich aus der Vielfalt einen Vogel heraus, der sie besonders fasziniert. Vielleicht haben sie ja Interesse, besonders auffällige Vögel zu gestalten, der Marabu zum Beispiel sieht mit seinem zerzausten Federbüschel auf dem nackten Kopf doch wunderbar belämmert aus. Viele empfinden ihn als hässlich, oft wegen des nackten Halses und des unheimlichen Ausdrucks seiner Augen. Dabei ist er wie der Aasgeier ungeheuer wichtig. Beide fressen tote Tiere und sorgen so als fliegende Gesundheitspolizisten dafür, dass im tropischen Klima nicht so schnell Epidemien auf-

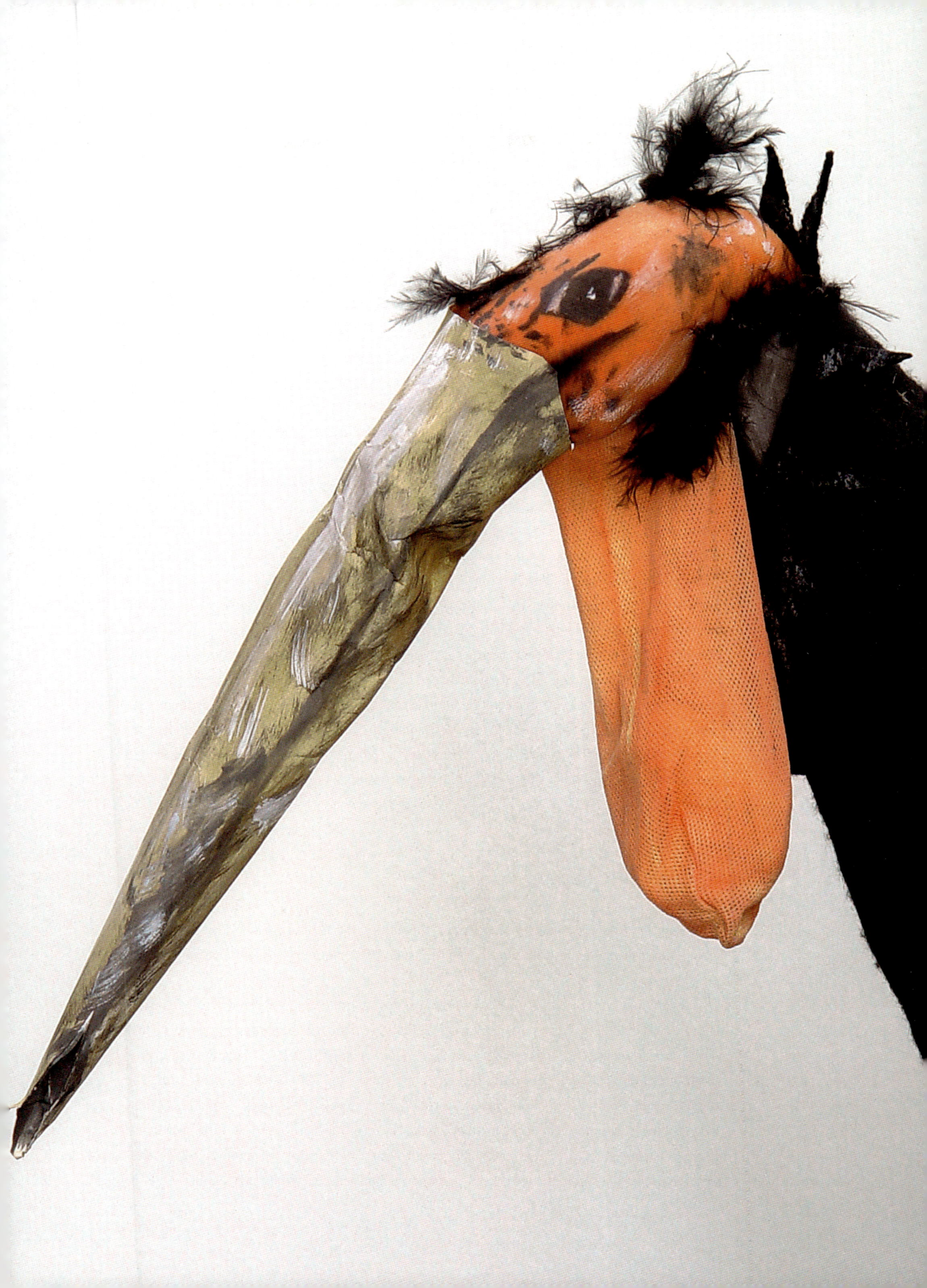

treten. Solche Informationen finden Kinder spannend. Und wenn sie dann ihre Arme und Hände in Vögel mit solch wichtigen Funktionen verwandeln können, die so gefährlich aussehen und gleichzeitig etwas Gutes tun, dann steigert sich noch der Reiz, dies in einer Geschichte nachspielen zu können.

Wie könnte nun der Marabu geschminkt werden? Natürlich wird die Hand zum Kopf des Vogels. Der besonders lange Schnabel wird aus festerem Papier gefertigt. Die Hand und der Unterarm werden mit hellroter Schminke bemalt, die Augen werden mit einem schwarzen Dermatographen aufgemalt. Damit sie besonders unheimlich wirken, wird am Oberrand des Auges ein langer gebogener schwarzer Strich gezogen. Das grimmige Aussehen wird noch unterstützt, indem man die Schnabellinie in die Hand hinein verlängert, also in den Raum zwischen Zeigefinger und Daumen, zum Handgelenk hin einen Strich zeichnet. Mit dem schwarzen Stift werden auf dem ganzen roten Kopf, besonders aber auf den Übergang vom Schnabel zum Gesicht und über den Augen noch schwarze Punkte getupft, was das verwegene Aussehen auch noch unterstützt. Den leicht „bescheuerten" Ausdruck bekommt der Vogel durch die zerrupften Federn auf seinem Kopf. Entweder zupft man sich jetzt ein paar aus einem Kissen oder der Daunenjacke oder nimmt Zierfedern aus dem Bastelgeschäft, die erst noch ein wenig zerfuselt werden, bevor man sie einzeln mit Mastix auf der Hand befestigt. Jetzt fehlt nur noch der Kehlsack, in dem der Marabu seine Nahrung aufbewahrt, bevor er sie in den Magen weitertransportiert oder wieder hoch würgt, um seine Jungen zu füttern. Der Kehlsack kann ein kleiner Socken sein, der mit Papiertüchern oder anderem leichten Material ein wenig ausgepolstert wird (auch ein abgeschnittenes und angemaltes Teesieb eignet sich hierfür, ist aber für eine Kinderhand zu groß). Er wird mit Textilpflaster oder mit einem Faden am Handgelenk festgemacht. Das Pflaster oder eben der Faden werden auch mit der roten Schminke überschminkt, wenngleich der Schnabel den Übergang auch gut deckt. Schwarzes Krepppapier, leicht eingerissen, kann zum Federkleid des Vogels werden und wird am Unterarm angebunden, der Übergang kann mit den restlichen Federn bedeckt werden. Aber auch ein schwarzes Tuch, welches über Unter- und Oberarm gelegt wird, eignet sich sehr gut.

Fabelhafte Fabeln

Witzig für ein Kindergartenfest ist folgende Schminkidee, die sich für Bücher oder Geschichten eignet, in der Personen miteinander reden, aber auch Witze und kurze Fabeln mal ganz anders gezeigt werden können.

Geschminkt wird in diesem Fall nur der Bauch des Kindes. Er wird als riesengroßes Gesicht (na ja, das ist relativ, so groß ist die Fläche bei Kindergartenkindern und Grundschulkindern nun doch noch nicht) gemalt. Am besten tragen die Kinder ein langärmeliges T-Shirt. Es wird bis zur Brust aufgekrempelt und sieht dann aus wie eine Mütze, die ins Gesicht gezogen wird. Die Umrisse des Gesichtes werden mit einem Dermatographen gezeichnet, auch Augen und Mund werden grob schon gezeichnet, bevor die Teintfarbe aufgetragen wird. Diese Farbe wird zum Charakter der Figur passend gewählt: Cholerische Typen werden rot geschminkt, schüchterne vielleicht zart grün oder blass und weiß. Die Augen werden je nach Typ gestaltet: Schlitze eher für den hinterhältigen, gemeinen Charakter, große Kulleraugen eher für den etwas Naiven. Auch der Mund bekommt schon Aussagekraft: ein waagerechter Strich oder eine Linie, deren Enden nach unten zeigen, deuten eher auf einen mürrischen, schlecht gelaunten Nörgler, ein offener Mund demonstriert eher einen staunenden oder bewundernden Charakter.

Wenn die beiden Kinder dann die Fabel oder den Witz spielen, bleiben sie selber zum Publikum gewandt stehen und bewegen beim Dialog nur ihren Bauch: mal ziehen sie ihn ein, mal wackeln sie nur mit der Bauchdecke, mal drehen sie ihn, mal atmen sie hechelnd und zucken mit dem Bauch. Die Kinder werden schnell zu dem Typ passende Bauchbewegungen finden. Wenn es hilfreich ist, kann ein Erwachsener (oder zwei) den Dialog sprechen, und die Kinder machen die Bewegungen dazu.

Ist die Geschichte zu Ende, drehen sie sich um und gehen ab oder ziehen die Mütze (das T-Shirt) als Vorhang herunter, nehmen den Applaus entgegen und gehen ab.

4 Geschichte hautnah

Diese Aktion interessiert vielleicht besonders Lehrer: Geschichte hautnah, das ist eine Schminkaktion für Ältere, für die zunächst Informationen über das Alte Ägypten gesammelt werden. Auf dem Fest wird dann das vorher erworbene Wissen noch einmal aktiv erlebt, denn jeder weiß, dass die meisten Kinder Fakten am besten behalten können, wenn sie über das Erleben erfahrbar werden. Ein chinesisches Sprichwort drückt dies ganz deutlich aus: „Ich höre und ich vergesse. Ich sehe und ich erinnere mich. Ich mache es und ich verstehe."

Damit Sie eine Vorstellung bekommen, wie so ein Fest gestaltet werden könnte, wird es hier genauer beschrieben.

Ägyptische Welt

Wir starten eine kleine Reise in das Land der Pharaonen. Ein guter Beginn für diese kleine Reise in die Vergangenheit wäre natürlich ein Besuch in einem Völkerkundemuseum. Sie kann ergänzt werden durch gute anregende Bücher und Bilderbücher (z. B. aus der Reihe „Kinder in der Geschichte und „Zur Zeit der Pharaonen" Hoffmann/Sethus, Union Verlag). Da erfahren Kinder etwas aus dem Alltagsleben der Ägypter, damals vor 4.000 Jahren. Auch das Lesen von Comics („Asterix und Kleopatra") kann das Interesse für Geschichte wecken, wiewohl der Wahrheitsgehalt der Texte nicht ganz auf den Prüfstand gestellt werden darf, aber sie sind witzig und regen die Fantasie an. Computerfreaks können auch im Internet spannende Informationen bekommen. Seit März 2004 gibt es eine Website (www.eternalegyt.org), auf der man dreidimensionale Rekonstruktionen von Monumenten anklicken, 360-Grad-Aufnahmen zum Beispiel des Karnak-Tempels in Luxor erleben und Animationen längst vergangener Zeiten sehen kann. Es kann ein Blick in Grabkammern gewagt und jedes der abgebildeten Objekte herangezoomt, studiert, in Begleittexten gelesen und zugeordnet werden. Aufgrund der so lebendig gewordenen Geschichte können sich Besucher schnell in die damalige Zeit versetzen, eine Vorstellung von dem Leben der Ägypter bekommen.

Ob durch einen Besuch des Museums oder der Internet-Seite oder durch Eintauchen in die wunderbare Welt der Bücher – alles ist geeignet, um ein Gefühl für die Hitze Ägyptens zu bekommen und sich mit Geschichte auseinander zu setzen. Ob Sie dann mit den Kindern Papyrus, Uschebtis oder Kanopen herstellen, ägyptische Gerichte kochen, Berechnungen nach Sonnen und Sternenstand anstellen, Pyramiden nachbauen, Hieroglyphen mit dem eigenen Namen erstellen, bleibt Ihnen überlassen, alle Angebote ergänzen die Vorstellungskraft der Kinder. Hier stellen wir Ihnen nun als Ergänzung zu Ihren Offerten ein Kostümfest vor, bei dem die Kinder sich wie die Pharaonen, aber auch wie ein Beduine oder Fellachenkind verkleiden und schminken können und Genüsse des Orients erleben. Es geht nicht darum, alles originalgetreu nachzubauen, Pharaonen aus dem Mittleren Reich dürfen auch mit denen des Neuen Reichs auftreten, Sie können die Authentizität auch mit kleinen „Fehler-finden-Spiele" vermitteln (z. B.: „Es gab zu Zeiten Thutmosis des III. keine Reißverschlüsse im Gewand!"). Es geht mehr darum, ein Gespür für die Zeit damals zu bekommen, die fantastischen Erfindungen und Denkmodelle zu bewundern und zu erkennen, welchen Einfluss das damalige Wissen auch auf unsere heutige Zeit hat. Wenn die Kinder Jahre später Fotos von sich im Beduinenzelt oder in der Maske des Pharaos sehen, fällt ihnen mit den Erinnerungen, die die Fotos auslösen, vielleicht auch das dazugehörige Wissen ein. Unterschätzen Sie nicht, was Sie mit Schminkaktionen bewirken können.

Doch zurück zum Fest: Es könnte zum Beispiel in einem Klassenraum stattfinden. Der wird so weit es geht frei geräumt, damit in ihm kleine Nischen entstehen können. In einer wird aus vielen bunten Tüchern ein Beduinenzelt aufgebaut, viele Kissen laden zum Entspannen und zum Geschichten hören ein. In einem sitzt ein Wahrsager und sagt die Zukunft aus seiner Glaskugel (umgedrehte Glasvase oder Fishbowl) voraus, in einer Ecke steht der Bildhauer und fertigt Statuen an (Schminktechnik mit Heilerde, S. 101), in einer anderen Ecke ist der Schönheitssalon. Dort stehen zwar keine Wannen, um wie Kleopatra in Eselsmilch zu baden, aber es werden doch die edelsten Cremes und Parfüms aufgelegt, die raffiniertesten Schminkkünste gezeigt. In einer Ecke steht der große Hieroglyphenmeister, der jeden Namen auf kleinen „Kartuschen" verewigt. An einer Tafel daneben kann man die einzelnen Buchstaben und Hieroglyphen erkennen. Aber direkt nebenan kann der Name auch als Tattoo auf den Arm gezeichnet werden. In einem Zelt treten sogar Musiker und Tempeltänzerinnen auf, in einem anderen zeigt ein Galli-Galli-Mann seine Zauberkunststücke und an einem anderen Ort kann man auf Papyruspapier Bilder malen oder bei einem Schreiber Briefe schreiben lassen. Natürlich hockt der Letztgenannte nach seinem großen Vorbild (Kalkstein, 5. Dynastie, Gizeh) aus dem ägyptischen Museum in Kairo auf dem Boden, seine Schreibplatte vor sich auf dem Schoß.

Die meisten kommen schon im Kostüm, sogar ein Teppichhändler kommt, mit einem Teppich auf der Schulter vorbei. Andere sind zu Hause nicht fündig geworden, sie wählen aus Körben voller Tücher einige aus und bekommen von einem Erwachsenen Hilfe, um daraus ein Gewand zu improvisieren. Aus dem Korb mit den kleineren Tüchern kann man wunderbare Turbane, Kopftücher oder Schleier zaubern.

Schauen wir uns doch mal auf diesem orientalischen Platz um:

Beim Barbier: Der arabische Wüstenscheich

Vor dem Beduinenzelt sitzen Ägypter friedlich um eine Wasserpfeife und schauen einem Scheich in einem weiten Gewand zu, der bei einem Barbier eine Rasur bekommt. Ihm liegen gerade heiße Tücher zur Erfrischung seiner Gesichtshaut nach dem langen Ritt durch die Wüste auf.

Neben dem Barbier (dem Schminkmeister) liegen alle Utensilien, die gebraucht werden, um eine Person in einen Wüstenscheich zu verwandeln: Stirnband, künstliche Nase, Schere, Mastix, Holzstäbchen, Gummimilch, feuchtes flusenfreies Tuch, Fettschminke, Rizinusöl, Pinsel,

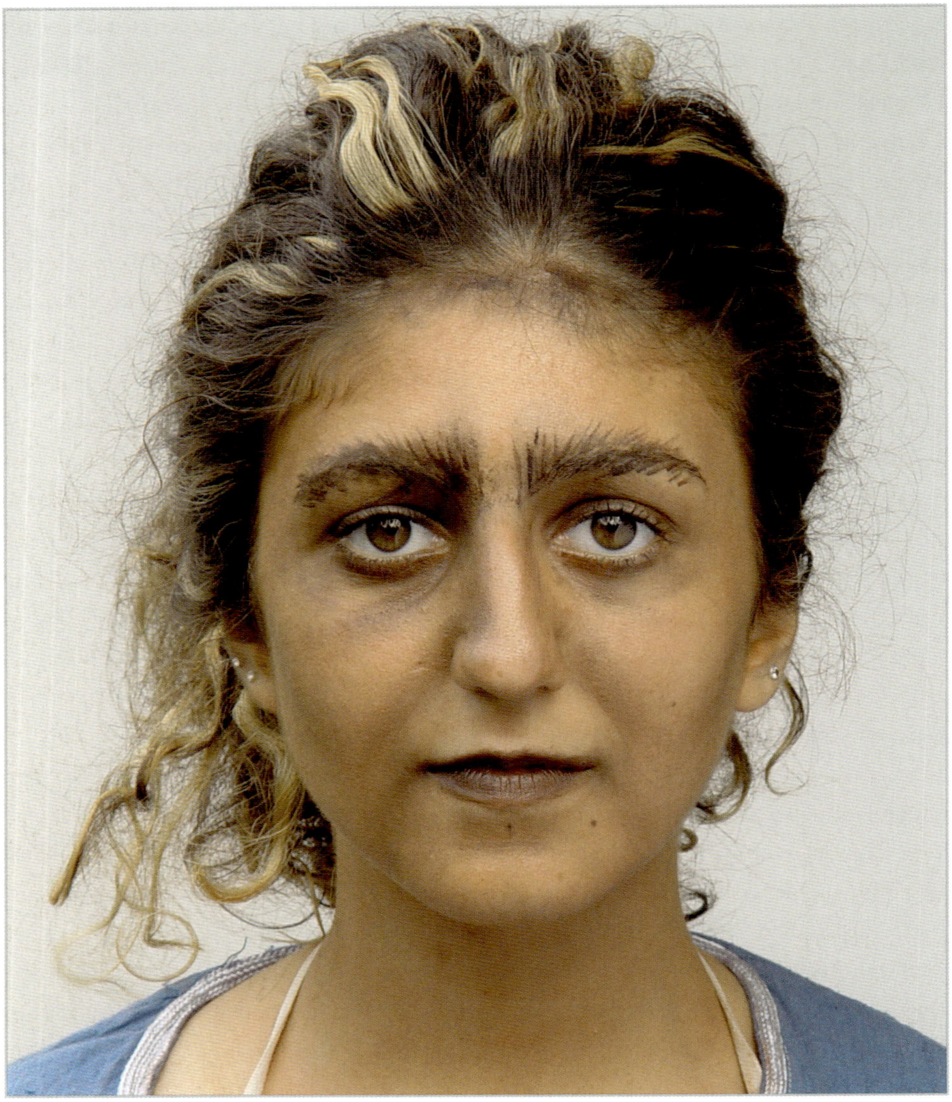

Wenn die wichtigsten Partien richtig hervorgehoben werden – wie hier Augenbrauen und Nase – kann sogar aus einer Frau ein feuriger Araber werden

Schwämmchen, Stoppelschwämmchen, Zerstäuber, Wattepads, Schattierfarbe, Transparentpuder, Lippenkonturenstift, Lippenfarben, Kohlstift oder Dermatograph, Mastix-Ex, Spiritus.

Die Verkleidung passt schon, jetzt kommt das Schminken. Das Gesicht wird mit den „heißen Tüchern" gereinigt, jetzt geht es richtig los. Das Arabertuch ist abgenommen, das Haar ist zurückgekämmt und wird mit einem Band so gehalten, dass keine Haarsträhne in die Schminke kommen kann.

Viele stellen sich unter einem Araber einen Wüstenscheich mit Hakennase, scharf geschnittenem Gesicht und stechenden Augen in malerischen Gewändern vor, den Kopf mit einem arabischen Kopftuch oder Turban bedeckt. Kinder und Jugendliche haben in der Regel noch nicht so eine ausgeprägte Nase, deshalb wird ihnen eine künstliche aufgeklebt. Künstliche Nasen bekommt man wie gute Schminke auch in Theaterschminkläden. Auch wenn sie nicht ganz billig sind, haben diese vorgefertigten Teile den Vorteil, dass sie leicht zu handhaben sind, so gut wie nicht verrücken und in der Regel auf der Haut gut vertragen werden.

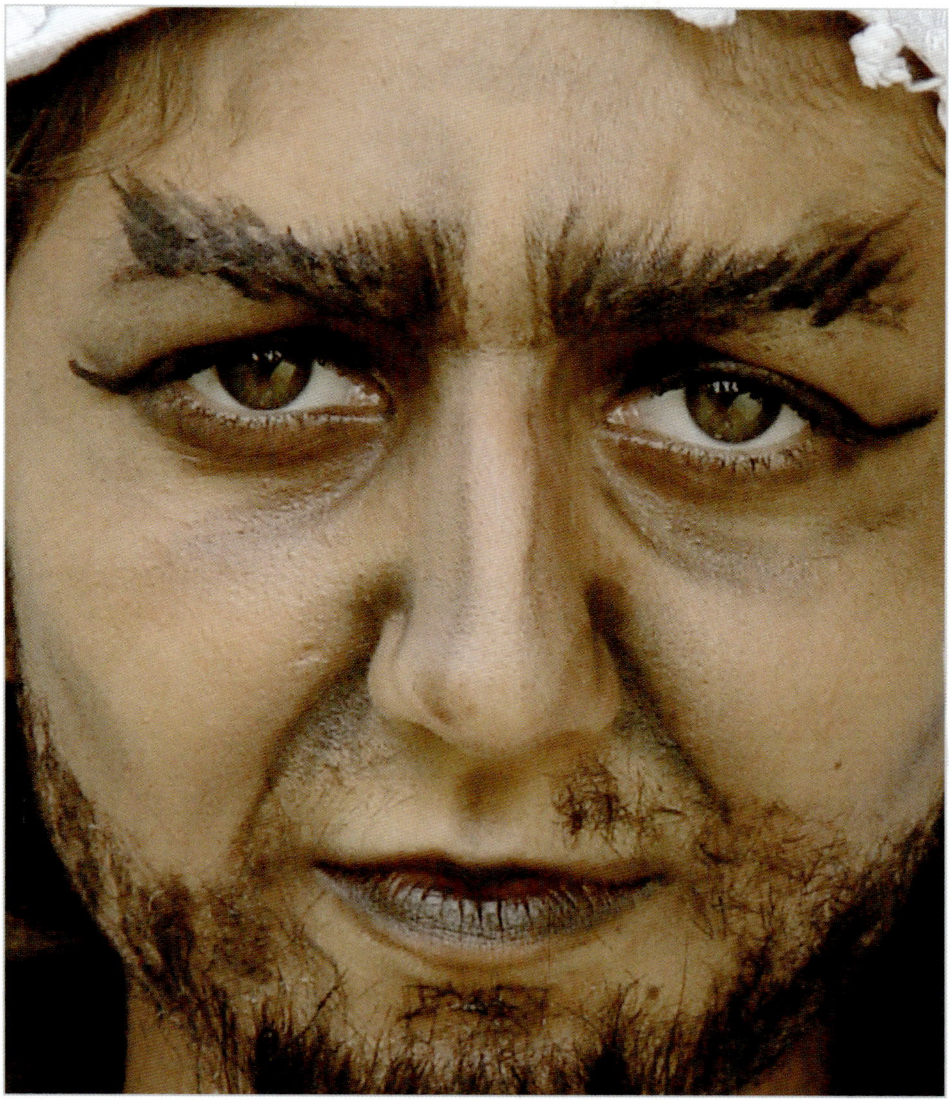

Die Nase soll durch ein helles Licht besonders lang und dünn wirken, die Augenbrauen im Gegensatz dazu dunkel und sehr buschig

Für einen „typischen" Araber wird meistens eine schmale, lange, gerade Nase genommen. Sie wird vor dem Schminken aufgeklebt. Zuerst wird das künstliche Teil über die Nase des Modells gestülpt, um den Sitz zu kontrollieren und zu erkennen, wie viel vom Rand mit einer scharfen Schere abgeschnitten werden muss. Setzen sie danach die Nase noch einmal auf und markieren Sie die Randstellen ganz zart mit einem Stift. Die Konturen des Randes werden so stark wie möglich ausgefranst, weil glatte Kanten später schwer zu verdecken sind. Die Innenseite des Randes wird ungefähr einen Zentimeter breit mit Mastix eingepinselt, dann lässt man den Kleber ein wenig antrocknen. Die Markierung auf der Haut hilft Ihnen jetzt, die Nase richtig aufzusetzen und anzudrücken, denn sie darf danach nicht mehr verschoben werden, weil sonst Fältchen entstehen. Die ausgefransten Ränder werden mit einem feuchten, flusenfreien Tuch angedrückt. Das geht am besten, wenn Sie das Tuch stramm um den Zeigefinger wickeln und dann andrücken. An den Nasenflügeln ist es manchmal kniffelig, mit einem kleinen flachen Holzstäbchen gelingt es aber recht gut, die Ränder dort anzudrücken. Ist der Übergang zu dick, kann man ihn vor dem

Schminken mit Gummimilch ausgleichen, die man mit einem Stäbchen auf den Übergang auftropft und verstreicht. Die Gummimilch muss ganz trocken sein, bevor die Schminke aufgetragen wird.

Künstliche Gummiteile werden am besten mit einer speziellen Fettschminke für Gummiteile geschminkt, weil die normale Schminke normales Gummi angreift. Wer nur für diesen Anlass die künstliche Nase schminken will, der braucht nicht extra Schminke zu kaufen, sondern kann sich mit Rizinusöl, das man auch in geringen Mengen in einer Apotheke bekommt, helfen. Dann wird die normale Fettschminke mit ein paar Tropfen Rizinusöl vermischt. Das geschieht nach der Grundierung. Zuerst tragen Sie die Grundierung auf das ganze Gesicht und den Hals auf, dann tropfen Sie ein paar Tropfen des Öls auf die Stangenschminke und verreiben es solange mit den Fingerspitzen bis die Schminke weich ist. Dann tupfen Sie die Schminke behutsam auf das künstliche Teil und lassen sie sanft in das schon grundierte Gesicht hineinlaufen. Pudern Sie dann das ganze Gesicht und den Hals mit Transparentpuder ab. Sollten jetzt noch Farbunterschiede zwischen Nase und Gesicht zu sehen sein, nehmen Sie ein wenig dunklere Grundierung als die schon aufgetragene auf Ihren Handrücken, nehmen Sie sie mit einem angefeuchteten Schwämmchen auf und tupfen sie behutsam auf. Hierfür können Sie auch gut einen Stoppelschwamm benutzen. Sprühen Sie die Fläche mit einem Wasserzerstäuber an und reiben den Schwamm dann solange mit kreisförmigen Bewegungen über den Handrücken mit der Schminke, bis sich eine cremige Masse gebildet hat. Tupfen Sie die Schminke dann schnell und gleichmäßig auf das Gesicht, besonders auf die Übergänge und den Hals. Für ein Männergesicht ist das Ergebnis nach dem Auftupfen mit dem Stoppelschwamm oft genau richtig. Es wirkt sehr natürlich. Wenn Sie ein ganz glattes Make-up haben wollen, drehen Sie den Schwamm dann um und verteilen Sie mit der sauberen Schwammseite die Schminke so sorgfältig, bis Sie ein makelloses Make-up haben. Danach wird die Maske erneut mit Transparentpuder abgepudert.

Vielleicht sollte man schon an dieser Stelle etwas zum Entfernen des künstlichen Teils sagen. Wenn Sie das Gummiteil mit Mastix angeklebt haben, darf es nie einfach abgezogen werden, weil die Ränder dann einreißen. Außerdem ist das für die Haut darunter nicht sehr angenehm. Besser ist es, einen flachen Borstenpinsel (es reicht schon ein flacher Küchenpinsel) in Mastix-Entferner zu tauchen und vorsichtig zwischen echte und künstliche Nase zu schieben. Fahren Sie dann mit dem Pinsel langsam und behutsam am Rand entlang und lösen so das künstliche Teil Stück für Stück ab und legen es dann auf ein flusenfreies Tuch. Sollten sich immer noch Mastix-Reste auf der Haut befinden, können Sie ein wenig Mastix-Entferner auf ein Wattepad tropfen und damit die Reste entfernen. In der Regel befinden sich auch noch Kleberreste auf dem künstlichen Teil. Tropfen Sie etwas Spiritus auf ein Wattepad und entfernen Sie die Reste von dem Gummiteil. Damit der Gummi nicht spröde wird, wird das künstliche Teil jetzt sorgfältig in einer Schachtel verstaut.

Kommen wir zurück zum Schminken: Das Gesicht und der Hals sind grundiert und abgepudert. Jetzt werden Licht und Schatten angelegt. Das Gesicht wird zu der langen schmalen Nase passend natürlich schmal geschminkt. Die Knochenstruktur sollte folglich gut sichtbar werden. Also werden die Wangenknochen, die Augenbrauenbögen und auch die Partie über den Augenbrauen mit einem Licht belegt. Ebenso wird der Kieferknochen direkt am Ohrläppchen und am Kinn hell geschminkt, die Halspartie darunter schattiert und auch das Kinn selber aufgehellt, damit es spitzer erscheint. Die Schatten werden mit einem 6 mm breiten Flachpinsel unterhalb der Wangenknochen aufgelegt und auch die Nasenflügel werden noch ein wenig schattiert, der Nasenrücken und besonders die Nasenspitze werden aufgehellt, damit die Nase noch schmaler erscheint (siehe Foto S. 81). Klopfen Sie die Aufhellung und die Schattierung mit Ihren Fingern in die Haut und verwischen Sie die Ränder der Lichter und Schatten behutsam, so dass sie übergangslos in die Grundierung hineinlaufen. Danach wird noch einmal mit einem Transparentpuder abgepudert.

Mit einem schwarzen Dermatographen ziehen Sie dann die Lidfalte ein und verwischen den nach oben gehenden Rand mit einem Aufwärtsschwung. Die Lidstriche werden in dem gleichen Schwung über die äußeren Augenwinkel hin verlängert. Soll der Blick etwas Raubtierartiges bekommen, wird der Lidstrich im inneren Augenwinkel noch nach unten gehend verlängert.

Die Wimpern werden, wenn sie zu hell oder dünn sind noch mit Wimperntusche gefärbt.

Der Mund wird mit einem braunroten Lippenkonturenstift schmal und breit gezeichnet und bekommt durch eine Mischung aus dunkelbraun, schwarz und einem Hauch blau einen harten Ausdruck. Wenn Sie den Eindruck eines harten Menschen noch verstärken wollen, dann ziehen Sie die Nasenfalte mit einem Dermatographen nach und verwischen die obere Kante mit dem Finger, so dass sie mit der Grundierung verschmilzt.

Zum Schluss werden noch die Augenbrauen nachgestrichelt. Sie werden wie die Lidstriche auch in einem aufwärtsgehenden Bogen lang zur Schläfe hin weitergezogen.

Ein Arabertuch oder ein Turban, der das ganze Haupt bedeckt, ist eine sehr praktische Lösung für die Haare (Abschlussbild S. 84).

Variation: Schminken Sie Ihr Modell mit der gleichen Grundierung, den gleichen Lichtern und Schatten. Nur Augen und Lippen werden anders geschminkt. Die Lippen werden voller, sinnlicher geschminkt, die Oberlippe wird einen Ton dunkler als die Unterlippe bemalt. Die Augen werden mit schwarzem Kohlstift umrandet: Der obere Lidstrich wird dick und waagerecht, ca. 2 cm über den äußeren Augenrand hinausgehend, gezeichnet, der untere trifft im äußeren Augenwinkel auf den oberen und läuft zusammen mit ihm aus. Die Augenbrauen werden dick schwarz nachgezogen, sie sind so lang wie die Lidstriche. Am glatten Kinn wird ein langer Kinnbart mit Mastix aufgeklebt. Und? An was erinnert Sie das? Genau: Mit ein paar Handgriffen haben Sie das Arabergesicht in einen Pharaonenkopf verwandelt.

Beim Bildhauer: Thutmosis III.

In der Bildhauerwerkstatt ist der Meister dabei, eine Statue zu gestalten. Neben ihm auf einem großen Block (umgestülpte Holzkiste) stehen seine Werkzeuge (Schlammmaske, Zerstäuber, Wasser, Handtücher, Tücher, Schere, Pappe, Stoff, Sicherheitsnadeln, Kajalstifte, Spachtel, evtl. Pinsel und Speiseöl). Ein großes Bild steht gegen eine Stütze gelehnt. Ah, Thutmosis III. soll gestaltet werden. Das Material dazu, der Steinklumpen, liegt auf zusammengeschobenen Tischen, bereit zur „Bearbeitung“. Dann mal los!

Fangen wir mit dem wohl berühmtesten Feldherrn des alten Ägyptens und einem der bedeutendsten Gründer des Heiligtums des Amun, des Königs der Götter in Karnak, an: Thutmosis III. Eine Statue aus schwarzem Granit ist im Ägyptischen Museum von Kairo ausgestellt. Vielleicht

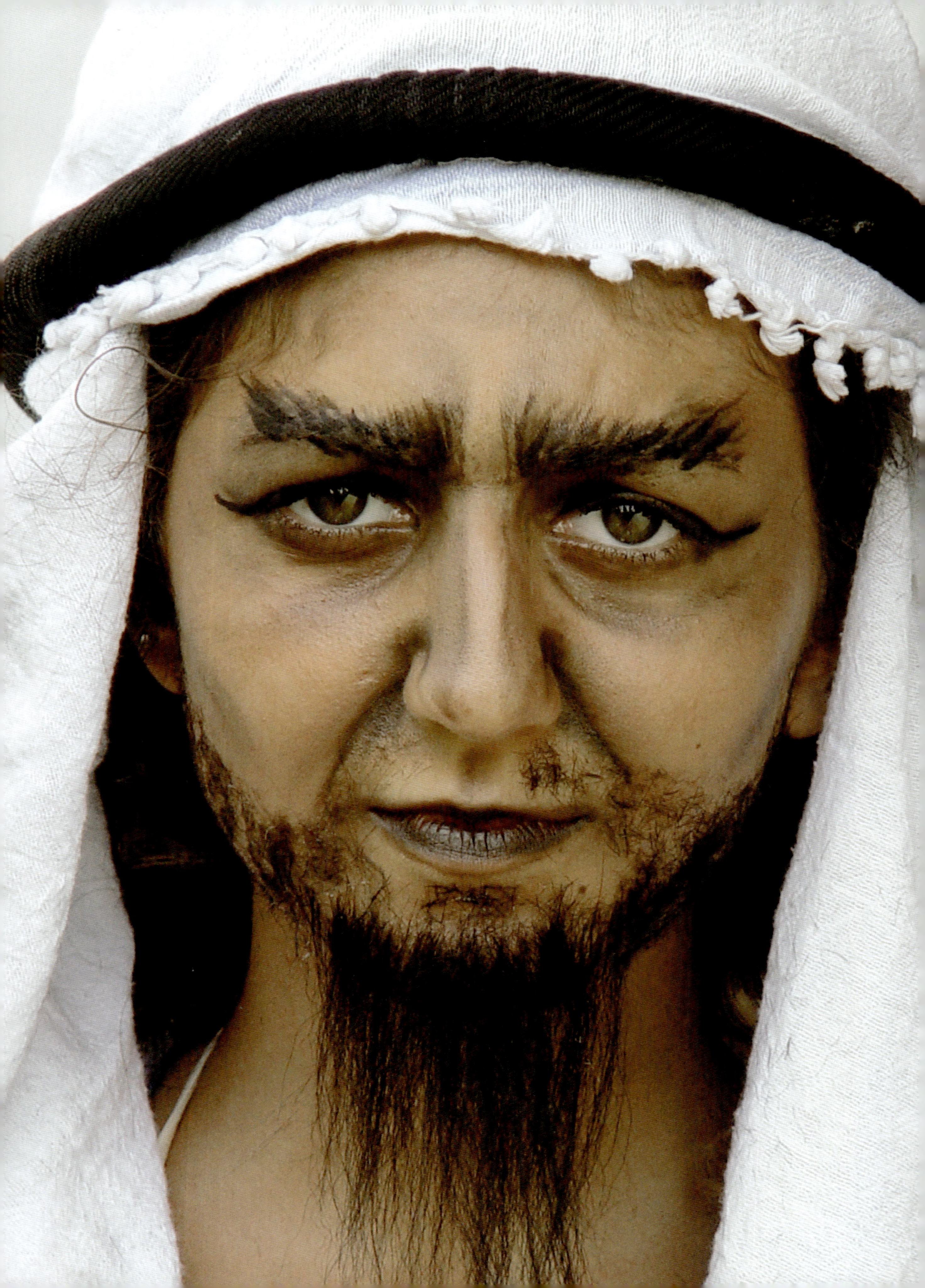

haben Sie seine Bedeutung als Feldherr und seine Kampfstrategien im Syrienfeldzug untersucht oder gezeigt, welche Pflanzen er von diesem Feldzug mit nach Ägypten brachte und dort kultivierte. Oder haben Sie ihm bei der Planung und Baudurchführung der Tempelanlage über die Schulter geschaut? Vielleicht haben Sie im Zusammenhang mit Thutmosis III. auch das Thema Eifersucht und Machtgehabe behandelt oder die Bedeutung von Namen, weil er aus fast allen Inschriften in Tempeln und Obelisken den Namen seiner verhassten Tante und Stiefmutter Hatschepsut auslöschen ließ. „Nomen est Omen" galt schon damals und umgekehrt – wer keinen Namen hat, der gilt als Namenloser nichts.

Sie haben ein Foto dieses berühmten Denkmals als Vorlage für die Schminkaktion. Vielleicht wollen Sie Thutmosis III. als Granitstatue schminken? Dann wird er jetzt „in Stein gemeißelt". Im Gegensatz zu der Statue, die vor mehr als 3.400 Jahren geschaffen wurde, wird diese Art von Maske nicht lange halten, aber den Effekt ist der ganze Aufwand allemal wert. Im Kapitel „Kunst am Körper" werden Sie erfahren, wie Sie mit Schlammpackungen ganz besondere Masken herstellen können (siehe S. 101). Dies kann hier in erweiterter Form angewendet werden, denn zu der Maske wird eben noch die besondere Kopfbedeckung hergestellt. Sie bauen aus dicker, aber biegsamer Pappe den Kopfschmuck und den besonderen Kinnbart nach. Geschickte Schneider können den Kopfschmuck auch aus Stoff herstellen, den sie dick mit Wäschestärke besprühen, damit er hinterher auf dem Kopf auch steif absteht. Der Kopfteil wird am Hinterkopf mit Sicherheitsnadeln zusammengehalten, bevor das Hauptstück, das über die Schultern nach vorn zur Brust ausläuft, eingeklappt wird. Wenn Sie gesteiftes Tuch nehmen, können Sie die Teile, die auf den Schultern aufliegen, auch noch unsichtbar mit doppelseitigem Klebeband auf der nackten Haut festkleben. Diese Stelle darf natürlich nicht geschminkt werden, weil das Klebeband dann nicht hält.

Tragen Sie ein wenig von der Schlammpackung auf ein Stück Restpappe (oder Stoff) auf und föhnen Sie es trocken. Damit die spätere „Statue" wie aus einem Stein wirkt, mischen Sie dann Abtönfarbe und versuchen Sie, möglichst den gleichen Farbton wie die Schlammpackung zu erzielen. Denken Sie auch hier daran, dass die Farbe im trockenen Zustand heller wirkt. Auch hier kann der Föhn den Trocknungsprozess verkürzen. Die Farbe tragen Sie gleichmäßig auf die ausgeschnittenen Pappstücke bzw. Stoffstücke auf. Am besten kratzen Sie mit einem Kamm oder Schaber die Muster in die noch feuchte Farbe der Kopfbedeckung und des Kinnbarts. Die Schlange wird aus Pappe ausgeschnitten, mit derselben Farbe eingepinselt und noch im feuchten Zustand in die aufrechte Haltung gebogen. Nach dem Trocknen der Pappe und der Farbe wird auch in die Form die Schlangenhautmuster mit einer Nadel so behutsam eingeritzt, dass die Farbe nicht bröckelt. Die Schlange wird nach dem Trocknen an den Kopfschmuck getackert, der aufgerichtete Körper und der Kopf verdecken die Klammerstelle.

Während die Kopfbedeckung vollständig austrocknet, werden das Gesicht und der Oberkörper mit dem Heilschlamm behandelt. Die wunderschön geformte, kraftvolle Nase Thutmosis III. kann mit Heilerde besonders gut geformt und dann glatt gestrichen werden. Das geht am besten, wenn man den Finger nass macht und dann die Maskenoberfläche glatt streicht. Die Maske muss besonders in Augennähe ganz ganz vorsichtig aufgetragen werden, damit die Erde nicht in die Augen gerät. Wer davor Angst hat, der schminkt die Oberlider lieber mit Lidschatten. Die weit über die äußeren Winkel gezogenen Augenbrauen können wieder mit Heilerde geformt werden. Auch hier hilft wieder ein nasser Finger beim Modellieren. Dasselbe gilt auch für den verlängerten Lidstrich. Er kann vorsichtig mit der Heilerde modelliert werden oder wird mit Kajalstift gezeichnet und dann mit Lidschatten in dem Farbton übergeschminkt.

Natürlich werden auch der Oberkörper und die Arme mit dem Schlamm bedeckt. Vergessen Sie nicht die Brustwarzen zu betonen, sie machen das Bild des Pharaos vollständig. Der Schlamm trocknet nach einer Weile und wird rissig. Das sieht schon interessant aus. Wenn Sie allerdings eine glatte Oberfläche haben wollen, sprühen Sie die Packung zwischendurch immer wieder mit dem Zerstäuber mit Wasser an, oder pinseln Sie das Ergebnis mit ein wenig Speiseöl ein.

Ein Betttuch, das vorher auch mit der Abtönfarbe eingepinselt und getrocknet wurde, wird das Bild der Statue perfekt machen. Es wird fest um die Hüften geschwungen und auf dem Rücken mit einer Sicherheitsnadel befestigt.

Nach dem Schminken wird die Kopfbedeckung so vorsichtig auf den Kopf gesetzt, dass die Schminke nicht verwischt. Sie setzt ungefähr ein Zentimeter über den Augenbrauen an und wird so am Hinterkopf geschlossen, dass die Ohren auch gut zu sehen sind. Die Ohren schminkt man am besten ganz am Schluss.

Der Kinnbart wird am oberen Rand mit Mastix eingepinselt. Nach kurzem Antrocknen wird er dann am Kinn befestigt, der Übergang zur Haut noch einmal fein mit Heilerde übertüncht.

Natürlich wird von der Statue jetzt ein Abschlussfoto gemacht. Am besten wirkt sie garantiert draußen vor einem Mauerstück oder vor einem strahlend blauen „ägyptischen" Himmel. Die Statue nimmt also auf einem Hocker Platz, setzt sich aufrecht hin, die Knie dicht nebeneinander und den Stoff so stramm über die Beine und den Hocker darüber gezogen, dass alles wie aus Stein gemeißelt wirkt.

Variation: Die Kopfbedeckung allein ist schon so typisch, dass man hier auch mit Variationen des Typs spielen kann. Wenn anstelle des grauen Tuchs ein blau-gold-gestreiftes, und statt der Heilerde das Gesicht mit einer goldenen Maske geschminkt wird, die Augenlider mit einem schwarzen Kohlstift verlängert und die Augenbrauen dunkel nachgestrichelt werden, ist schnell die Ähnlichkeit mit der berühmten goldenen Totenmaske des Tut-ench-Amun da. Natürlich dürfen dann die Herrschaftsattribute nicht fehlen: der Krummstab, der auf den Schafhirtenstab zurückgeht, und der Wedel, abgewandelt aus der Geißel. Er ist also der Gott, der seine Herde lenkt, führt und diese auch strafen kann.

Im Schönheitsgarten: Die Göttin Isis

Im Schönheitsgarten wird die weibliche Bevölkerung verwöhnt. Hier laden große Kissen zum Entspannen ein, im Hintergrund klingt leichte, entspannende Musik. Einige Kundinnen räkeln sich schon in den Kissen, einen gesunden Fruchtcocktail schlürfend und warten auf ihre Behandlung. Neben der Kosmetikerin liegen ihre Schminkutensilien sorgfältig geordnet auf einem Tablett: Stirnband, Nassschminke, Schwämmchen, Lippenfarbe, Rouge, Pinsel, Wimperntusche, Kohl- oder Kajalstift, Handtücher, ein Eimer Wasser, ein Korb für die gebrauchten Handtücher.

Gerade ist die Göttin Isis da. Ihr Lidstrich ist nicht mehr perfekt und muss nachgezogen werden. Isis, Muttergöttin, Gemahlin und Schwester des Osiris, Mutter des Horus, ist wohl die beliebteste Göttin der Ägypter. Sie wird oft mit der Sonnenscheibe, der Mondsichel oder einem

Thron auf dem Kopf dargestellt, in der Hand eine geöffnete Dolde. Oder sie sitzt, den kleinen Sohn Horus (Harpokrates) stillend. Ihr Hauptheiligtum ist der Tempel auf der Insel Philae. Isis war die universale Göttin, die Mutter der ganzen Natur, die Herrin aller Elemente, die Königin der Toten, die erste der Bewohner im Himmel, sie übertraf Millionen von Göttern, es gab nichts, was sie nicht gewusst hätte im Himmel und auf Erden.

Ein Mädchen ist ganz begeistert von dem, was sie von Isis erfahren hat. Wie kann so ein göttliches Wesen dargestellt werden, wenn man strohblond ist und nicht bereit ist, seine prachtvolle blonde Mähne schwarz zu färben? Aber Jenny ist pfiffig: Bei den Karnevalssachen findet sie eine schwarze Filzkappe mit roten Teufelshörnern, schon ist die Idee geboren. Sie trennt die Hörner vorsichtig mit dem Messer von der Kappe. Ein ca. 40 cm langes schwarzes Stück Stoff wird mit einer Schere eingeschnitten. Die einzelnen Fransen sind ungefähr 2 cm breit. Das geschlossene Ende des Stoffes wird im Halbkreis an der Innenseite der Filzkappe festgetackert. Und da Isis auf einem Wandgemälde auch mit einem Thron auf dem Kopfschmuck dargestellt wurde, wird ein Puppenstuhl nun zum Thron umfunktioniert: An den Streben zwischen den Stuhlbeinen kann man wunderbar einen stabilen Faden festmachen. Mit einer dicken Stopfnadel wird er zur Innenseite der Filzkappe geführt, ein Stückchen weiter wieder zur Außenseite geschoben und um die nächste Strebe gebunden. Alle vier Seiten werden so festgezurrt und der Faden zum Schluss im Innern der Kappe festgeknotet. Die Kappe wird auf den Kopf gesetzt und mit einem Stirnband festgehalten. Perfekt.

Ein weißes Bettlaken wird gefaltet, ein Schlitz hineingeschnitten und über den Kopf gestülpt. Alles was über die Schultern hinausgeht, wird abgeschnitten, so dass ein schmales Gewand übrigbleibt, das mit einem Band um die Taille gehalten wird. Aus dem Rest des Tuchs wird ein runder Kreis geschnitten und ebenfals ein Schlitz hineingeschnitten, durch den der Kopf passt. In Büchern lassen sich wunderschöne Vorlagen für Halsschmuck finden. Mit einem Filzstift kann man dann eigene Muster auf den Stoffkreis zeichnen und schon ist das Tuch zu einem schönen Schmuckstück geworden, das die Schultern bedeckt.

Jetzt geht es ans Schminken:

Zunächst werden Gesicht und Hals (soweit man ihn sieht) geschminkt, später kommen alle anderen unbedeckten Körperteile an die Reihe. Für so viel Fläche wird am besten Nassschminke genommen. Die dunkelbraune Wasserschminke wird dünn mit einem trockenen Schwamm aufgetragen. Ein feuchter Schwamm löst die Schminke zu leicht auf und würde das Gesicht fleckig und unregelmäßig wirken lassen. Geben Sie einen Klecks in Ihre Handfläche, drücken einen Teil des Schwamms hinein und verteilen die Schminke gleichmäßig. Auch die Augenlider werden ganz zart mit der Grundierung betupft. Die Nassschminke muss nicht mit Puder fixiert werden.

Die Lippen werden mit einer dunkelroten, fast braunen Lippenfarbe geschminkt.

Die Augenbrauen und die Augenlider werden mit dicken, schwarzen Strichen gezeichnet. Damals gab es noch keine Sonnenbrillen, die Ägypter haben zwei Fliegen mit einer Klappe geschlagen: Sie schützten sich so vor der grellen Sonne und haben die Gesichter wunderschön gestaltet. Die Augen werden nur mit einem Kohlstift schwarz umrandet, der Lidstrich geht waagerecht ca. 2 cm über den äußeren Augenrand hinaus weiter. Die Augenbrauen werden in einem schönen Bogen schwarz nachgezeichnet und laufen genauso lang und parallel zum Lidstrich waagerecht aus. Wer will, kann die Augenlider auch noch mit blauem Lidschatten schminken und mit einem blauen Kajalstift den Lidstrich betonen, indem man an den äußeren oberen Rand dem Strich noch einen blauen Schatten gibt. Danach werden die Wimpern getuscht.

Nun wird nur noch ein Hauch Rouge auf die Augenbrauenbögen und auf die Wangenknochen aufgetragen. Das reicht schon an Make-up. Damit das Kostüm nicht gefärbt wird, werden die Ränder ein wenig umgeklappt, um die Arme und Hände zu schminken. Das Kleid ist lang genug, die Füße brauchen also nicht geschminkt zu werden.

Jetzt vorsichtig das Tuch abnehmen, die Haare zurückkämmen und die Kopfbedeckung aufsetzen und mit dem Stirnband festbinden – Isis ist fertig!

Vor dem Wahrsagerzelt: Der Geist aus der Flasche

Vor dem Wahrsagerzelt geht es hoch her. So viele wollen einen Blick in die Zukunft wagen. Oder wollen sie wissen, ob ihre Wünsche in der Zukunft in Erfüllung gehen? Der Wahrsager hat neben seinem Zelt eine große Flasche stehen. Dahinter wird ein Flaschengeist „sichtbar“: Ein Erwachsener schminkt gerade ein Kind zu einem blauen Geist aus der Flasche. Neben ihm stehen die Utensilien dafür: blaue Nassschminke, Schwamm, Kajalstift, Gel, evtl. Haarspray, ein Stück blauer Stoff, ein wenig Haarspray und ein Haargummi, je nach Haarlänge eine Haarsträhne, doppelseitiges Klebeband und Schere oder Mastix und Mastix-Ex, Wasser und Handtuch.

Der Dschinn, der Geist aus der Flasche, ist von Kopf bis Fuß blau, die Augen blitzen in dem Gesicht wie kleine Sterne: Ist das der pure Schalk oder kann er das Blaue vom Himmel versprechen?

Diese Maske ist einfach zu machen. Alles, was Sie brauchen, steht neben Ihnen.

Da es eine Ganzkörpermaske wird, benutzt man am besten Nassschminke. Die tragen Sie mit einem trockenen Schwämmchen auf den Körper und das Gesicht auf und klopfen sie in die Haut ein. Seien Sie an den Augen besonders vorsichtig. Sie können auf Ober- und Unterlid mit einem blauen Kajalstift einen Lidstrich ziehen, so dass die Nassschminke nicht in die Augen kommt. Auch die Augenbrauen, Ohren und Lippen werden blau geschminkt.

Sind die Haare kurz, werden sie ebenfalls mit der Schminke blau gefärbt. Auf der höchsten Stelle des Kopfes wird mit Mastix eine kleine Haarpalme aufgeklebt. Ob Sie jetzt dem Hund ein Büschel abschneiden oder ein anderes „Opfer“ finden, das großzügig ein wenig Kopfhaar spendet, das bleibt Ihrem Organisationsgeist überlassen. Die Stelle am Kopf wird natürlich nicht geschminkt, sondern mit Mastix eingepinselt. Das Haarbüschel wird mit einem Gummiband zusammengefasst. Nach kurzem Antrocknen wird das Büschel an der betreffenden Stelle so auf dem Kopf festgedrückt, dass die Palme schön absteht. Sie können auch aus doppelseitigem Klebeband einen Kreis ausschneiden und die Ränder mit der Schere einschneiden. Noch ist das Abdeckpapier des Klebebands auf der einen Seite. Der Kreis wird nun auf die höchste Stelle des Schädels gesetzt und festgedrückt, dann wird das Trennpapier abgezogen. Die kleine Haarpalme wird an dem einen Ende etwas auseinander gedrückt und wie früher die Getreidegarben kreisförmig auf dem Klebeband befestigt.

Längere Haare werden mit Gel eingerieben und dann je nach Haarlänge entweder auf dem Kopf zu einer Palme zusammengebunden, mit Gel oder Haarspray zum Stehen gebracht oder Sie fassen nur die Haare am höchsten Punkt des Kopfes zu einer kleinen Palme zusammen, gelen die anderen ein und kämmen sie platt auf den Kopf. Egal, wie Sie es machen, die Haare werden anschließend dann mit der Nassschminke blau gefärbt. Sie können natürlich dem Geist auch noch einen goldenen Ohrring ans Ohr clipsen, das macht ihn sofort wertvoller.

Das blaue Tuch wird wie ein Sarong um die Hüften gewickelt und mit einer Sicherheitsnadel zusammengehalten. Männlicher wirkt es, wenn Sie ein zweites blaues Tuch wie den Kummerbund eines Smokings umbinden.

Ob der Geist auch eine Flasche mit sich herumschleppt? Welche Wünsche mag er wohl erfüllen oder kann er sie von den Augen ablesen?

Das reicht bestimmt an Anregungen. Sie wissen garantiert jetzt schon, wie Sie die anderen Persönlichkeiten auf dem Fest anhand von Abbildungen aus den Bilderbüchern, Reiseführen, Kunstbänden, Geschichtsbüchern, Postkarten oder anderen Quellen gestalten können.

Die Tempelmusikantinnen, Tänzerinnen und Zauberer treten bei dem Fest als Unterhaltungshöhepunkt gesondert auf, sie werden auch im Schönheitsgarten geschminkt, natürlich getrennt von der Göttin Isis.

Der Schreiber kann auch beim Barbier geschminkt werden. Er ist wie sein berühmtes Vorbild aus dem ägyptischen Museum in Kairo geschminkt. Als Perücke hat er eine schwarze Schwimmkappe genommen. Rund um den inneren Rand hat er einen Streifen Stoff angeklebt, den er dann mit einer Schere fransig schneidet. Er setzt die „Perücke" dann auf und „der Barbier" schneidet sie ihm zu der abgebildeten Frisur. Dann lässt er sich an seinem Arbeitsplatz mit seiner Tafel nieder. Neben ihm sitzt der Schmuckhersteller, der mit einer spitzen Nadel auf vorgefertigte Kartuschen aus selbsttrocknendem Ton den Namen seiner Kunden in Hieroglyphen einritzt. (Auf der Rückseite wird sicherheitshalber der richtige Name mit Filzer geschrieben.) Auch er ist beim Barbier geschminkt worden: Er wurde nur mit Ägyptischer Heilerde abgepudert, um einen sonnengebräunten Teint zu bekommen. Mehr wurde mit ihm nicht gemacht, er bekommt auch kein Augen-Make-up. Gekleidet ist er wie ein einfacher Fellache.

Sie werden sicher noch viele eigene Ideen haben, was auf Ihrem Fest noch passieren kann. Auch für das Büfett haben Sie garantiert von den Eltern tatkräftige Unterstützung bekommen und gemütliche Ecken für das Schmausen vorbereitet. Ya Allah, wird das ein Fest!

5 Kunst am Körper

Vielseitig und lebendig zeigt sich die Schminkart, die den ganzen Körper miteinbezieht und sie ist schon lange nicht mehr allein auf die Bühne beschränkt. Sie hat die Straßen und Parks erobert. Fast auf jedem Schul-, Gemeinde-, Straßen- oder Stadtfest ist heute ein Stand zu sehen, an dem Kinder ihre Gesichter schminken lassen können. Es entstehen dort Tiermasken und Fantasiemasken, die in vielen schönen Büchern schon beschrieben sind. Deshalb wird hier in diesem Buch nur wenig davon zu sehen sein, der Schwerpunkt wird in diesem Kapitel auf der „Gestaltung“ von Jugendlichen und Erwachsenen liegen. Dass sie nicht nur Selbstzweck sein muss, sondern in der Maske die tollsten Erlebnisse mit den Mitmenschen bringen kann, das wird im nächsten Kapitel beschrieben. Hier kommen die „basics“.

Schminken wird auch immer häufiger von Therapeuten und Pädagogen eingesetzt, weil diese Art der Körpererfahrung etwas Besonderes ist und die Möglichkeiten, die der Klient hat, wenn er in eine andere Haut schlüpft, bergen eine große Freiheit und können Heilungsprozesse in Gang setzen und unterstützen. Sie werden eine Ahnung von diesen Prozessen bekommen, wenn Sie dieses Kapitel lesen und das Auftragen dieser Masken am eigenen Körper erfahren haben.

Anfangen werden wir mit den nötigen Voraussetzungen und dem Schminken einzelner Körperteile. Natürlich werden in diesem Kapitel auch Tattoos eine Rolle spielen, allerdings nur die gemalten, nicht die bleibenden. Außerdem werden auch Rezepte von wohltuenden Schönheitsmasken beschrieben und zum Schluss kommt natürlich das Ganzkörperschminken, und damit auch das zu einer guten Erfahrung werden kann, wird großes Augenmerk auf die Vorbereitung gelegt.

Den Auftakt bilden die bekannten Schminktechniken, die jeder schon einmal auf einem Fest zumindest gesehen hat, vielleicht sogar neidisch daneben gestanden und sich gewünscht hat, noch einmal Kind zu sein, um auch geschminkt werden zu können. Hier kommt Ihre Gelegenheit.

Das „Modell“

Es ist ein Unterschied, ob man Kinder oder Erwachsene schminkt, dessen sollte man sich bewusst sein. Ältere Kinder, also Kinder ab dem fünften Lebensjahr, genießen das Schminken von Gesicht und Körper in der Regel, weil matschen und mit Farbe spielen ihnen auch ein sinnliches Vergnügen bereitet. Außerdem macht es den meisten Kindern auch großen Spaß, sich den anderen zu präsentieren und deren Reaktion auf ihre Verwandlung auszukosten.

Anders sind da die Erwachsenen. Wenn ihnen das Angebot zum Bodypainting gemacht wird, denken viele Erwachsenen zuerst: Wie kriege ich das Zeug denn hinterher wieder ab? Das klingt zwar ein wenig verrückt, sich erst einmal Gedanken über das Abschminken zu machen, aber so abwegig ist der Gedanke gar nicht. Denn man sollte sich durchaus vorher überlegen, welche Art von Schminke verwendet wird.

Der Vorteil von Wasserschminke gegenüber der Fettschminke liegt ganz klar auf der Hand – oder sollte man in diesem Fall „auf der Haut" sagen? Aquacolor heißt diese Art der Schminke heute, manche sagen einfach Schminke auf Wasserbasis. Es gibt im Fachhandel auch flüssige Nassschminken, Aquacolor-Nassschminken und Tagesleucht-Nassschminken. Effekte erzielt man mit Glanzliquiden, Glimmer und Flitter.

Die Schminke auf Wasserbasis kann mit einem Schwamm oder Pinsel aufgetragen werden. Abgeschminkt, um die Eingangsfrage zu beantworten, wird deshalb natürlich auch mit Wasser. Mehr dazu später.

Schauen wir uns das Schminken zunächst einmal aus der Sicht des Geschminkten an: Freut er sich darauf, was da mit ihm passiert? Sitzt er angespannt da und fühlt sich dem, was da kommt, ausgeliefert?! Vielleicht lassen Sie sich zuerst einmal selber schminken, damit Sie wissen, worauf man sich beim Schminken einlässt und wie man sich dabei fühlt. Ist es im Sitzen oder Liegen besser? Kann ich den Kopf lange ruhig halten, ohne einen steifen Nacken zu bekommen? Zucke ich zusammen, wenn der Pinsel in die Nähe meines Auges kommt? Wie ist es, wenn die Schminke anfängt, auf der Haut zu trocknen? Juckt es? Habe ich Befürchtungen, dass der Schminkende etwas an mir entdeckt, was ich gerne verbergen will: meine zu große Nase, meinen Pickel auf der Stirn, meine Segelohren ...?

Das Allerwichtigste ist, dass der Geschminkte sich während der ganzen Prozedur wohl und entspannt fühlt und ihm die ganze Zeit über das Gefühl bleibt, dass ihm nichts Unangenehmes passiert, er so angenommen wird, wie er ist.

Oft steht hinter der oben erwähnten Frage „Wie kriege ich das Zeug denn wieder ab?" noch etwas anderes, nämlich „Was passiert mit mir, wenn ich mich dem anderen aussetze? Will ich überhaupt, dass der andere mir so ‚nah auf die Haut rückt'? Ist mir das nicht zu nah?" Es ist wichtig, diese Ängste wahrzunehmen und zu respektieren. Das ist beim Schminken von Körperteilen und besonders beim Ganzkörperschminken mit zu bedenken.

Aber auch beim Schminken eines Gesichtes ist es manchmal wichtig, die Distanz zu halten und dem Geschminkten nicht zu nah zu kommen, selbst wenn er sich freiwillig schminken lassen will. Manchmal genügt die Wiederholung eines Schminkstriches, dass sich der Körper an das Fremde gewöhnt, manchmal hilft eine Ankündigung dessen was kommt. Manche wollen in Ruhe gelassen werden und das Gefühl auf der Haut genießen. Andere brauchen am Anfang eine Ansprache; wenn sie die Augen geschlossen haben, gibt das gehörte Wort ihnen eine vertraute Sicherheit. Oft hilft schon eine Ankündigung, um den Körper ein wenig zu entspannen: „Ich werde jetzt auf deinem Augenlid einen Strich ziehen, beim ersten Mal wird dein Auge flackern, das ist normal!" Außerdem stellt sich beim mehrmaligen Wiederholen der Körper darauf ein und entspannt sich von selbst.

Auch haben manche Erwachsene Angst, sie könnten Mundgeruch haben und halten deshalb den Atem an oder atmen ganz flach. Beides ist nicht besonders entspannend. Hier hilft wieder

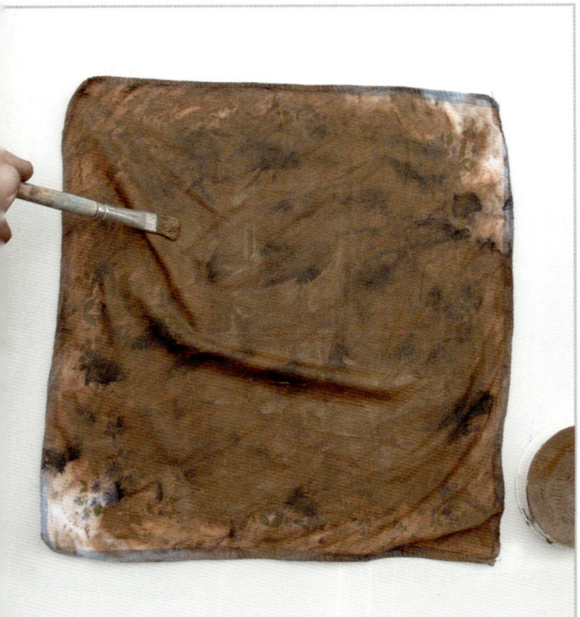 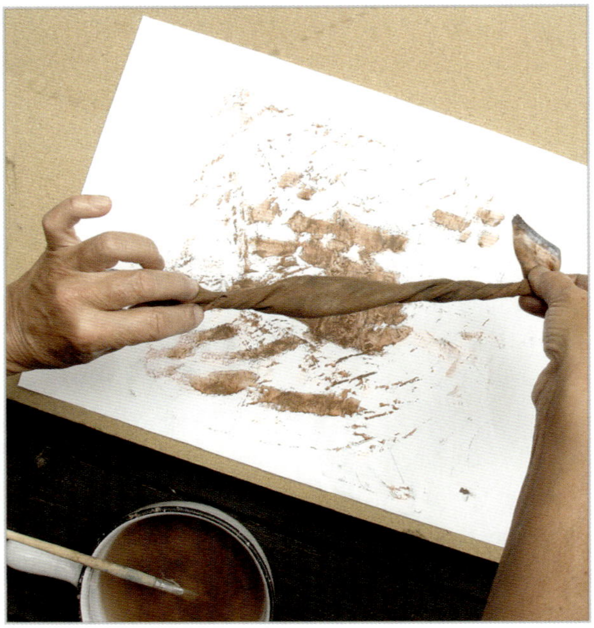 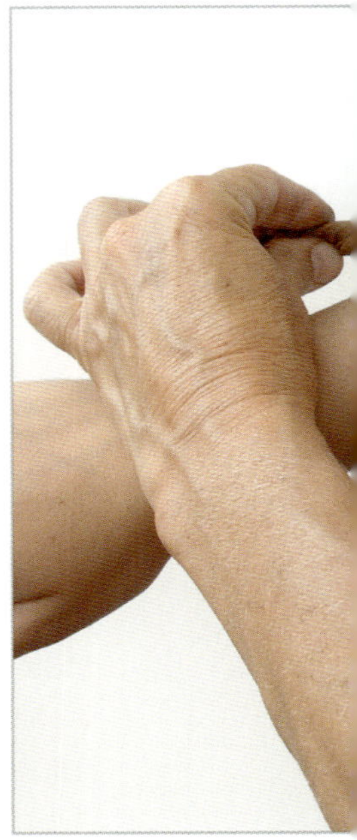

Um auf einem Arm die Struktur von Baumrinde entstehen zu lassen, muss man zunächst ein Stück Stoff mit ausreichend Wasser braun und schwarz anmalen. Der Stoff wird dann mit beiden Händen aufgedreht und so auf dem Arm oder einem anderen Körperteil hoch- und runtergerollt, dass ein Baumrinden ähnliches Muster entsteht (Text: S. 94)

eine kleine Geste. Sie stellen auf den Schminktisch eine Dose mit Pfefferminzbonbons und bieten sich selber als „Opfer" an: „Ich habe gestern Knoblauch gegessen und habe sicherlich etwas Mundgeruch. Möchten Sie auch ein Pfefferminzbonbon?" So können Sie es Ihrem Gegenüber leichter machen.

Gesicht, Hals, Hände und Arme schminkt man am besten im Sitzen, so fühlen sich die meisten am wohlsten. In einer entspannten Seminaratmosphäre oder im vertrauten Personenkreis empfinden es viele Geschminkte auch auf einer warmen Decke am Boden liegend schön. Und dann kann es mit Freude ans Schminken gehen.

Der „Künstler"

Schauen wir jetzt einmal, wie es dem Schminkenden gehen kann, wenn er zum ersten Mal so einen Schminkkasten vor sich hat. Vielen ist aus der Schule der Gebrauch von Wasserfarben vertraut. Die Schminkfarbkästen sind oft ähnlich aufgebaut. Auch der Umgang mit Pinsel und Farbe ist für die meisten nichts Neues. Das sind schon einmal große Vorteile, denn die Hemmschwelle wird dadurch geringer. Die Erfahrung auf Haut zu malen ist dennoch etwas ganz anderes als auf Papier zu malen, weil die Haut die Farbe ganz anders aufnimmt und dieselben Farben auf der Haut anders wirken als auf Papier.

Man kann im Fachhandel einen kompletten Farbkasten kaufen, in dem die Grundfarben, einige Mischfarben, schwarz, weiß und je nach Ausstattung auch noch Silber, Gold und Kupfer sind. Wer schon etwas Farbgefühl hat, der kann sich auch mit den Grundfarben Rot, Gelb und Blau begnügen, kauft Schwarz und Weiß dazu und kann sich seine eigenen Farbnuancen mischen.

Muss jetzt noch ein kleiner Ausflug ins Reich der Mischfarben erfolgen? Gut, aber es wird gewiss eine kurze Wiederholung genügen, dann ist das Wissen wieder da: Rot und Gelb ergibt

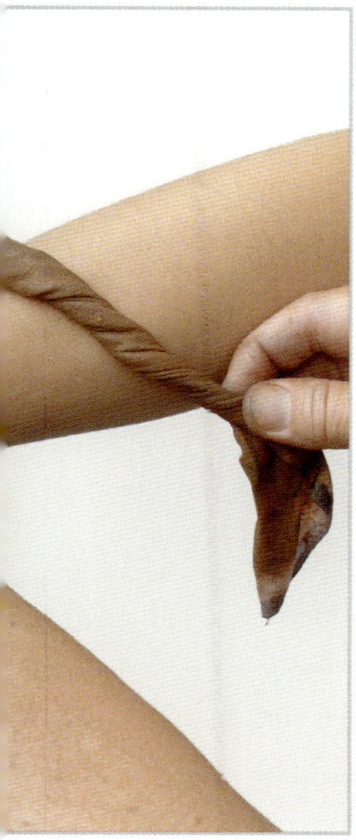

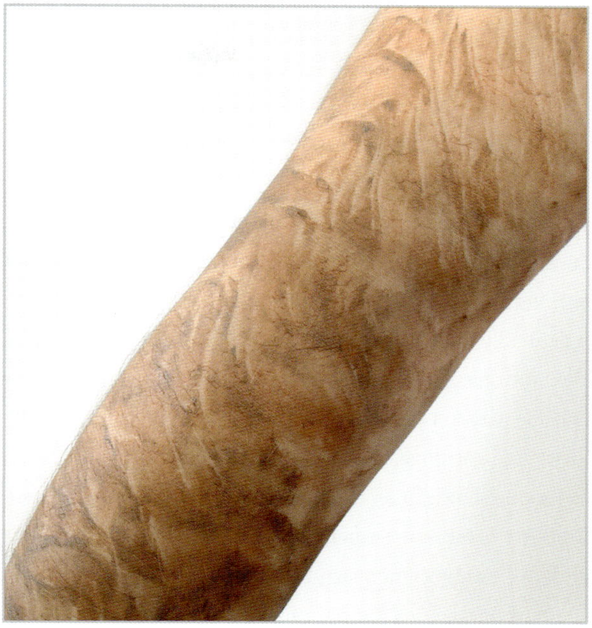

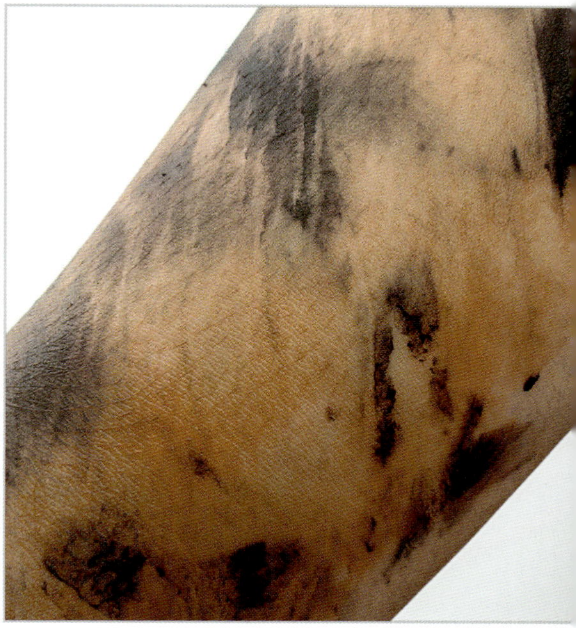

Orange, Rot und Blau ergibt Violett, Blau und Gelb ergibt Grün, Grün mit Rot ergibt Braun. Werden Rot und Weiß gemischt, entsteht Rosa. Schwarz und Weiß ergibt je nach Mischverhältnis ein helles oder dunkles Grau, ein Hauch von Schwarz einer anderen Farbe zugefügt, kann den Farbton etwas dunkler machen, bei manchen Fabrikaten allerdings auch total decken und die anderen Farben überstreichen, also Vorsicht.

Am besten mischen Sie die Farben nicht in dem Farbbehälter, sondern in einem gesonderten sauberen Glas oder Töpfchen. Leere Cremedosen mit Deckel sind dafür sehr praktisch. So bleiben die Farben rein. Wollen Sie große Körperflächen mit demselben Farbton bemalen, empfiehlt sich eine Anmischung einer größeren Menge und der Gebrauch von Liquidkörperfarbe.

Wenn Sie mit mehreren Farben arbeiten, dann ist es hilfreich, für jede Farbe einen Pinsel und einen Wasserbehälter zu haben. So vermischen sich die Farben nicht so schnell und die Pinsel bleiben sauberer. Geht das nicht, dann wechseln Sie das Pinselwasser häufiger und halten ein Rolle Küchentücher oder Kleenextücher parat, um die Pinsel zwischendurch zu säubern. Wenn Sie an einem Ort ohne Wasseranschluss schminken, können Sie lange Schminkpausen vermeiden, indem Sie einen größeren Eimer für das verschmutzte Wasser am Schminktisch platzieren und ein Wassergefäß mit sauberem Wasser bereit stehen haben.

Wenn wir schon beim Thema Reinigung sind, dann reden wir direkt über das Aufbewahren der Schminke: Nach dem Schminken wischen Sie die Schminkfarben mit einem Papiertuch trocken und schließen den Deckel. So bleiben die Farben sauber und trocknen nicht aus. Pinsel und Schwämmchen reinigt man in heißem Wasser. Die Pinsel werden entweder liegend oder mit dem Pinselkopf nach unten hängend getrocknet. Man sollte sie nie auf die Pinselhaare stellen, weil diese sich sonst verbiegen. Das Schminkzeug will dann trocken aufbewahrt werden.

Zurück zum Schminken: Zum Auftragen der Farbe auf Körperflächen kann man Schminkschwämmchen, Stoppelschwämmchen, flache und runde Pinsel in unterschiedlichen Stärken benutzen. Größe 1 sind die ganz feinen Pinsel, je höher die Zahl, desto dicker oder breiter ist der

Pinsel. Die Schminkschwämmchen sind in der Regel rund wie eine Dose, die Ober- und Unterseite flach. Um eine Farbe randgenau auf die Haut aufzutragen und auch gegen andere Farben abzugrenzen, schneiden Sie das Schwämmchen in der Mitte mit einer Schere durch. Das Schwämmchen feuchten Sie vor Gebrauch erst einmal mit Wasser an. Wenn Sie dafür einen Wasserzerstäuber benutzen, wird das Schwämmchen nicht zu nass. Reiben Sie dann mit der aufgeschnittenen Seite so lange über die Farbe in dem Töpfchen, bis sie relativ trocken aussieht. Das ist ein Zeichen, dass das Schwämmchen genügend Farbe aufgenommen hat. Wenn Sie die Farbe auf die Hautpartie auftupfen, verteilt sich die Farbe gleichmäßiger als durch reibendes oder wischendes Auftragen, es sei denn, Sie wollen bewusst dunklere oder hellere Streifen auf der Haut produzieren. Durch tupfendes Auftragen wirkt die Schminke deckender, durch reibendes transparenter. Auf dieser glatten Fläche wirken Ornamente und Muster besonders deutlich. Wenn Sie keine glatte Oberfläche, sondern eine unruhige, in sich gemusterte erreichen möchten, verwenden Sie zum Auftragen der Farbe Stoppelschwämme, das sind grobmaschige Schwämme. Der Name verrät schon, wofür man diese Art Schwämme eigentlich benutzt, eben, zum Produzieren von Stoppelbärten. Aber auch andere Gewebe eignen sich für diese Effekte. Rollt man ein feuchtes, zerknülltes Stofftaschentuch auf und taucht es wie das oben beschriebene Schwämmchen in die Farbe und rollt dieses über die Haut, dann entsteht ein Muster, das fast wie die Rinde eines Baumes wirkt. Experimentieren Sie mit unterschiedlichem Material. Um interessante Muster auf die Haut zu legen, eignen sich auch Materialien, die nicht gleichmäßig die Farbe annehmen. Das verwendete Material sollte nur die Haut nicht verletzen, weil sonst die Farbe in die offene Haut dringt und Entzündungen hervorrufen kann. Um die Kleidung zu schützen, empfiehlt es sich, ein Tuch oder einen Frisierumhang umzulegen.

Anregende Themen

Lassen Sie sich von dem Körper des anderen inspirieren. Jedes Gesicht, jeder Körper ist anders und bietet andere Gestaltungsmöglichkeiten und Erfahrungen.

Fangen Sie mit dem Vertrauten an, mit dem Schminken eines Gesichts. Betrachten Sie aufmerksam die Stirn, die Augenbrauen, die Wangen, die Nase, das Kinn, den Hals, die Haut als Ganzes und die Unterschiedlichkeit an den einzelnen Gesichtspartien – so, wie es in diesem Buch schon beschrieben wurde.

Dann stellen Sie sich Themen und lassen Ihrer Fantasie freien Lauf. Setzen Sie sich nicht unter Druck und meinen, Sie müssten sofort besonders kreativ sein. Es ist in Ordnung, wenn Sie erst einmal an die bekannten Figuren denken wie Teufel, Vampir oder Katzen aus dem Musical „Cats“, danach kommen dann freiere Themen. Sie glauben das nicht? Passen Sie auf:

Was geschieht unter der Erde?

Gucken Sie nach draußen, was sehen Sie da? Einen Baum? Gut, dann machen Sie das doch zum Thema. Schauen Sie sich den Baum aufmerksam an. Was fällt Ihnen auf? Dass Sie nur einen Teil des Baumes sehen und dass die Wurzeln einen Teil des Bürgersteiges aufgestemmt haben? Wie mag es den Wurzeln unter der Erde gehen? Bekommen sie genug Wasser? Ob sich irgendwo zwischen den Wurzeln eine kleine Mäusefamilie ihr Nest gebaut hat? Da haben Sie doch schon Ihr Thema und jetzt übertragen Sie Ihre Fantasie auf das Gesicht Ihres Modells. Schauen Sie sich das Gesicht noch einmal aufmerksam an. Merken Sie, wie die Bilder des Baumes mit dem des Gesichts verschwimmen? Greifen Sie einfach zu der Farbe, die Ihnen zuerst einfällt. Braun? Sie wollen das ganze Gesicht braun schminken? Ah, das ganze Gesicht zeigt all das, was unter der Erde ist, die Haare werden den überirdischen Teil ausmachen. Gut so. Das Gesicht überzieht sich mit Wurzeln, die bis zum Kinn und darüber hinaus ragen. Die braune Schminke ist natürlich die satte Erde unterhalb des Asphalts. Mit einem Schwamm tupfen Sie das Braun auf, denn die Erde ist gut gelockert durch die Regenwürmer, dem Baum geht es gut. Ihre Hand greift zielsicher zum Dermatographen, mit dem Sie jetzt die einzelnen Wurzeln zeichnen. Auf der Stirn sind die Wurzeln dick und groß, sie geben dem Baum Halt. Ah, da ist die Wurzel, die den Asphalt angehoben hat, dem Baum Freiheit gibt. Und weiter tiefer im Gesicht verteilen sich die Wurzeln, werden feiner und feiner. Da, geschützt von den Wurzeln, hat sich tatsächlich eine Mäusefamilie eingenistet. Sie wussten gar nicht, dass Sie das können? Ja, wenn man den Mut hat, einen Anfang zu machen, kommen, das Können und die Kreativität von selbst.

Der Hals wird mit einem tiefen Blau geschminkt – der Baum hat also genug Wasser, wie gut. Und oberhalb der Erde? Geht es da auch weiter? Ja, jetzt haben Sie Mut gefasst, greifen zum Stielkamm und zum Haarspray, toupieren die Haarpracht zu einem wilden Gebüsch, das Sie dann mit grünem Haarspray besprühen. (Sie können natürlich auch die Haare als Baumkrone, das Gesicht als Stamm und den Hals mit Wurzeln gestalten – ganz nach Ihrer Fantasie!)

Die Ideen kommen beim Tun, Sie werden es erleben! Sie werden merken, dass es am Anfang ungewohnt ist, so frei mit dem Pinsel oder Dermatographen umzugehen, z. B. wird der Arm nach einer Weile schwer. Legen Sie beim Schminken ruhig den Handballen etwas auf das Gesicht auf, das macht auch die Strichführung sicherer. Fragen Sie aber bitte, ob Ihr Modell damit einverstanden ist, wenn es auf diese Weise berührt wird, manche sind da empfindlich.

Und oben in der Luft?

Sie haben keinen Baum vor dem Fenster, sondern eine Mülltonne? Das wollen Sie Ihrem Modell dann doch nicht antun? O. k., dann schauen Sie hoch! Sie sehen ein Flugzeug und wünschen sich mitfliegen zu können? Wo wird es denn landen? Irgendwo im Süden, dort, wo es warm ist? Auf dem Flughafen einer Großstadt?

Dann schauen Sie sich das Gesicht Ihres Gegenübers wieder an. Ja, da verschwimmen die Fantasien wieder. Es ist ganz klar, Sie sehen die graue Asphaltdecke der Landebahn vor sich, die unterbrochene weiße Linie, die sich oben auf dem Kopf weiter fortsetzt. Schon tauchen Sie den Kamm ins Glas mit Wasser und bändigen die wilden Locken. Ganz glatt liegen sie jetzt am Kopf – eine perfekte Landebahn, auf die man mit einem breiten Pinsel die graue Farbe pinseln kann, die sich über die Stirn weiter nach unten ins Gesicht hinein zieht. An den Seiten der Landebahn sehen Sie wilde Blumen wachsen? Ja, dann los, sehen Sie die Blumen von oben und malen jetzt eine bunte Blütenpracht auf die Haut? Oh, da steht ja ein kleines Flugzeug mit einem Troll darin auf dem Regal, was für ein wunderbarer Zufall. Ob Mastix im nassen Haar hält? Ah, Sie haben schon eine Lösung gefunden: Sie drücken das Flugzeug auf einen Klebestreifen und den machen Sie mit Klämmerchen auf dem Kopfhaar, auf der Landebahn fest. Einfach toll!

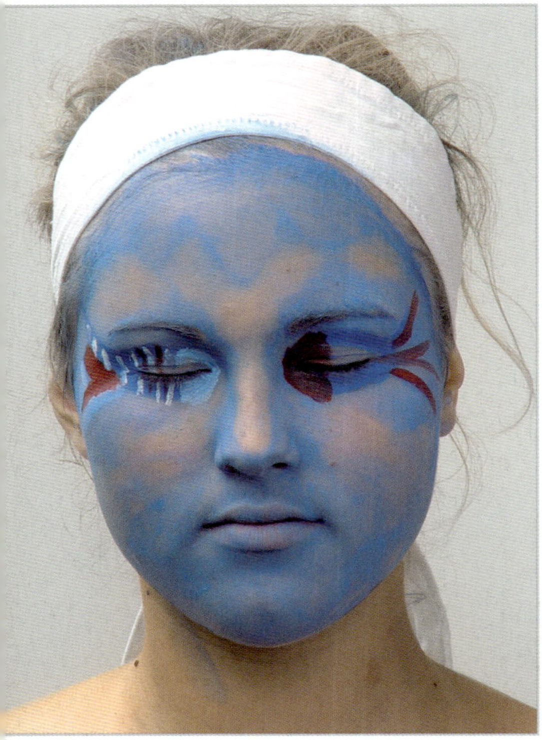

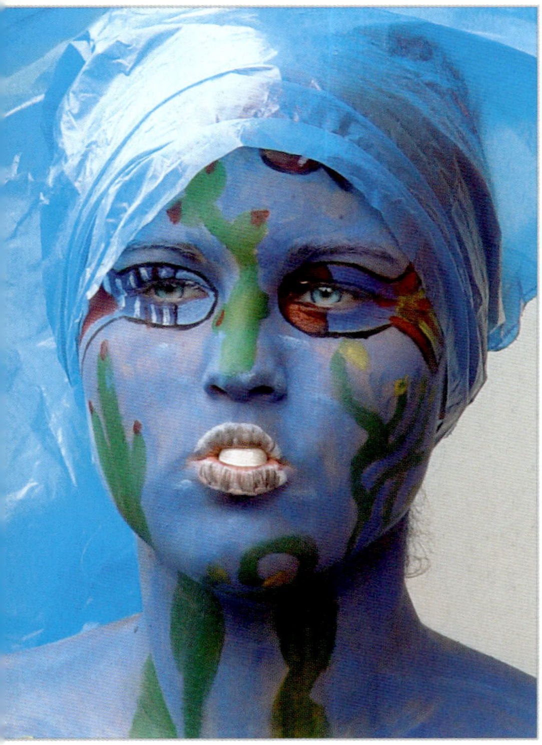

Bei geschlossenen Augen werden aus diesen Fische geschminkt, nach und nach entsteht der Rest der Unterwasserlandschaft (der Mund wird z. B. zur Muschel) – die blaue Mülltüte verdeckt die Haare und verstärkt den Eindruck von Wasser

Im Wasser

Es klappt immer besser, merken Sie es selber? Und weiter geht's! Sie wohnen am See, wollten schon als Kind wie der kleine Wassermann von O. Preußler unter Wasser leben? Erinnern Sie sich, wie sehr er sich vor dem ekeligen Neunauge erschreckt hat und ihn dieser Fisch noch im Traum verfolgt? Oder denken Sie daran, wie der kleine Wassermann schwimmen lernt, er von außen um das Haus seiner Eltern schwimmt und dann die Welt außerhalb des Wassermannhauses entdeckt? Wie von selbst greift Ihre Hand nach dem satten Blau, das ganze Gesicht wird zur Unterwasserlandschaft. Die Augen und die Lippen haben sowieso schon die Form eines Fisches. Dann werden die Augenlider natürlich auch mit Mustern versehen und die Überraschung ist groß, wenn die Augen dann geschlossen werden.

Wie schnell werden Sie Ihre eigenen Wege gehen? Das geht blitzschnell, wetten?

Einzelne Körperteile

Sie brauchen ja nicht beim Gesicht stehen zu bleiben. Schauen Sie sich den Körper Ihres Modells von Kopf bis Fuß genau an. Was fällt Ihnen denn sofort auf? Der Hügel da oben auf der Glatze des Mannes – ja, da kann man doch wunderbar ein Spiegelei darüber schlagen. Und schon ist ganz klar: Nur diese eine Stelle des Körpers wird geschminkt und mit einem aufgemalten Spiegelei geschmückt.

Sie wollten immer schon mal zum Mond und das Gesicht vor Ihnen ist kugelrund und der Mann hat auch noch eine wunderschöne Glatze? Was wollen Sie mehr? Er freut sich garantiert auf die Krater, die Sie ihm zeichnen werden. Lebt dort auch der Mann im Mond? Was machen denn die ganzen Bügelbretter dort auf der Glatze? Ah, das sind all die Menschen, die sonntags gebügelt haben und deshalb auf dem Mond sind? Ja, plötzlich erinnert man sich an solche schönen, albernen Volksweisheiten und baut sie mit ein. Sehr witzig sehen sie aus.

Die Muskeln auf dem Oberarm springen Ihnen ins Auge? Die Adern sehen aus wie Seile? Ah, Sie wollen den Muskel als aufgerollte Seilrolle schminken? Warum nicht?

Tattoos and more

Sie haben schon den Schritt gemacht in Richtung Tattoos. Die Muster und Zeichnungen dafür werden mit einem Tattoo-Marker oder mit einem Dermatographen gemacht, werden also nicht wie die „echten" für immer in die Haut geritzt. Die Tattoo-Marker, auch Kosmetiktinte genannt, hält „je nach Hauttyp und Waschgewohnheit bis zu fünf Tagen" (Zitat Gebrauchsanweisung), die Spuren des Dermatographen

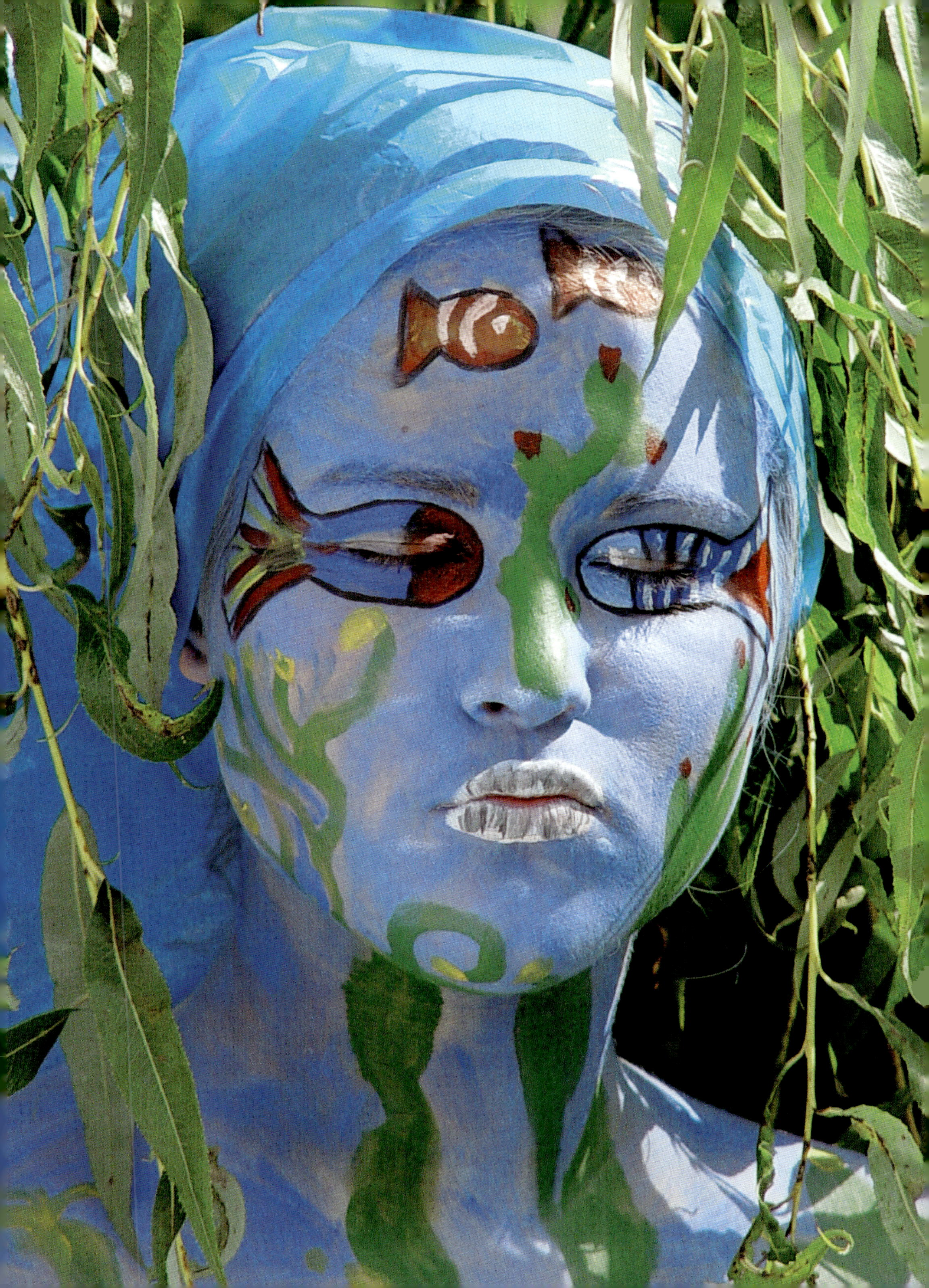

können mit Abschminke sofort beseitigt werden. Die Dermatographen kennen Sie bereits. Die Tattoo-Marker sehen aus wie Marker und haben eine Pinselspitze, mit der ganz zarte Zeichnungen und Muster auf die Haut aufgetragen werden können. Ranken, Blumen oder andere sich wiederholende Muster kann man mit Hilfe einer Schablone auf der Haut auftragen: Diese wird aus biegsamer Pappe oder aus fester, aber biegsamer Plastikfolie hergestellt. Die Muster darauf zeichnen Sie mit einem Bleistift/folienfesten Stift auf und schneiden sie mit einer Nagelschere aus. Die Pappe/Folie wird dann auf die entsprechende Hautstelle gelegt und die ausgeschnittenen Muster mit dem Tattoo-Marker oder Dermatographen ausgefüllt.

Aber auch das kann noch gesteigert werden. Jetzt kreieren Sie nämlich einen eigenen Stil und machen aus einem alten T-Shirt ein total neues Outfit. Das geht am besten mit einem unifarbenen T-Shirt. Schneiden Sie drauflos: Schneiden Sie die Ärmel ganz oder schräg ab oder in Fransen, schneiden Sie den normalen Halsausschnitt zu einem tiefen V-Ausschnitt, großzügig rund oder auch eingezackt. Das Ergebnis zieht das Modell jetzt über und dann geht es weiter: Das Muster des Tattoos wird natürlich auf dem T-Shirt, oder was davon noch übrig ist, fortgesetzt: Die Ranken gehen beispielsweise also über den Ausschnitt, über den Hals bis ins Gesicht und laufen da aus.

Wer ganz extravagant sein will, malt auf das T-Shirt den Hals und die Arme, bedeckt mit Ranken und Blättern, und der Kopf wird zu einer ganz besonderen Blüte geschminkt, auf der auch ein aufgezeichneter Schmetterling sitzen kann. Das Muster der Schmetterlingsflügel kommt auf einer einfarbigen Blüte natürlich besonders gut zur Geltung. Er kann aber auch gut getarnt im Muster der Blüte untergehen und erst beim genauen Betrachten zu erkennen sein. Je nach Haarlänge können diese auch noch als Blütenblätter, Ranken oder bei Kurzhaarfrisuren als Blütenmitte gestylt werden (siehe auch „Haarige Angelegenheiten", S. 125 ff).

Gemälde auf der Haut

Irezumi ist die japanische Kunst, Gemälde auf die Haut zu tätowieren. Die abgebildeten Figuren werden dabei durch das Muskelspiel lebendig. Wunderschöne Bilder ziehen sich über den ganzen Rumpf und über die Arme, aber es gibt einen strengen Ehrenkodex: Gesicht, Hals, Hände und Füße bleiben frei. Dieses „ungeschriebene Gesetz" gilt übrigens immer noch für einen guten Tätowierer – weltweit.

Möchten Sie diese japanische Kunst als Anregung nehmen und auf den Rücken Ihres Modells so ein Gemälde malen? Suchen Sie sich aus einem Kunstbuch oder einer Kunstillustrierten ein Gemälde heraus, das Sie sofort anspricht.

Ganzkörperschminken

Damit sind wir schon beim Körperschminken angelangt und auch beim Einsatz von Schminken in Gruppen. Das Schminken von Gesicht, Händen und Arme ist nichts im Vergleich zu anderen Teilen des Körpers. Wer den Mut hat, „privatere Teile" seines Körpers schminken zu lassen, der möchte in der Regel, dass dies in einem vertrauten Rahmen geschieht.

Das Gesicht oder einzelne Körperteile, wie Arme oder Hände, kann man auch im Sitzen schminken, das Ganzkörperschminken ist schon im Liegen einfacher. Legen Sie eine zusammengefaltete Decke auf den Boden und legen Sie darauf noch ein Betttuch, das man nach dem Schminken leicht in der Waschmaschine reinigen kann. Für den Schminkenden ist es manchmal leichter, ein Sitzkissen oder eine kleine Matte unter die Knie zu legen. Halten Sie am besten auch immer feuchte Tücher und ein Handtuch bereit, wenn Sie zwischendurch Ihre Hände reinigen wollen. Manche Modelle können mit Musik besser entspannen und das Schminken auf diese Weise mehr genießen. Manche sorgen auch mit einer Aromaduftlampe für eine entspannende Atmosphäre. Fragen Sie Ihr Modell, was ihm gefällt und hilft. Auch Ball- und Streichmassagen können helfen, eine angenehme, vertrauensvolle Atmosphäre zu schaffen.

Nackt und doch angezogen

Sind Sie jetzt miteinander vertraut? Haben Sie jetzt den Mut, sich auszuziehen und den nackten Körper schminken zu lassen?

Wie schon bei den Massagen und den folgenden Angeboten haben Sie auch hier für eine entspannte Atmosphäre gesorgt: Decken liegen auf dem Boden, darauf ein Betttuch, der Raum ist angenehm warm, im Hintergrund spielt ruhige Musik, vielleicht haben Sie auch noch eine Duftkerze brennen oder einen Luftbefeuchter mit Aromaöl?

Vielen fällt es leichter, zunächst die Rückseite geschminkt zu bekommen, andere haben überhaupt keine Probleme und legen sich auf den Rücken, warten neugierig auf das, was kommt, in welches Kunstobjekt sie verwandelt werden.

Es gibt natürlich auch Menschen, denen es peinlich ist, sich vor anderen ganz auszuziehen. Das ist vollkommen in Ordnung, das Angebot ist freiwillig und solche Gefühle werden selbstverständlich respektiert. Wenn sich Ihr Modell in Bikini oder Badehose wohler fühlt, kann das für Sie von großem Vorteil sein, denn viele Bikinis haben traumhaft schöne Muster. Schauen Sie sich den Bikini ganz genau an. Ahnen Sie, was jetzt kommt? Genau, das Muster wird einfach auf der Haut fortgesetzt und zwar nicht so streng, wie es der Abschluss der Badekleidung festsetzt, es kann in Zick-Zack-Linien, Wellen, großen Zacken, Blumen, Treppen oder welchen Mustern auch immer weitergeschminkt werden. Vielleicht wollen Sie Ihrem Modell ja auch noch einen zarten Schal um die Schultern schminken. Sie werden schon auf gute Ideen kommen!

Des Kaisers neue Kleider

Die Idee des Anziehens wird jetzt fortgesetzt.

Wissen Sie noch, wie es in dem Märchen war? Die falschen Schneider haben dem Kaiser Bilder von den schönsten Kleidern in den Kopf gesetzt und dieser hat sie gesehen, obwohl er nackt war. Sie haben einen nackten Körper vor sich, aber Sie werden jetzt die tollste Kleidung kreieren. Gehen Sie voll auf in der Vorstellung, dass Sie den Körper jetzt mit etwas besonders Schönem anziehen, dann stellt sich ganz schnell ein gutes Gefühl für die Haut und die Figur des Modells ein. Werden Sie jetzt zum Designer und entwerfen Sie die schönsten Muster, die Sie sich vorstellen können. Lassen Sie sich von den Muskeln oder auch von den Fettpölsterchen des Körpers vor Ihnen inspirieren.

Sehen Sie den braungebrannten jungen Mann mit den schwarzen, langen Haaren sofort auf einem Surfbrett vor sich? Dann malen Sie ihm doch ein Hawaiihemd mit herrlichem Blumenmuster auf die Haut. Nur zu – Sie sind jetzt am Zug. Die meisten Menschen fühlen sich nach dem Schminken angezogen, überhaupt nicht mehr nackt.

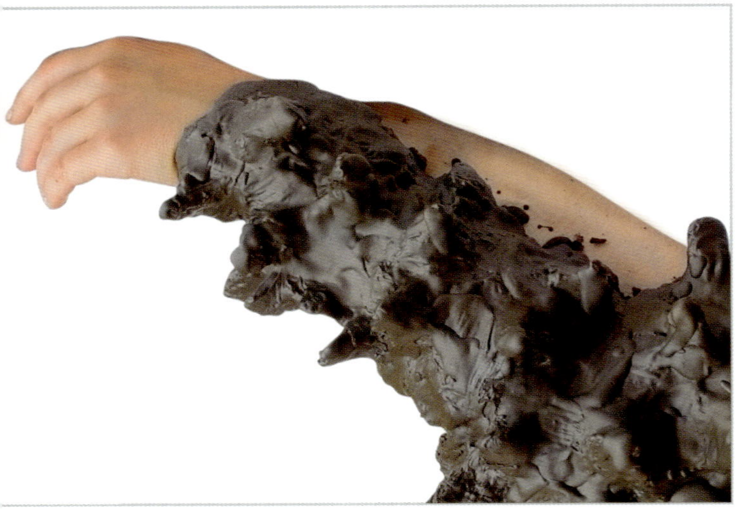
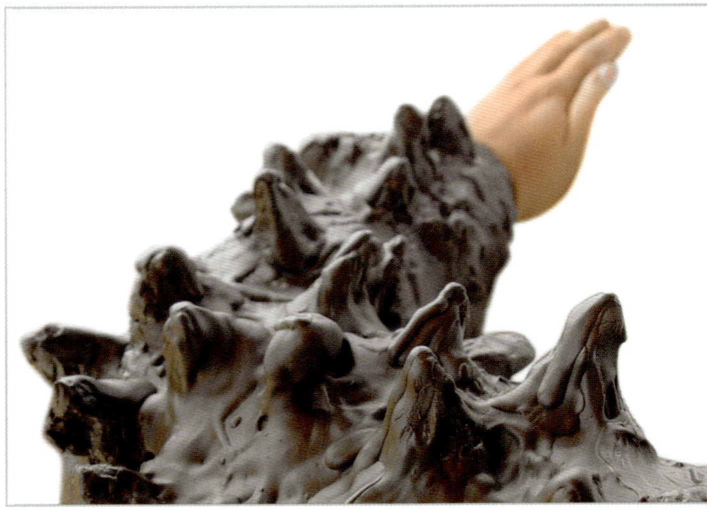

Statt einer gemalten Landschaft kann z. B. auf einem Arm mit Heilerde eine plastische Landschaft gestaltet werden

Land in Sicht

Erinnern Sie sich an das Spiegelei auf dem Kopf des Herren? Bleiben Sie nicht bei einem Körperteil, sondern gehen Sie auf Entdeckungsreise. Jeder Körper hat auch seine besonderen Geheimnisse, versuchen Sie diese zu ergründen. Es geht hier nicht um „outen“ oder „bloßstellen“ von Schwächen, sondern um eine Auseinandersetzung mit den persönlichen Besonderheiten des Modells. Dieses bekommt Ihre volle Aufmerksamkeit geschenkt, wird als ganze Person zu etwas Besonderem. Sie können also die Geheimnisse entdecken und ehren und liebevoll betonen.

Gehen Sie dann ruhig einen Schritt weiter und lassen den ganzen Körper Ihres Modells auf sich wirken. Wenn Sie ihn mit einer Landschaft vergleichen würden, welche haben Sie dann sofort vor Augen. Eine Wüste mit wundervoll auslaufenden Sanddünen? Dann los, greifen sie zum sandfarbenen Flüssigmake-up und Schminkschwämmchen und legen los. Lassen Sie eine Karawane zur Oase ziehen, sehen Sie dort das Wasserloch um den Bauchnabel herum? Dahin streben die Kamele und die Führer wollen ganz sicher im Schatten der Palmen ausruhen. Verwandeln Sie den ganzen Körper in eine Landschaft – ob Gebirge, Dschungel, Wüste oder Meer – jedes Mal wirkt es anders.

Kunstobjekte

Wenn Sie noch einen Schritt weiter gehen wollen und den nackten Körper zu einem Kunstobjekt besonderer Art werden lassen wollen, dann kommen jetzt noch andere Utensilien ins Spiel: Mastix, Streichhölzer, Heftzwecken, Flitter, Druckknöpfe, Konfetti, Ringbuchverstärker, schwarze Tücher, Alufolie ... Gehen Sie durch Ihren Haushalt, durch Ihr Büro oder Ihre Werkstatt und durchforschen sie alles unter dem Gesichtspunkt, einen Körper zu verzieren.

Am intensivsten wirken die meisten Utensilien, wenn Sie den Körper nur mit einer Farbe schminken und die „Fundsachen“ entweder in die noch feuchte Schminke drücken oder mit Mastix festkleben. Silberne Sachen, wie Flitter, Druckknöpfe, Heftzwecken, sehen auf schwarz geschminkter Haut faszinierend geheimnisvoll aus. Wenn Sie den Mund dazu noch knallrot schminken, bekommt es einen gefährlich schönen Touch. Das gleiche silberne Material auf rot geschminkter Haut wirkt sofort anders – erotisch und gefährlich; auf blauem Untergrund wirkt die Figur wie ein Außerirdischer, auf grüner Haut wie ein seltsamer Meeresbewohner.

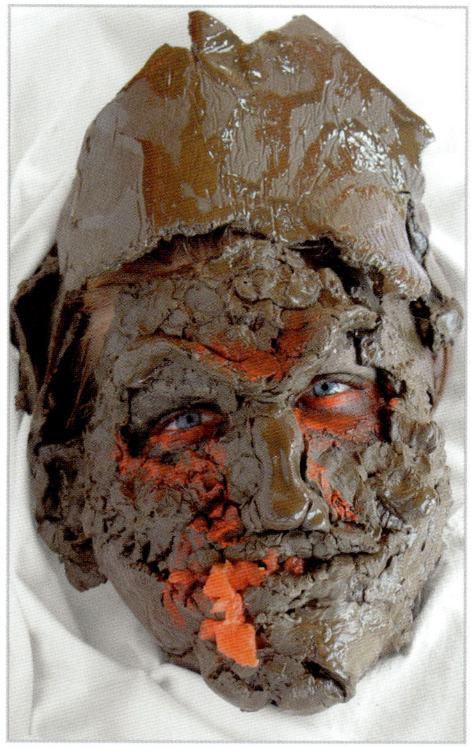

Probieren Sie aus, mit welcher Schminke es am besten geht und denken Sie auf keinen Fall an das Abschminken, genießen Sie mit Ihrem Modell den Augenblick und Anblick.

Schönheitsmasken mal anders

Machen wir nun einen kleinen Ausflug in die Welt. Bei einigen Naturstämmen, z. B. bei den Papua in Neuguinea, bemalen sich die Frauen nach dem Tod ihres Mannes mit grauer Tonerde und legen sich Unmengen von Ketten um, die aus den Samen des Tränengrases gemacht sind. Jeden Tag legt die Witwe eine Kette ab. Wenn die letzte Kette abgenommen wird, ist die Trauerzeit vorüber. Mit diesem Tag wird auch die Tonerde wieder abgewaschen, das Leben geht weiter.

Erde in seiner Symbolik kennen viele Völker und Religionen, in unserem Kulturkreis ist das „Aus Staub bist du, zu Staub wirst du" ebenfalls bekannt. In alten Kulturen, wie z. B. bei den Ägyptern, wurde Heilerde zur Schönheitspflege benutzt, die türkischen Frauen kennen heute noch Stellen, wo sie diese Heilerde finden können, die ihrer Haut gut tut (vielleicht können Sie ja sogar aus Ihrem nächsten Urlaub etwas davon mitbringen). Auch wir wissen um die wohltuende Kraft der Heilerde und kaufen uns im Drogeriemarkt Schlammpackungen vom Toten Meer und fühlen uns nach dem Gebrauch wie neugeboren.

Wer es etwas üppiger mag, kann statt einer Schlammpackung auch aus einer Massagepraxis eine Fangopackung verwenden – man kann damit schön dick auftragen, um z. B. gruselige Masken zu gestalten

Dieser Ritus des Neugeboren-Fühlen kann als Anregung für eine besondere Art der Maske sein. Wir werden sie hier mit Hilfe von Schönheitsmasken herstellen und können dadurch zwei Fliegen mit einer Klappe schlagen: Sie können Ihre Fantasie beflügeln und gleichzeitig etwas für Ihre Haut tun und ihr Feuchtigkeit zukommen lassen. Egal, ob Sie fertig angerührte Masken aus dem Drogeriemarkt verwenden, wie z. B. Schlammmasken mit Heilerde vom Toten Meer, Gurkenmasken, Rubbelmasken o. a. oder sich frische selber anmachen wie z. B. Quark-, Avocado,-Apfelmasken usw. – jede bietet eine andere Art der Gestaltung der Haut. Bereits im Altertum kannte man die Erde als Heilmittel. Die Hauptwirkung beruht auf einer wunderbaren Zusammenwirkung von Absorption (Aufsaugen) und Adsorption (Binden). Die Heilerde wird mit kaltem Wasser zu einem salbenartigen, dicken Brei angerührt, der etwa 0,3 bis 0,5 cm dick gleichmäßig auf das gereinigte Gesicht aufgetragen wird, wobei die Augen und ihre unmittelbare Umgebung und die Augenbrauen frei bleiben. Normalerweise lässt man sie 20–30 Minuten einwirken, dann spült man sie mit lauwarmem Wasser oder Kamillentee wieder ab. Danach wird die Haut mit einer Creme oder einem reinen Hautöl eingerieben.

Nehmen wir für die folgende ungewöhnliche Maske die Schlammmaske mit Heilerde vom Toten Meer: Der Geruch ist vielleicht etwas gewöhnungsbedürftig, aber bietet tolle Möglichkeiten. Dünn aufgetragen ist es nicht nur ein aufregendes Gefühl, wenn die Erde auf dem Gesicht trocknet, die Erde hinterlässt dann Furchen und Spalten, genau so, wie Erde nach einem heftigen Regenguss und langer Trockenperiode danach. Wenn Sie die Packung auf das Gesicht auftragen, sieht allein diese Maske schon gut aus. Sie können einen Menschen auch in ein sonderbares

Monster verwandeln, wenn Sie mehr Heilerde auf das Gesicht legen, sie dann an einigen Stellen formen und dann trocknen lassen.

Haben Sie schon einmal Fotos von Kaleri-Frauen aus Nigeria gesehen? Sie haben kunstvolle Narben auf ihrer Haut. Die ersten Narben bekommen sie bei der Feier der Erwachsen-Werdung. Eingeweihte können anhand dieser Narben alles über ihre Herkunft, ihrer Stellung in ihrer Familie, ihr Alter und ihre soziale Position erfahren. Die Narben der Kaleri-Frauen kommen natürlich im hochschwangeren Zustand besonders zur Geltung und die Frauen dort tragen sie mit Stolz. Wunderschöne Muster kann man dort sehen. Und um diese Muster in der Haut geht es. Sie können in die dick aufgetragene Maske, aber auch in eine dünner aufgetragene Schicht wunderbare Muster ziehen. Alles können Sie dazu verwenden, was Sie in Haushalt oder Werkstatt finden: Essstäbchen, Holzspachtel vom Raclette, Zahnstocher, Holzgabeln, Holzwerkzeug zum Verzieren von Ton ...

Nach dem Vorbild der Kaleri-Frauen können natürlich auch andere Körperteile mit Heilerde bestrichen werden: Schultern und Oberarme, die Partie oberhalb der Brüste, der Bauch bis unterhalb des Bauchnabels sind bevorzugte Regionen bei den Frauen aus Nigeria. Möchten Sie das als Anregung nehmen oder andere Regionen mit Mustern versehen?

Das Verstreichen der Schlammmaske, das vorsichtige „Einritzen" der Muster und das Trocknen der Heilerde auf dem Körper werden zu einer Erfahrung, die bestimmt nicht so schnell vergessen wird. Und nach dem Abwaschen der Maske mit warmem Wasser fühlt sich die Haut weich und glatt an wie die eines Babypopos. Was wollen Sie mehr?

Jetzt werden Sie bestimmt schon neugierig andere Masken anrühren und ausprobieren wollen, was man damit Schönes oder Aufregendes auf dem Gesicht oder auf dem Körper anstellen kann. Das ist gut so. Möchten Sie noch ein paar schöne Rezepte für einige wohltuende Masken? Hier sind sie:

REZEPTE FÜR MASKEN

Weizen-Jogurtmehl-Maske

- 2 Essl. Weizenmehl
- 1 Essl. Naturjogurt

Diese Maske ist ganz schnell fertig: Sie rühren die beiden Zutaten mit einer Gabel um – fertig. Die Maske wird auch auf Gesicht und Hals aufgetragen, um sie dann einwirken zu lassen. Sie ist besonders gut bei großporiger, unreiner Haut und verstopften Poren, also ideal, um sie nach einer Maske mit „normaler" Schminke anzulegen. Außerdem wirkt sie gut straffend.

Und wenn Sie die weiße Maske auf den Körper auftragen, ist der Gedanke an Schneelandschaften natürlich nicht fern. Dann können Sie aus dem Maskenauftragen noch ein Erlebnis besonderer Art machen. Machen Sie einen Spaziergang durch eine Winterlandschaft. Gehen Sie auf Entdeckungsreise, lassen Sie Ihrer Fantasie freien Lauf. Sie können Ihr Modell das alles einfach erleben lassen, aber wenn Sie ihm nur das Bild von einer Winterlandschaft in den Kopf setzen, wird es die Erfahrungen

zusammen mit den eigenen Erfahrungen, die es mit Schnee gemacht hat, noch viel lebendiger erleben:
Nehmen Sie einen Löffel und benutzen Sie ihn als „Schlitten". Hügel werden Sie schnell auf dem Körper finden. Ziehen Sie den Schlitten den Hügel hoch und lassen Sie ihn auf der anderen Seite wieder heruntergleiten. Ihre Finger können „Fußspuren" hinterlassen, wenn sie durch den tiefen Schnee stapfen. Haben Sie schon den zugefrorenen See gesehen? Darauf kann man wunderbar Schlittschuh laufen (Nein, Sie nehmen jetzt kein Messer für die Kufen, der Löffelstiel ist dafür absolut geeignet.). Ist noch etwas von dem Jogurt-Mehl-Gemisch übrig? Vielleicht wollen Sie damit einen Iglu bauen?

Avocado-Mayonnaise

- 1 Eigelb
- 2 Essl. Avocadoöl
- 1 Kaffeelöffel reiner Bienenhonig
- 1 Spritzer Zitronensaft

Mit einem Mixer rühren Sie das zimmerwarme Öl ins Eigelb, fügen Sie dann den reinen Bienenhonig und den Spritzer Zitronensaft hinzu – schon ist die Maske fertig. Sie wird mit einem breiten Pinsel auf Gesicht und Hals aufgetragen und man lässt sie dann eine Viertelstunde einwirken. Anschließend wird sie mit viel warmem Wasser abgewaschen. Sie hat eine nährende und wohltuende Wirkung für trockene Haut.

Hier ist noch eine süße Maske

- 1 Ei
- 1 Essl. süßes Mandelöl
- 1 Essl. reiner Bienenhonig

Sie trennen das Ei. In das Eigelb wird tropfenweise das Mandelöl eingerührt, bis es zu einer Mayonnaise geworden ist. Dann wird der Honig und das locker geschlagene Eiweiß zugegeben und untergerührt, bis die Masse gut streichfähig ist.
So angerührt, wird die Maske in der Regel für Gesicht und Hals verwendet, weil sie die Haut weich und glatt macht und besonders gut für trockene und alternde Haut ist. Und was Sie aus dieser Maske machen, wenn sie auf den Körper aufgetragen wird, das werden Sie im nächsten Kapitel lesen.
Aber jetzt genießen Sie erst einmal das wunderbar erholsame Gefühl Ihrer Haut nach den Masken.

6 Lebendige Kunst

In diesem Kapitel geht es auch wieder um eine Mischung aus Schminken und Kunst. Der große Unterschied zum vorherigen Kapitel liegt darin, dass es jetzt in die Öffentlichkeit geht und Erfahrungen mit den Menschen auf der Straße und mit Zuschauern gemacht werden, im Gegensatz zu den privaten Erfahrungen in der Gruppe im Kapitel zuvor. Dort stand der Genuss und das Verwöhntwerden im Vordergrund, jetzt rücken die Modelle in den Blickpunkt der Öffentlichkeit, denn auch dies kann eine wichtige und bereichernde Gruppenerfahrung darstellen. Wer rudern lernt, der möchte doch auch irgendwann einmal auf den See und so ist es auch mit den geschminkten Modellen: Sie möchten gesehen werden.

Deshalb finden Sie jetzt jede Menge Ideen, wie Sie im geschminkten Zustand in die Öffentlichkeit treten können, um Spaß an sich selbst, in der Gruppe und in der Darbietung vor Publikum zu haben. Viel Vergnügen beim Experimentieren und Präsentieren! Vorhang auf!

Außergewöhnliche Auftritte

Sweet Dreams

Wir schließen noch einmal an die am Ende des letzten Kapitels beschriebenen Masken an und starten mit einer im wahrsten Sinne des Wortes ganz süßen Sache: das Schminken mit Schokolade. Es liegt in der Natur der Sache, dass diese Art des Schminkens nicht lange hält, aber diese Kunstart ist ja auch nicht für die Ewigkeit gedacht, sondern als wunderschöne Sinneserfahrung zu erleben.

Mit Schokoladenguss geschminkt zu werden, ist nicht viel anders als eine Quarkmaske oder andere Schönheitsmasken aufs Gesicht zu legen, diese Packung ist nur wärmer und wird hinterher gründlich mit warmem Wasser abgewaschen. Wie Sie eine Reinigungs- oder Feuchtigkeitsmaske herstellen und auftragen können, das wissen Sie ja bereits. Was kann also schief gehen?

Den Zuckerguss kennen Sie vom Dekorieren der Weihnachtsplätzchen: Puderzucker wird mit Rosenwasser vermengt. Sie entscheiden über die Festigkeit und Menge, je nachdem, wie viel Körperfläche Sie schminken wollen. Die Kuvertüre gibt es fertig zu kaufen. Sie wird im Wasserbad aufgelöst. Die Kuvertüre kommt in einen kleinen Topf, der dann in einen größeren Topf mit kochendem Wasser gestellt wird. Die Schokolade beginnt relativ schnell zu schmelzen. Wenn Sie die Kuvertüre umrühren, stellen Sie bald fest, wann der Zeitpunkt gekommen ist, sie vom Herd zu nehmen. In Kuvertüre sollte man nie Wasser geben, um sie flüssiger zu machen, dadurch erreicht man das Gegenteil, die Schokolade wird knochenhart und brüchig.

Sie haben Folgendes auf einem großen Tablett stehen: eine Schüssel mit Zuckerguss, eine mit lauwarmer (Temperatur beachten!) Schokoladencreme, Gefäße mit silbernen Zuckerperlen, bunten Liebesperlen, Zuckerstreuseln, Schokostreuseln, Dekozucker, Zuckerschriftstiften, Zuckerkonfetti, Weingummischnüren o. Ä. m., also alle leckeren Sachen, die Sie zum Verzieren des Gusses verwenden möchten, außerdem Pinsel, Pinzetten, Schere, Klarsichtfolie. Eine Schüssel mit warmem Wasser und ein Handtuch bereit zu stellen, kann wie immer auch nicht schaden.

Die Haare des zu Schminkenden werden mit einem Tuch bedeckt. Das Tuch dient nicht nur dem Schutz der Haare, die Maske wirkt durch die neutrale Kopfbedeckung stärker. Wie bei den anderen Masken werden auch hier das Gesicht und der Hals vor dem Schminken mit klärendem Gesichtswasser gereinigt. Auch nach dem Abwaschen der süßen Maske mit warmem Wasser wird das Gesicht noch einmal mit dem Gesichtswasser gereinigt und mit einem pflegenden Hautöl eingerieben, um Pickel erst gar nicht entstehen zu lassen.

Sie rühren die warme Schokolade noch einmal mit dem sauberen Pinsel um und testen auf Ihrem Handrücken die Temperatur. Sie sollte wirklich nur lauwarm sein. Da der Zuckerguss und die Schokolade schnell erhärten können (das hängt sowohl von der Temperatur der Schokolade als auch der des Gesichtes ab), empfiehlt es sich, hier ein wenig anders als sonst vorzugehen. Sie haben zwar eine Vorstellung von dem Gesamtergebnis und sehen die fertige Maske vor Ihrem inneren Auge, gehen aber nur Stück für Stück vor, fangen vielleicht mit der Stirn an, pinseln den warmen Schokoladenguss auf und drücken dann die Liebesperlen, Zuckerkonfettis o. Ä. in die weiche Masse. Wenn Sie ein wenig Klarsichtfolie um einen Finger wickeln, können Sie die Verzierung sauber andrücken. Dann pinseln Sie vielleicht die Wangen ein, dekorieren sie und arbeiten sich Schritt für Schritt weiter, bis das ganze Gesicht und der Hals geschmückt sind.

Wenn Sie den Zuckerguss oder die Schokolade mit bunten „Schnüren" aus dem Zuckerschriftstift verzieren wollen, dürfen die allerdings nur mit nassen Fingern angedrückt werden, weil sie sonst am Finger kleben bleiben und sich abziehen. Und jetzt können Sie aus dem Vollen schöpfen. Bleiben Sie bei einem Material für das ganze Gesicht oder werden einzelne Gesichtsteile besonders hervorgehoben? Legen Sie Muster an oder Ornamente? Wie im vorigen Kapitel bei der Maske aus Heilerde können Sie natürlich auch mit der Dicke des Gusses experimentieren, eine dicke Knubbelnase gestalten, das Kinn besonders betonen oder die Stirn mit tiefen Furchen durchziehen.

Die Maske sollte zumindest angetrocknet sein, bevor man sich erhebt. Die Trockenzeit kann mit einem Föhn verkürzt werden, er muss natürlich auf „kalt" gestellt werden. Sie können auch schon Spiegel reichen, um die Neugierde zu befriedigen. Beim Betrachten des fremden Wesens, das einem aus dem Spiegel entgegenschaut geht die Trockenzeit schneller um.

Jetzt kommt der Schritt in die Öffentlichkeit! Die Masken kommen in eine Ausstellung.

Pictures of an Exhibition

Damit das Kunstwerk zu etwas Dauerhaftem wird, werden Fotos von den fertigen Kunstobjekten gemacht. Dies kann zu einem ganz besonderen Ereignis werden: Die fertig geschminkten Modelle werden fotografiert und die Bilder auf Posterformat vergrößert. In der Zwischenzeit bereiten Sie die Rahmen für die Ausstellung vor. Vielleicht entdecken Sie auf dem Flohmarkt oder auf dem Speicher alte Rahmen und streichen diese passend zu den jeweiligen Farben der Modelle mit

Abtönfarbe an. Die Farbe kann hinterher wieder abgewaschen werden, wenn der Rahmen noch anders verwendet werden soll.

Wenn Sie keine Rahmen zur Verfügung haben, dann nehmen Sie ein paar Latten und nageln Sie sie zu einem Rahmen zusammen. Die Latten brauchen noch nicht einmal dieselbe Breite zu haben oder aus demselben Holz zu sein. Der Rahmen muss weder perfekt noch schön sein, je ausgefallener, desto wirksamer sind sie eigentlich und dann passen sie noch besser zu den Modellen, die ja auch alles andere als normal sind. Wenn Sie diese Rahmen mit schwarzer Abtönfarbe anmalen, sie dann noch mit zu dem Modell passender farbiger Kreide übermalen und diese mit einem Tuch etwas verwischen, sieht das Ganze noch extravaganter aus. Natürlich haben diese Rahmen kein Glas.

Aus dem Rahmen gefallen

Viel witziger ist es allerdings, wenn Sie eine Ausstellung mit den lebendigen Modellen selbst arrangieren. Die Rahmen werden wie oben beschrieben hergestellt, nur stellen sich die Modelle jetzt selbst dahinter. Ob dabei nur der Kopf zu sehen ist, ein Arm lässig aus dem Rahmen hängt oder diesen fest umklammert oder ob das Modell eine ganze andere Position einnimmt, hängt bestimmt auch von der Schminktechnik ab.

Wie die Kunstwerke ausgestellt werden, ist natürlich vom Raum abhängig und davon, wie und mit welchem Aufwand er umgestaltet werden kann. Stehen die Rahmen auf Ziegelsteinen oder können sie an der Decke aufgehängt werden? Falls die Beine und Füße der Modelle sichtbar sein sollten, überlegen Sie, wie sie „unsichtbar“ werden. Sie können beispielsweise mit Maschendraht umstellt werden, über den Tücher drapiert werden, hinter Tuchbahnen oder aufgestellten Schirmen verschwinden, es können Leinen gespannt werden, an die schwarz oder weiß bemalte Zeitungen gehängt werden oder Plastikplanen gespannt werden ... Ihnen fällt bestimmt eine gute Lösung ein.

Wenn Sie vor den Bildern kleine Tische oder Podeste aufbauen, können dort Schälchen mit den verwendeten Zutaten stehen. Die Podeste kann man aus leeren sauberen Konservenbüchsen bauen, die aufeinandergestapelt werden. Damit der Stapel nicht zusammenstürzt, wird zwischen die Schichten doppelseitiges Klebeband geklebt.

Da stehen nun die kleinen Schälchen mit den leckeren Süßigkeiten. Glauben Sie, dass die lange unberührt bleiben? Was wetten Sie, nach wie viel Minuten die erste kleine oder große Hand sich da anschleicht und ins Schälchen greift? Und genau dieser Moment kann zu einem schönen Spiel ausgebaut werden. Die Modelle stehen ja ganz starr hinter den Rahmen, eine Hand hängt lässig aus dem Rahmen heraus – ahnen Sie, was kommt? Genau: Wenn nun eine Hand nach den Süßigkeiten greift, könnte die Hand des Modells dieser kleinen Naschkatze mal kurz auf die Hand schlagen. Nicht feste, es kommt auf den Überraschungseffekt an. Oder die Hand des Modells greift ebenfalls zu den Süßigkeiten und steckt sich selber etwas in den Mund oder der Naschkatze, wenn diese nah genug steht oder ...

Schlangenbeschwörer

Sie sind beim Schminken bestimmt nicht dabei geblieben, nur das Gesicht auf die gerade beschriebene Weise zu schminken. Außerdem möchten einige vielleicht auch gar nicht so ein süßes Zeug im Gesicht haben. Für diejenigen kann natürlich auch jedes andere Körperteil geschminkt werden. Zum Beispiel könnte der ganze Arm zu einer ganz besonders süßen Schlange gestaltet werden. Wie oben beschrieben, wird der Arm mit warmer Schokolade eingepinselt und dann mit Liebesperlen und Schokostreuseln geschmückt. Die Hand wird zum Schlangenkopf: Die Ritzen zwischen den zusammengedrückten Fingern vom kleinen Finger, Ring-, Mittel- und Zeigefinger werden dick mit der Kuvertüre eingestrichen, bis sie nicht mehr auszumachen sind. Als Augen könnten Salmiakpastillen in die Masse gedrückt werden. Möchten Sie auch noch gefährlich aussehende Zähne in die Masse drücken?

Wem der Daumen als Unterkiefer nicht breit genug ist, der kann ihn mit Oblaten verbreitern. Die gespaltene Zunge der Schlange könnte mit einem roten sauren Zuckerband gestaltet werden.

Dies sind natürlich alles Anregungen, an die Sie sich überhaupt nicht zu halten brauchen. Vielleicht machen Sie aus dem Arm eine ganz andere Gestalt. Können Sie sich an die Schattentheaterfiguren erinnern, die Sie abends mit Ihren Händen an die Wand geworfen haben? Versuchen Sie es mal, es gelingt Ihnen garantiert noch, einen Schäferhundkopf oder Hirsch mit Ihren Händen zu formen. Profitieren Sie jetzt von Ihren Kinderspielen im Bett. Erinnern Sie sich noch, wie Sie den Hasen mit Ihren Händen gebildet haben oder den Kopf des Hahns mit seinem prachtvollen Federschmuck? Wenn Sie als Kind nie Schattenwerfen gespielt haben, können Sie Anregungen auch in Schattenspielbüchern oder im Internet finden.

Beim Hahnenkopf könnten die Finger mit weißer Schokolade eingepinselt werden. Wenn die Schokolade fast trocken ist, werden an den Fingerspitzen noch kleine bunte Federn hineingedrückt. Bunte Federn bekommt man in Bastelgeschäften, sie werden häufig zum Herstellen von Traumfängern verwendet. Die Federn können aber auch mit einem kleinen Gummiband an den Fingerspitzen festgemacht werden, bevor die Finger mit der Schokolade eingepinselt werden. Die Handflächen werden natürlich erst dann zusammengedrückt, wenn die Schokolade trocken ist. Das geht ganz schnell, wenn man die Hände vor dem Bepinseln in Eiswasser legt oder sie nach dem Auftragen der Schokolade ein paar Minuten in das Eisfach des Kühlschranks hält. Die Handrücken könnten mit dunkler Schokolade bestrichen werden, die beiden Daumen, die ja den Schnabel des Hahns bilden, werden mit rotgefärbtem Zuckerguss bepinselt. Das Auge, ein Smartie, wird kurz vor dem Hartwerden in die Schokolade gedrückt.

Wie könnten denn das Kaninchen oder der Schäferhund mit Schokolade gestaltet werden? Sie werden bestimmt auf gute Ideen kommen – unser Beispielfoto auf der nächsten Seite zeigt eine Hand, die als Schokoindianer gestaltet wurde.

Natürlich könnte man den so geschminkten Körperteil einfach fotografieren. Aber für so etwas Besonderes sollte auch der passende Rahmen gestaltet werden. Denken Sie sich eine Szene aus, die als Foto festgehalten wird: Die Schlange könnte sich zum Beispiel hoch aufrichten, ihr Maul weit aufreißen und eine weiße Zuckerschaummaus ins Visier nehmen. Die beiden Hirsche könnten ihre Geweihe ineinander verhaken, aus dem Zimmerfarn herausschauen oder ihre Schatten in klassischer Manier gegen die Wand werfen und auf dem Foto sieht man dann beides: die geschminkten Hände und den Schatten. Auch da werden Ihnen schnell Ideen kommen, manchmal schon beim Gestalten, manchmal nach Betrachten des fertigen Werkes, weil sich beim Gestalten oft noch Ideen ändern.

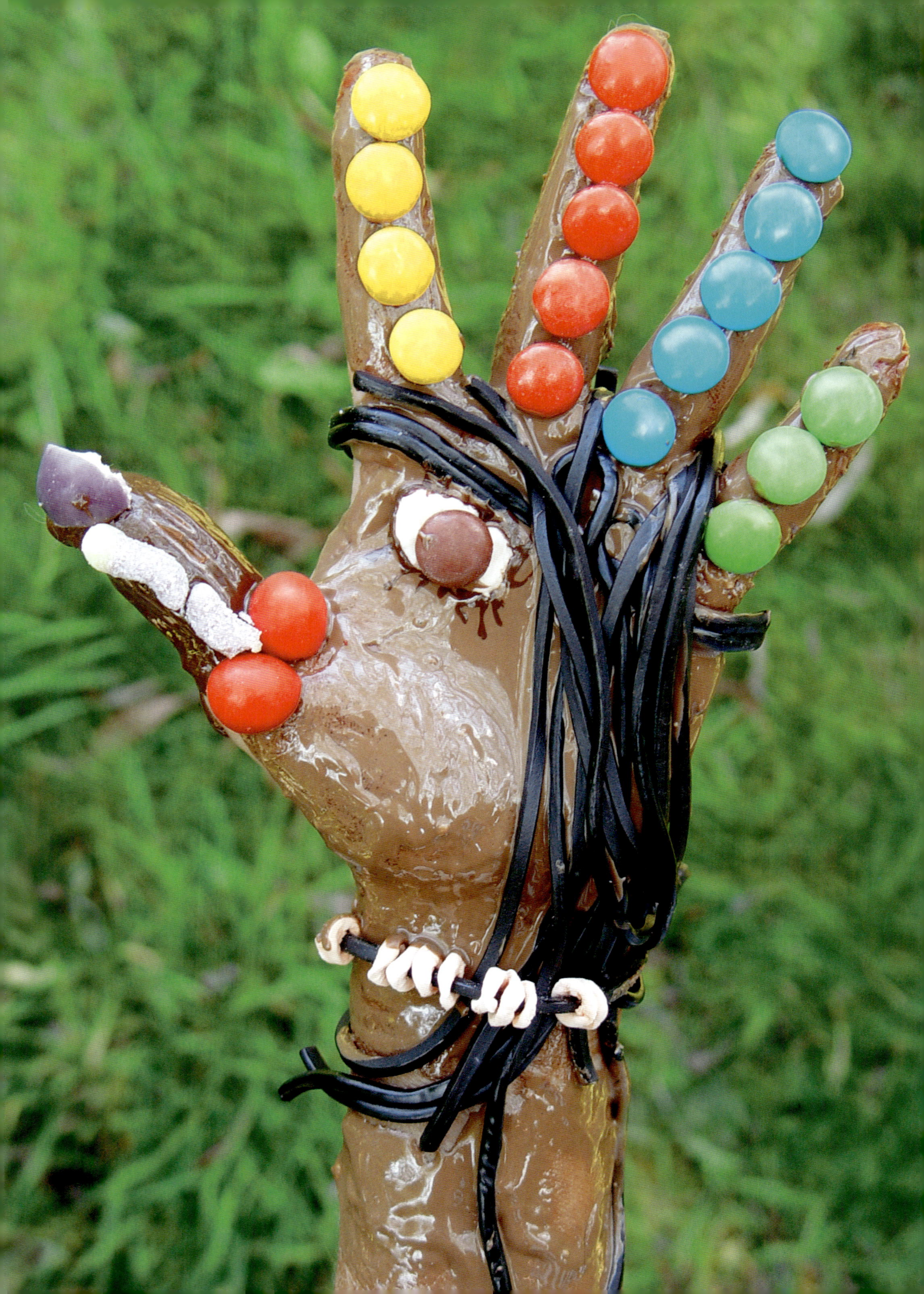

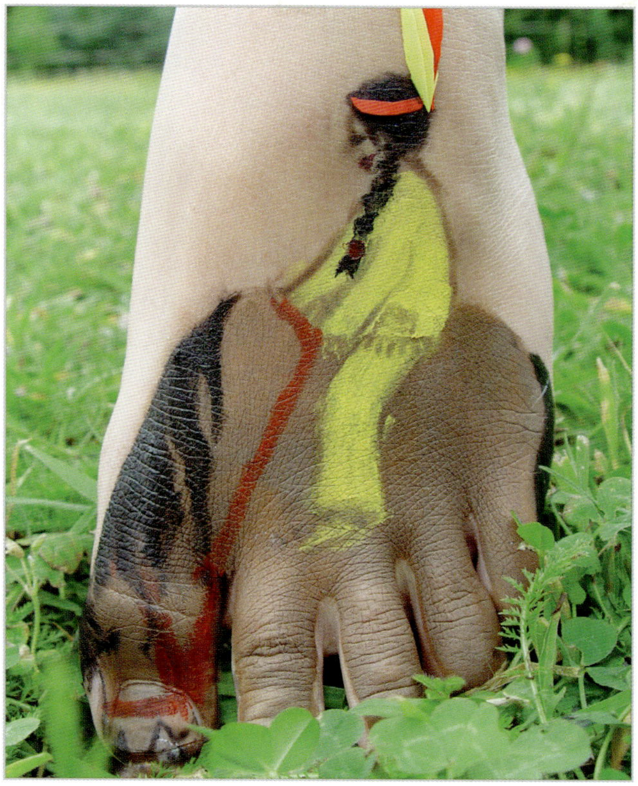

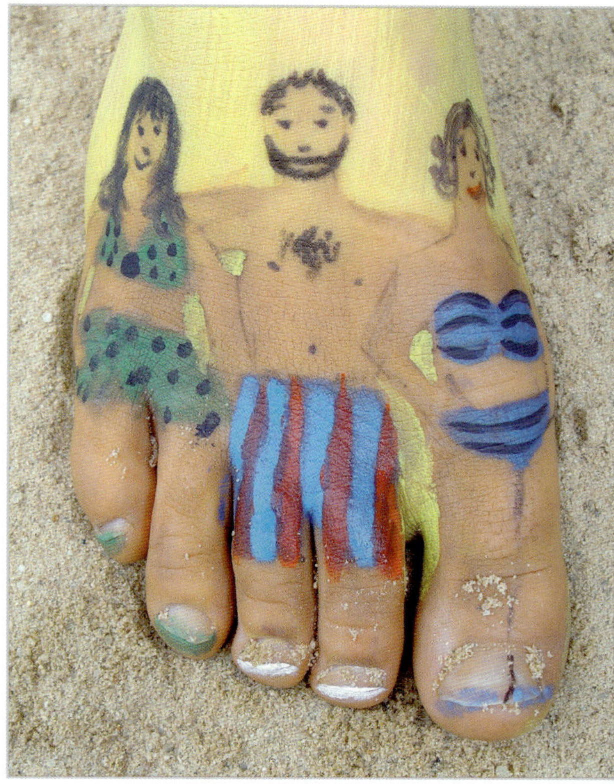

Je nach Motiv werden die Füße präsentiert: das grasende Pferd auf der Wiese, die Urlauber im Sand

Außer Händen lassen sich auch Füße hervorragend schminken. Hier braucht man nur ein paar gute Motiveinfälle, die Umsetzung ist dann recht einfach. Wir haben für unsere Fotos einmal ein grasendes Pferd mit Indianerfrau gestaltet sowie eine Strandsituation mit drei Personen. Wenn Sie sich erst einmal darauf eingelassen haben, auch Füße zu schminken, fällt es Ihnen sich nicht schwer noch mehr Ideen zu entwickeln, wozu Sie Ihre Fußzehen umgestalten können. Viel Spaß dabei!

Lebendige Statuen

In vielen Großstädten sieht man in den Sommermonaten Statuen, die harmlos und starr herumstehen und plötzlich lebendig werden, Sie kennen sie garantiert, oder? Die Statuen sehen sehr naturgetreu aus und passen sich als Freiheitsstatue in Patina, Dichter in Grau, Eroberer in Gold oder Stadtväter in Bronze ins Stadtbild ein und fallen so geschminkt im ersten Moment überhaupt nicht auf.

Bei diesen Statuen werden nicht nur die Gesichter und freien Körperteile geschminkt, auch die Kleidung und das Schuhwerk werden mit derselben Farbe gestaltet, damit der Gesamteindruck auch stimmig ist. Die Kleidung wird dafür mit sehr viel Stärkezusatz im Spülgang gewaschen, bevor sie mit der Farbe behandelt wird. Sie wirkt dadurch mehr wie fester Stein, Bronze o. Ä. Das Gesicht und alle sichtbaren Körperteile werden in demselben Farbton geschminkt, das geht am besten mit einem Schminkschwämmchen, die Schminke wird dann in der Regel aufgetupft. Die Haare leiden natürlich ein wenig, wenn man diese Prozedur mehr als einmal wiederholt. Viele „Statuen" verwenden deshalb Perücken oder Badekappen, die sie dann mit der Farbe behandeln und über die eigene Haarpracht stülpen. Die Kleidung kann entweder mit derselben Schminke gestaltet werden, die dann mit Haarspray fixiert wird oder sie wird mit demselben Farbton eingesprüht. Das gilt auch für das Schuhwerk. Kleidung wie Schuhe sind nach dieser Aktion nicht mehr in den Originalzustand zurück zu verwandeln, also empfiehlt sich ein Besuch auf dem Flohmarkt oder man fragt im Freundes- oder Verwandtschaftskreis herum und wird da fündig.

Die meisten Darsteller haben sich aus Holz einen stabilen Kasten gebaut, der außen, der Statue entsprechend, als Steinsockel o. Ä. gestaltet ist. In dem Kasten bewahren die Darsteller ihre Privatsachen auf. An einer Seite ist oft ein Griff befestigt, so dass sie das Podest gut transportieren können. Die Darsteller solcher Statuen kommen in der Regel fertig geschminkt zu ihrem Arbeitsplatz und haben außer dem Personalausweis keine Privatsachen dabei. Das Abschminken und Umziehen geschieht dann zu Hause. Bitte auch hier jedesmal das Gesicht und den Hals mit klärendem Gesichtswasser reinigen und mit Pflegeöl einfetten.

Fantasiegestalten brauchen natürlich nicht „in einem Guss“ gestaltet zu werden. Ob als Außerirdischer oder kunterbunter Narr, hier können Sie Ihrer Fantasie freien Lauf lassen und sich nach Herzenslust kleiden und schminken. Welche Trickfilmfigur ist denn gerade im Kino zu sehen? Wollen Sie diese vielleicht nachgestalten? Oder faszinieren Sie Klassiker wie der Flaschengeist aus Aladin und die Wunderlampe, Monster oder Vampire? Machen Sie sich frei von allen Bildern und lassen Sie Ihrer Fantasie freien Lauf. Gerade bei außerirdischen Wesen kann Ihnen keiner sagen, wie sie auszusehen haben, jetzt sind Sie am Zug. Nutzen Sie diese Freiheit. Wenn Sie darauf achten, dass die Maske, die Frisur und das Kostüm zusammenpassen, dann kann es nur ein Erfolg werden. Das Outfit braucht nicht teuer zu sein. Mit einer Rolle Alufolie und Silberschminke kann schon der tollste Außerirdische gestaltet werden, ebenso mit blauer und schwarzer Schminke und drei blauen Mülltüten. Brauchen Sie noch ein paar Ideen? Dann lesen Sie weiter, sonst überspringen Sie diesen nächsten Absatz und gehen sofort ans Gestalten und steigen wieder beim Einsatz dieser Figuren im Straßenbild ein.

Außerirdischer Besuch

Silber und schwarz kommt dieses Wesen daher und es trägt schon sehr menschliche Züge, ähnlich wie die Wesen in „Monster AG“. Aber wenn man näher hinschaut, dann ist doch immer irgendetwas schräg, seien es die komischen Zeichen auf der Haut oder der sechste Finger an der Hand oder das kleine Schwänzchen, das unter dem Rock hervorschaut. Andere sind auffälliger, haben verrückte Frisuren, sind in ihrem silbernen Outfit schon von weitem als Bewohner außerhalb der Erde zu erkennen.

Hier ist einer, der ist eigentlich ganz dezent in schwarz gekleidet, aber die Haare, die sind schon sehr extravagant: Silberne Strähnen, die vom Kopf abstehen, dazwischen sind Antennen zu sehen. Die Hautfarbe sieht etwas ungesund aus. Silbern schimmert auch sie und es sind geheimnisvolle Zeichen darauf zu erkennen.

Fangen wir mit dem Schminken an. Alles, was Sie brauchen sind ein Schminkschwämmchen oder ein breiter flacher Pinsel, silberne Schminke auf Wasserbasis, einen schwarzen Dermatographen, Alufolie und eine Badekappe. Auf Gesicht, Hals, Arme und Hände wird mit einem Schminkschwamm oder mit einem breiten flachen Pinsel die Silberschminke aufgetragen. Nach dem Trocknen werden mit einem schwarzen Dermatographen geheimnisvolle Zeichen auf die Haut gemalt, die Augen werden nur mit zwei schwarzen schräg gezogenen Strichen geschminkt, schon ist das Wesen fertig.

Um den Gesamteindruck stimmig zu machen, werden auch die Haare gestaltet. Basis dafür ist eine Badekappe, die mit einer Schicht Alufolie überzogen wird, die dann nach Lust und Laune weiter geschmückt wird. Das können kleine und größere Alukugeln sein, die mit Kleber festgeklebt werden. Setzt man sie auf Drähte und zieht sie durch die Kappe, sehen sie aus wie Antennen. Wenn das Modell mindestens 5 cm lange Haare hat, können die Haare auch abstehen. In die Kappe schneidet man dafür vorsichtig Schlitze, durch die Haarsträhnen des Modells gezogen werden, die Enden der Haarsträhnen werden mit kleinen Stücken Alufolie umwickelt, so dass sie je nach Haarlänge entweder abstehen und dann leuchten oder locker herunterfallen und mit jeder Kopfbewegung anders aufblitzen. Modelle mit langen Haaren können die Haare auch zu drei dickeren Zöpfen drehen, die dann mit Alufolie umwickelt werden. Die Enden formt man zu Schlangenköpfen, aus denen dann auch noch gespaltene Zungen züngeln.

Die Kleidung kann auch außen noch mit Alufolie geschmückt werden. Einfache, schlicht gestaltete Gürtel aus gedrehter Alufolie wirken auf schwarzem Untergrund genauso gut wie verrückte Bauschhosen oder Schulterumhänge. Schuhe mit dicken Plateausohlen wirken ebenfalls hervorragend, wenn sie mit Alufolie umwickelt werden. Einfache Schuhe können herausgeputzt werden, indem sie Aluaufsätze oder übertriebene Schuhspitzen aus Alufolie bekommen.

Auch aus der eigenen Brille oder anderen ausgedienten Brillen ohne Gläsern lassen sich Requisiten für ein Alien-Köstum entwerfen, denn die Folie kann man wunderbar zu bizarren Formen drücken, kneten und knautschen. Reißen Sie ein Stück ab, drehen es zu spitzen Zacken und umwickeln damit das Scharnier Ihrer eigenen Brille, der Bügel wird ganz mit Alufolienstreifen umwickelt. Das geht schnell, sieht klasse aus und kann ganz leicht wieder entfernt werden, ohne dass Ihre Brille Schaden nimmt. Man kann natürlich auch direkt aus Alufolie Brillen formen, dann muss die Folie nur sehr stark zusammengedrückt werden, damit sie eine gewisse Stabilität bekommt.

Blaue Wunder

Sie werden jetzt ein blaues Wunder erleben, denn blaue Müllsäcke können einen normalen Menschen in ein Wesen von einem anderen Stern verwandeln.

Fangen wir mit den Haaren an, denn die zu gestalten dauert ein Weilchen. Der Müllsack wird hierfür in ca. 3 cm lange Streifen geschnitten. Außerdem bereiten Sie jede Menge Klebestreifen von ca. 3 cm Länge vor und kleben sie ansatzweise auf eine glatte Oberfläche, wie z. B. eine Tischkante oder Stuhllehne, so dass sie schnell und einfach abzulösen sind.

Langhaarige Modelle eignen sich für die folgende Haarpracht besonders gut, denn ihr Kopfhaar wird jetzt in mindestens 20 Strähnen unterteilt. Der Müllsack wird in ca. 3 cm breite Streifen geschnitten, die dann fest um die einzelnen Strähnen gewickelt werden. Die Enden umwickelt man mit den vorbereiteten Klebestreifen, damit sie sich nicht lösen (siehe auch Medusa, S. 56 f.). Die Strähnen werden durch die Umwicklung so fest, dass sie jetzt wunderbar gedreht, gebogen oder gekrümmt werden können und so schon fast wie Chimären aus den griechischen Sagen wirken.

Das Gesicht, der Hals, die Arme und Hände werden mit einer passenden blauen Schminke auf Wasserbasis bedeckt. Auch die Ohren, Lippen und Augenbrauen werden blau. Hier sind Schminkschwämmchen oder ein breiter flacher Pinsel wieder die passenden Werkzeuge. Ist die Schminke angetrocknet, werden auch hier mit einem dunkelblauen oder schwarzen Dermatographen Muster auf die Haut gezeichnet, diesmal werden allerdings nur die Stirn bedeckt, ein tiefer schwarzer Schatten unter die Augen gelegt und der Mund gezeichnet. Die Lippen werden nicht in der normalen Form geschminkt, sondern nur Teile davon, schon ist das Wesen in seiner Basis fertig.

Einen edleren Effekt erzielt man, wenn man statt des schwarzen Dermatographen einen Silberstift oder Silberpulver, Glitterrollstift oder Flitter benutzt.

Auch hier kann wieder eine schwarze Strumpfhose und ein schwarzes T-Shirt oder ein schwarzer dünner Rolli eine gute Ausgangsbasis für das Kostüm werden. Schneiden Sie den Müllsack auf, raffen ihn zusammen und hängen ihn dem Modell als Rock um oder machen Sie riesengroße Schleifen, die Sie an dem Hinterteil des Modells mit Sicherheitsnadeln festmachen. Oder geben Sie dem Modell Flügel oder nehmen Sie die Schere, schneiden Sie Muster in die Säcke und drapieren ihn um den Körper und binden ihn mit einem Gürtel oder Strick fest oder, oder, oder (mehr Möglichkeiten mit Plastiktüten finden Sie im Kapitel „Haarige Angelegenheiten“ ab Seite 120).

Der Auftrittsort

Natürlich wird der nächste Schritt sein, einen Auftrittsort zu finden, der zu der Figur passt. Der Held aus dem Trickfilm sucht sich bestimmt den Eingang des Kinos aus, der Außerirdische steht vor dem Videoverleih, das Wesen mit den Antennen vor dem Mobiltelefonladen oder dem Elektrogeschäft, das exotische Wesen vor dem Zoohandel. Manche Geschäfte freuen sich auch darüber, wenn die Modelle sich in ihr Schaufenster zu den anderen Schaufensterpuppen stellen oder in den Eingang von Kaufhäusern oder Boutiquen.

Die Modelle stellen sich dort erst ganz ruhig und unbeweglich auf und werden dann plötzlich lebendig. In der Starre zu verharren, ist am Anfang nicht ganz einfach, weil viele zu aufgeregt sind und der Körper deshalb ein wenig zittert. Gehen Sie dann gedanklich in Ihre Füße, konzentrieren sich darauf, eine gute Bodenhaftung zu bekommen, spüren Sie, dass der Boden Sie fest trägt, Halt und Sicherheit gibt und atmen Sie dabei ruhig ein und aus. Der Körper entspannt dabei, das Zittern lässt nach. Dann können Sie auch langsam ein wenig flacher atmen. Die Kunst ist dabei, genug Sauerstoff einzuatmen und trotzdem den Körper so wenig wie möglich zu bewegen. Am besten übt man das erst einmal zu Hause, wenn man in einem Geschäft an der Kasse warten muss, beim Zeitung lesen, beim Spülen ...

Zurück zum Ausgangspunkt. Sie laufen ganz normal durch die Fußgängerzone als ob gar nichts Besonderes an Ihnen wäre und stellen sich dann auf und verharren in dieser Position. Je natürlicher das Modell sich seiner Umgebung anpasst, umso unauffälliger wird der Mensch in der Figur, umso größer ist die Überraschung, wenn die Gestalt plötzlich lebendig wird: Reichen Sie einer Kundin ein T-Shirt aus einem Rondell an, gehen Sie einen Schritt näher an das Schaufensterglas und drücken das Preisschild an das Glas, heben Sie das Fischfutter in Augenhöhe, lassen Sie das Handy klingeln und antworten in einer Fantasiesprache auf den Anruf – und gehen dann wieder in Ihre Ausgangsposition zurück, um so zu verharren. Oder wollen Sie lieber mit dem Publikum spielen und auf deren Reaktion eingehen? Das bleibt Ihrem Improvisationstalent und Ihrer Spielfreude überlassen.

Entenfütterung

Als Spielpartner eignen sich auch gut jene Bronzefiguren, die „normale" Menschen darstellen. In vielen Städten gibt es zum Beispiel Brunnenfiguren, die lebensecht wirken. Oft stehen sie am Brunnenrand und werfen Münzen in das Becken. Oder da stehen zwei Männer mit einer Zigarette im Mundwinkel heftig miteinander streitend. Im Park sieht man manchmal Bronzefiguren, die Enten füttern.

Schminken Sie sich wie oben beschrieben in möglichst ähnlichen Farben, sprühen (alte) Kleidung und Schuhe mit dem Bronzeton ein und stellen sich dazu. Halten Sie eine Münze in der Hand oder ein Stück hartes Brot, das Sie ebenfalls eingesprüht haben. Natürlich können Sie auch ein echtes Stück Brot nehmen, denn viele Passanten und Spaziergänger machen sich ja den Spaß und drücken echten Bronzestatuen eine richtige Zigarette, ein Kaugummi, ein Stück Brot oder andere Sachen in die Hand. Verharren Sie auch hier wieder in einer zu den anderen Statuen passenden Haltung.

Wenn sich dann ein Spaziergänger nichtsahnend neben sie stellt, werden Sie lebendig: Reichen Sie dem einen im Park Ihr Stück Brot als Nachschub, geben Sie dem Liebespärchen, das sich am Brunnenrand niederlässt, Ihre Glücksmünze, bitten Sie einen vorbeigehenden Fußgänger um Feuer, wenn Sie mit einer Zigarette in einer Statuengruppe stehen usw.

A Penny for Your Thoughts

Manchmal sieht man auch sehr fantasievoll geschminkte und gekleidete Statuen, denen man sofort ansieht, dass sie keine Kunstwerke aus Stein oder Bronze, sondern aus Fleisch und Blut sind. Oft steht eine Büchse neben der Statue und sobald ein Passant etwas Geld hineingeworfen hat, wird die Statue lebendig und es beginnt ein schönes Wechselspielchen zwischen ihr und dem Geldgeber. Genießen Sie dieses Spiel, nur vermeiden Sie als Statue bitte einen direkten Kontakt mit dem edlen Spender, damit sich keine Schminke an der Kleidung abdrücken kann. Der Abdruck hinterlässt einen schlechten, Ihr gemeinsames fröhliches Spiel jedoch einen guten Eindruck und bleibt noch lange als schöne Erinnerung im Gedächtnis des Passanten.

Das andere Tanztheater: Bodypainting mit Leuchtfarben

Bis jetzt haben Sie Körper geschminkt und Kunstobjekte aus ihnen gemacht. Jetzt geht es noch einen Schritt weiter und wir schauen uns an, wie man Bodypainting mit UV-Licht angestrahlt im Schwarzlichttheater einsetzen kann. UV-Licht, auch Schwarzlicht genannt, werden die meisten aus der Disko kennen. Alles was schwarz ist, wird „geschluckt", ist besonders vor schwarzem Hintergrund nicht mehr sichtbar, alles fluoreszierende und fast alles, was weiß ist, leuchtet. Das UV-Licht verwandelt fast alle weißen Kleidungsstücke und gibt ihnen einen bläulichen Farbton. Je mehr Acryl und optischer Aufheller in dem weißen Baumwollgewebe ist, umso intensiver leuchtet die Farbe. Interessant ist auch, dass bei diesem Licht Zähne, Fingernägel und blonde Haare einen gelblichen Ton annehmen, was natürlich auch schön schrill aussehen kann.

Wenn Sie jetzt Interesse bekommen haben, mit der Technik des Schwarzlichttheaters und Bodypaintings zu experimentieren, bekommen Sie nun einige Anregungen, aus denen Sie schöne Ideen entwickeln können.

Technische Voraussetzungen

Fangen wir mit der Technik an. Stellen Sie sich einen schwarzen Kasten vor, der mit UV-Licht angestrahlt wird. Alles, was in diesem Kasten weiß oder fluoreszierend ist, leuchtet; alles Schwarze wird von dem Licht und dem schwarzen Hintergrund „geschluckt". Das ist die Basis. Sie brauchen aber keine aufwändigen Bühnenkonstruktionen, am Anfang kann improvisiert werden.

Sie benötigen eine UV-Lichtröhre, die Sie natürlich in einem festen Gehäuse beim Theaterausstatter beziehen können. Wenn Sie aber erst einmal mit dieser Technik experimentieren und sich nicht in Unkosten stürzen wollen, dann finden Sie im Keller hoffentlich noch eine alte Neonröhrenfassung mit Verlängerungskabel, in die Sie die UV-Lichtröhre einsetzen. Die Röhren können Sie in jedem guten Lichtgeschäft und auch in vielen Baumärkten beziehen. Als Schutz empfiehlt sich ein Fliegengitter über die Halterung zu spannen, eine explodierende Leuchtstoffröhre verbreitet die Splitter in alle Richtungen, also lieber Vorsicht walten lassen und schon vorher für Schutz sorgen. Vielleicht ist in Ihrem Bekanntenkreis ja auch ein begeisterter Handwerker, der Ihnen einen Kasten baut, der zur Bühnenseite offen ist und in den die Fassung mit Röhre eingesetzt wird. Die offene Seite wird dann mit Fliegengitter bespannt. Der Vorteil des Kastens ist, dass die Röhre so auch geschützt aufbewahrt und transportiert werden kann und beim Auftritt der Zuschauer auf diese Weise auch nicht von dem Licht geblendet wird.

Schließlich brauchen Sie auch noch zumindest eine schwarze Rückwand. Dabei reicht es vollkommen, wenn Sie eine Querleiste an einem Stativ befestigen, an der Sie schwarze Müllsäcke oder leichten schwarzen Stoff befestigen. Oder Sie knoten an die Leisten ein langes Band, das Sie dann an einem Nagel an der Wand befestigen. Sollten mehrere Personen auf der improvisierten Bühne stehen, brauchen Sie eine breitere Rückwand. Statt der Stative können Sie auch Kartenständer aus der Schule zweckentfremden und den Stoff oder die Müllsäcke an Leisten getackert darin einspannen.

Improvisieren Sie, die Lösung muss am Anfang nicht perfekt, sondern praktisch sein. Der Boden sollte auch möglichst schwarz sein. In Dekoläden gibt es preiswerten Dekomolton, der sich besonders gut eignet, aber für den Anfang tun es auch wieder die schwarzen Mülltüten, die aufgeschnitten ein ganz schönes Stück des Bodens bedecken. Je nach Bewegungsdrang der Darsteller muss die Folie oder der Stoff am Boden fixiert werden, Gaffatape ist dafür sehr geeignet. Gleich werden Sie von einer schönen Idee mit Beinen erfahren. Wenn Sie diese ausprobieren, sorgen Sie selber für eine gute Bodenhaftung.

Die Leuchtschminke

Und nun brauchen Sie noch die besondere Leuchtschminke, die man im Fachhandel für Bühnenschminke beziehen kann. Das Leuchtpuder kann man auch aus Reismehl und Leuchtfarbpigmenten selber herstellen, es wird, mit Vaseline vermischt, auf die Haut aufgetragen. Im Normallicht sind diese Schminken fast vollständig farblos.

Die fertige Leuchtschminke gibt es in zwei Arten: Die eine sieht ganz harmlos aus und man sieht sie kaum auf der Haut, aber wenn sie mit ultraviolettem Licht angestrahlt wird, leuchtet sie plötzlich. Ein beliebtes Spiel ist hier der Effekt, dass „normal" geschminkte Tänzerinnen und Tänzer ihren Tanz im normalen Bühnenlicht darbieten, dann wird auf UV-Licht umgeschaltet und dieselben Gestalten verwandeln sich in unheimliche Totengerippe, weil auf ihre Haut und die Kostüme mit der Leuchtschminke Knochenskelette gemalt worden sind.

Die andere Leuchtschminke ist auf fluoreszierender Basis. Diese Farben kennt jeder von den Arbeitswesten der Straßenarbeiter, von den Feuerwehren usw. Sie fallen wirklich extrem auf und diese Farben gibt es auch als Schminkfarben in gelb, grün, rot, rosa, orange, blau, die sich gut mischen lassen. Wer also braune oder beige Leuchtfarbe haben will, der mischt Rot und Grün für ein dunkles Braun, Orange mit Grün ergibt ein helleres Braun, das mit Gelb noch aufgehellt werden kann. Diese Leuchtschminke leuchtet allerdings nur im UV-Licht.

Es gibt noch eine dritte Art Leuchtschminke, die kein UV-Licht braucht. Das sind phosphoreszierende Leuchtschminken, die vor dem Auftritt mit starkem Bogen- oder Neonlicht angeleuchtet werden. So speichern sie das Licht und leuchten dann im Dunkeln, brauchen aber nicht unbedingt mit UV-Licht angestrahlt zu werden. Ein ähnliches Material kennen Sie alle von den Neonsternen, die besonders beliebt für Decken in Kinderzimmern sind und nach dem Ausschalten der normalen Zimmerbeleuchtung reflektieren. Der Effekt ist gut, aber Menschen mit empfindlicher Haut reagieren manchmal auf diese Schminke und sollten die betreffenden Stellen durch einen Vaselineüberzug schützen.

Und wer ganz empfindlich auf die Schminke reagiert, aber nicht auf diese wunderbare Art der Präsentation verzichten will, der kann Skiunterwäsche in der Waschmaschine schwarz färben und diese dann mit der Leuchtschminke oder den fluoreszierenden Farben bemalen, das Gesicht bleibt dann eben frei oder wird mit einer fertigen schwarzen Stoffmaske geschützt, auf der das Muster weiter fortgesetzt wird.

Wenn Sie mit UV-Licht arbeiten, brauchen Sie nicht jede einzelne Partie des Körpers zu schminken. Die Farben leuchten so stark, dass der Rest des Körpers fast verschwindet. Wie gesagt: fast! Große Flächen strahlen ziemlich stark, so dass die Regionen in ihrem direkten Umfeld auch sichtbar werden können, das trifft besonders auf das Leuchtgelb zu.

Aber wenn Sie Muster mit dem Pinsel auftragen, die nicht so großflächig gemustert sind, fällt die nackte Haut kaum auf, weil das Muster für das Auge attraktiver ist als die dunkle Haut.

Es kann also sein, dass nur ein Bein oder nur Füße über die Bühne laufen, was ganz fantastisch wirken kann. Und dann passiert etwas Magisches: Die Füße bekommen plötzlich Charakterzüge, man erkennt sofort, wer von ihnen ein Draufgänger ist, wer schüchtern, wer kokett ist. Schenkt man im Normalleben den Füßen kaum Beachtung, werden sie hier zu Stars. Allein die Farbe wirkt schon und drückt etwas aus. Schminkt man seinen eigenen linken Fuß grün, den rechten rot, wirken sie trotzdem unterschiedlich, obwohl sie ja von derselben Person sind. Wenn die Füße mit schwarzer Schminke noch Augen aufgemalt bekommen, dann nimmt man dem Roten seine cholerischen Ausbrüche sofort ab, aber auch die Scham nach dem Wutausbruch, Sie werden es erleben. Natürlich können Sie die Füße auch noch schmücken, ihnen mit Mastix kleine Haarbüschel oder Federn ankleben, Sommersprossen aufmalen oder Knubbelnasen aufsetzen, aber wie gesagt, die Füße an sich haben schon einen starken Ausdruck.

Und was passiert jetzt? Juckt es Ihnen nicht schon in den Fingern oder besser Füßen? Natürlich wollen die Füße, diese Typen da unten, miteinander in Kontakt treten. Wie geschieht das denn? Tritt der eine dem anderen auf den Fuß? Oder schubst er ihn zärtlich an? Und was passiert dann?

Wie reagiert der andere auf diese „Anmache"? Lässt er sich provozieren oder reagiert er überhaupt nicht oder zieht er sich erschrocken zurück? Oder fangen sie an zu tuscheln und hecken einen Plan aus, den sie dann gemeinsam durchführen? Werden sie dabei erwischt und rennen zusammen davon? Eine Begegnung hat so viele Chancen und lässt so viele Wege zu, wie sie weitergeht.

Was passiert, wenn ein dritter Fuß in diese Zweierbeziehung tritt? Wie verändert sich dann die Szene? Spinnen Sie eine Idee einfach weiter aus, gehen Sie voll in den Charakter jedes einzelnen Fußes und Sie werden sehen, dass der Fuß noch stärker in seinem Charakter, in seinem Ausdruck wird.

Vielleicht wollen die beiden Füße ja auch miteinander reden? Aber verfallen Sie jetzt bitte nicht in eine hohe und piepsige Stimmlage. Das würde die Wirkung sofort aufheben, achten Sie auf Ihre Stimme: Klettert sie in die Höhe, wird sie hoch und aufgesetzt, obwohl der Typ, den Ihr Fuß verkörpert, eher ein bulliger Brummbär ist? Sie werden bald ein Gefühl entwickeln, was stimmig ist. Dann können Sie auch anfangen und den Reiz von Gegensätzen erforschen und den Witz, der darin verborgen liegt, ausspielen: Der Bullige bekommt vielleicht doch eine hohe Fistelstimme!

Sie können auch eine eigene Sprache erfinden, die zu den Charakteren passt. Sie können mit einem einzigen Vokal alle Gefühle ausdrücken. Obwohl der Zuschauer kein einziges Wort von dem Gesagten versteht, wird er ganz genau wissen, wovon die Rede ist. Auch Bilder und Figuren lassen sich gut auf Füße schminken (siehe S. 109) – sowohl mit normaler Schminke als eben auch mit Leuchtschminke.

Ballett der Seerosen

Gehen wir einen Schritt weiter. Diesmal werden nicht nur die Füße, sondern die ganzen Beine geschminkt. Stellen Sie sich eine riesengroße Blume vor, deren Blätter langsam aufgehen. Dann stellen Sie sich ein Wasserballett vor, das in den verschiedensten Formationen die Beine mal aus dem Wasser hebt, dann wieder darin eintaucht.

Nun mischen Sie diese beiden Bilder und fangen an, die Beine zu schminken. Die Blume lässt sich natürlich viel besser mit mehreren Beinen darstellen, also werden mindestens drei Personen, besser sind sogar vier Paar Beine, geschminkt. Zunächst werden die Beine einschließlich Füße mit Leuchtschminke bedeckt. Das gelingt mit einem breiten Pinsel oder mit einem Schwämmchen gut. Je nachdem, wie die Wirkung sein soll, wird die Schminke entweder getupft oder glatt aufgetragen.

Nehmen wir mal an, dass Sie sich für rosa Leuchtschminke entschieden haben, alle Zehen haben Sie mit gelber Schminke bepinselt – ganz klar, das sind die Pollen. Aber das ist Ihnen zu wenig, die Blume soll etwa ganz Besonderes werden, also werden die Blumenblätter noch mit einem Muster versehen. Zu kleine Motive werden schon auf kurzem Abstand nicht mehr als solche wahrgenommen, also nehmen Sie den 3er-Pinsel und unterteilen die rosa Fläche, ziehen geschwungene und gezackte Linien, fügen einige Punkte und Striche hinzu und schon wirkt das Ganze viel exotischer. Die Muster sollten auf allen Beinen schon ähnlich sein, dann wirkt die ganze Blume auch wie ein Ganzes, außerdem wird auf diese Art auch unbewusst das Zusammengehörigkeitsgefühl der Darsteller gestärkt. Der Rest des Körpers, also der Rumpf, die Arme und der Kopf sind schwarz gekleidet, auch der Kopf ist mit einem dünnen schwarzen Tuch bedeckt.

Jetzt geht es daran, die Fantasie umzusetzen. Suchen Sie sich eine Musik aus, die man gut mit einer aufgehenden Seerose in Verbindung bringen kann. Hören Sie sich diese in Ruhe an und stellen sich dabei Ihr Bild von der Blume vor. Ob klassisch, ethnisch oder Naturmusik, jede Art hat ihren besonderen Reiz und kann Ihren Tanz unterstützen. Das, was Ihnen gefällt, ist entscheidend. Die Musik regt die Fantasie noch zusätzlich an und hilft bei der Erarbeitung der nun zu erstellenden Choreographie.

Die Ausgangsbasis ist allerdings Folgende: Sie legen sich alle auf den Rücken auf den Boden. Wollen Sie sich von Anfang an zu einem Kreis legen? Egal, ob Sie so liegen oder erst einmal nebeneinander: Sie bleiben die ganze Zeit auf dem Boden. Wenn es Ihnen auf Dauer zu hart wird, legen Sie sich eine zusammengefaltete Decke unter den schwarzen Bodenbelag. Vergegenwärtigen Sie sich alle noch einmal das Bild, das Sie entwickeln wollen: Sie sind eine Knospe und bereiten sich darauf vor, Ihre ganze Pracht zu entfalten und sich in Ihrer vollen Schönheit der Welt zu präsentieren.

Experimentieren Sie erst einmal ein Weile mit Ihren Beinen und der Musik: Die Knie werden an den Bauch gezogen, die Beine heben und senken sich, gehen ganz hoch in die Kerze, klappen über den Kopf hinaus bis zum Boden ... Ja, das mag am Anfang wie Turnübungen aussehen, das ist normal. Meistens macht erst jeder für sich diese Bewegungen, aber schon bald werden erste Kontakte mit dem Nachbarn geknüpft: Wie sieht es denn aus, wenn sich die Fußspitzen berühren, sich miteinander im Wind wiegen?

Dann kombinieren Sie die Bewegungen, einigen sich auf eine Reihenfolge und legen sich aber nicht total fest, in dem, was Sie tun. Bleiben Sie offen, reagieren Sie auf das, was passiert. Eine Blume geht nach langem Sonnenschein auch anders auf als nach einem heftigen Regenguss, einem Windstoß oder wenn ein Insekt just in dem Moment an ihrem Stängel hoch krabbelt. Was ist Ihre Situation als Knospe, werden Sie sich darüber klar und fühlen sich in die Situation ein: Mit verführerischer Langsamkeit pflegt sich die Knospe und bereitet dann langsam und genussvoll ihren großen Auftritt vor, präsentiert sich sinnlich der Welt. Die Blume wird sich auf so zauberhafte Weise entfalten, dass nicht nur Sie als Darsteller, sondern später auch die Zuschauer dem Prozess gebannt folgen werden.

Karneval der Tiere

Sind Sie bereit für den nächsten Schritt? Jetzt wird der ganze Körper mit Leuchtfarbe geschminkt. Spielen Sie mit den Farben, lassen sich davon inspirieren oder gehen ganz ins Gegenteil und spielen mit Kontrasten, mit den Nichtfarben schwarz/weiß. Die sind gerade im UV-Licht besonders reizvoll, weil das Schwarze ja sowieso nicht zu sehen ist und die Fantasie des Zuschauers den Rest ergänzt.

Können Sie sich ein Zebra im Schwarzlicht vorstellen? Nur muss man hier natürlich fluoreszierendes Weiß benutzen, das normale Clownweiß leuchtet nicht, wirkt im UV-Licht grau. Eigentlich brauchen Sie ja nur die weißen Streifen zu schminken, die nackte Haut wird kaum wahrgenommen, aber wenn Ihr Modell sich komplett geschminkt wohler und angezogener fühlt, wird der ganze Körper geschminkt. Nehmen Sie für die breiten Streifen breite Flachpinsel, die 8er sind dafür ideal, für die schmaleren Streifen im Gesicht dementsprechend feinere. Der Kopf ist schwierig zu schminken, weil sich die Kopfform doch sehr von der menschlichen unterscheidet. Sie können es sich leichter machen und eine fertige Zebra- oder Pferdekopfmaske aufsetzen, die Sie dem Kostüm entsprechend als Zebrakopf mit derselben Leuchtschminke geschminkt haben. Den schwarzen Schweif und die Mähne würde man natürlich nicht im Schwarzlicht sehen, aber Sie können sie ja gestreift ansprühen oder Schleifchen hineinbinden, das gibt dem Zebra einen speziellen Charakter.

Jetzt kommt der große Auftritt des Zebras im Schwarzlicht. Wie wäre es mit einem Solo? Wagen Sie es? Was halten Sie denn von der Idee, dass sich das Zebra für Karneval fertig macht? Wie könnte so etwas aussehen? Haben Sie schon eine Vorstellung von einem verkleideten Zebra? Ein neckisches Hütchen reicht da nicht, das geht garantiert besser. Spielen Sie erst einmal mit verschiedenen Bildern herum. Stöckelschühchen, ja warum nicht? Die Schleifchen gestatten solche Gedanken und führen in die Richtung. Wenn Sie ein Endbild im Kopf haben, dann suchen Sie als nächsten Schritt Möglichkeiten, um dieses Bild zu gestalten.

Hier ist mal so ein Bild, Sie werden garantiert auf eigene gute Ideen kommen: Das fertige Zebra hat einen knallroten Mund, Schleifchen im toupierten Schweif und in der toupierten Mähne, Stöckelschuhe und außer den weißen auch kunterbunte Streifen.

Das bedarf einiger Vorbereitung, aber der Effekt belohnt den Aufwand. Das Zebra wird kunterbunt geschminkt, immer ein weißer Streifen neben einem bunten. Die klare Abgrenzung der einzelnen Farben nebeneinander gelingt Ihnen mit einem durchgeschnitten Schminkschwämmchen, die genaue Anwendung haben Sie ja schon im Kapitel „Kunst am Körper"/„Der Künstler" (S. 94 f.) gelesen. Die Schminke muss nicht so dick aufgetragen werden, weil sie eine hohe Leuchtkraft hat und sehr schnell auf der Haut trocknet. Schminken Sie am besten erst alle weißen Streifen. Wenn Sie am Ende angekommen sind, werden die ersten Streifen garantiert trocken sein und sie können leichter die Zwischenräume schminken, ohne dass etwas verschmiert oder ineinander läuft. Nehmen Sie sich auch beim weiteren Schminken nicht jedes Feld einzeln vor, sondern nehmen erst das Leuchtgelb und füllen damit mehrere Streifen, danach waschen Sie den Pinsel mit warmem Wasser aus oder nehmen für die nächste Farbe einen anderen sauberen Pinsel. So bleiben die Farben sauber und rein. Jetzt muss die Schminke trocknen. Wenn Sie wollen, können Sie mit einem Föhn nachhelfen. Die Zebra- oder Pferdekopfmaske ist schon fertig nachgeschminkt und auch mit Leuchtschminke behandelt.

Nach dem Trocknen wird ein dünner schwarzer Stoff über den geschminkten Körper gelegt und so mit einer Schere eingeschnitten, dass die bunten Felder mit schwarzen Stoffstreifen bedeckt sind. Sie werden unten am Bauch mit doppelseitigem Klebeband zusammengehalten. Bitte nicht zu stark aufeinander drücken, denn oben auf dem Rücken werden die Streifen mit einem Tacker an ein festes Stück schwarze Pappe getackert. Wenn eine schwarz gekleidete Gestalt, die ja vom Publikum vor dem schwarzen Hintergrund nicht gesehen wird, diesen schwarzen Stoffstreifen fortzieht, steht ganz plötzlich das bunte Zebra da.

Ob das Zebra sich im vorhergehenden Prozess nun selber anpinselt, Pinsel angeflogen kommen und an dem Tier herummalen (auch die Pinsel werden von schwarz gekleideten unsichtbaren Helfern geführt) oder bunte Tücher vom Himmel fliegen, die wie bunte Schneeflocken am Fell heruntergleiten und im Vorbeirauschen die Streifen färben – alles ist möglich. Oder haben Sie eine andere Idee? Nur zu!

Jetzt haben Sie jede Menge Anregungen bekommen. Wenn Sie auf technische Schwierigkeiten stoßen, überlegen Sie, was Sie erreichen wollen und Ihnen wird garantiert eine Lösung einfallen. Viel Spaß beim Tüfteln und Experimentieren.

7 Haarige Angelegenheiten

In diesem Kapitel wird die Aufmerksamkeit auf die Gestaltung der Haare gelegt, die der Maske einen perfekten Rahmen gibt. Ganz gewöhnliche Alltagsgegenstände verwandeln die Haarpracht zu einem außergewöhnlichen Kopfschmuck. Am Beispiel eines Schulfestes wird gezeigt, wie die Gestalter am Schminkstand und diejenigen, die am Nachbarstand die Haare stylen sich gegenseitig inspirieren können. Eine Modenschau, bei der die fantasievollen Ergebnisse präsentiert werden, bildet den krönenden Abschluss dieses Festes.

Schließlich wird auch noch beschrieben, wie der Charakter einer Bühnenfigur schon allein durch die Gestaltung der Haare betont wird.

Materialien voller Überraschungen

Zuerst werden Ihnen Materialien vorgestellt, mit denen man ganz verrückte Effekte erzielen kann. Das Besondere an diesen Materialien ist, dass sie in fast jedem Haushalt zu finden sind. Lassen Sie sich überraschen und befreien Sie sich von der Vorstellung, dass Plastiktüten nur für Einkäufe und als Mülltüten nützlich sind – mit ihnen kann man fantastische Frisuren machen. Das Gleiche gilt für Wattestäbchen, Eisbecherdekorationen, Lametta, Wattebäuschchen, Plastikblumen, Strohhalme ... Sie werden bald mit anderen Augen durch die Welt gehen: Alles was Ihnen begegnet, stellen Sie sich auf dem Kopf vor, wetten? Und wenn Sie das nächste Mal Alufolie für den Sonntagsbraten suchen, dann schauen Sie mal in Ihrem Schminkkoffer nach, denn Sie werden mittlerweile wissen, was für tolle Effekte man mit Alufolie im Haar hervorzaubern kann.

Schauen wir uns diese Materialien mal genauer an.

Plastiktüten

Ob bunte Plastiktüten oder einfarbige Mülltüten, mit beiden Variationen können wundervolle Kreationen entstehen, die sehr futuristisch aussehen und sich besonders gut für lange Haare eignen.

Schneiden Sie Mülltüten in schmale, ca. 2 cm breite Streifen. Die Haare werden in unterschiedlich starken Strähnen geteilt und am Haaransatz mit Gummis abgebunden.

Die Streifen werden dann um die einzelnen Strähnen gewickelt und zwar so, dass die Haare vollständig bedeckt sind und die Plastikstreifen mit jeder Umwicklung die vorherige etwas abdecken. Es entsteht so eine biegsame Gestalt, die man am Ende noch wunderbar drehen, biegen oder formen kann. Die Enden werden mit Klebestreifen festgemacht. Wer will, kann die Haaransätze noch mit Strähnchenfarbe gestalten.

Werden für die Frisur blaue Mülltüten verwendet und Gesicht und Hände bläulich geschminkt, so wirken die Figuren wie Wesen von einem anderen Planeten.

Grüne Mülltüten und grünes und schlammfarbenes Make-up lassen die Spieler wie Wassermänner oder Moormenschen erscheinen (siehe auch: „Medusa, S. 58)".

Bunte Plastiktüten, die bestimmte Modegeschäfte gern als auffallende Werbeträger benutzen, und kunterbuntes Make-up verwandeln einen Menschen in einen Flower-Power-Helden, eine Raverin oder einem Love-Parade-Teilnehmer.

Und gelt man die Haare ein und bindet die Haare nur zu einem einzigen Zopf zusammen, der dann in Plastikstreifen gewickelt wird, dann erinnert das an einen buddhistischen Mönch.

Plastikblumen oder Eisbecherdekorationen

Diese Dekorationen lassen eine Figur ganz paradiesisch und exotisch wirken. Ein leuchtendes, oranges, zartrosa oder rotes Make-up unterstreicht hier das blumige Aussehen. Die Eisbecherdekorationen (oft tropische Papierfrüchte, Palmen o. Ä.) sind meistens auf dünnen Holzstäbchen und können leicht ins Haar gesteckt werden, besonders, wenn dieses etwas gedreht, zusammengebunden oder hochgesteckt ist. Einzelne Blumen werden mit dünnem Draht umwickelt und können so in die Haare gesteckt oder um Haarsträhnen gewickelt werden. Diese Dekorationen sehen besonders schön in Hochsteckfrisuren aus, egal, ob diese nun gerade auf dem Kopf oder schief an der Seite sitzen – jedes Mal wirken sie anders. Schön sehen auch mehrere Plastikblumen aus, die hintereinander an einen Zwirn gebunden, im Haar befestigt werden und herunterhängen, das gibt dem Aussehen einen leichten „Hawaii-Touch", denn die Girlanden können ja auch als Kette noch um den Hals getragen werden.

Trinkhalme

Trinkhalme gibt es in unterschiedlichen Farben und Stärken, gerade oder mit Knick und jedes Mal wirken sie anders. Allein die Farben geben einer Frisur eine starke Aussage. Schwarzhaarige (oder schwarz gefärbte oder gegelte Haare) bekommen mit einem streng auf den Kopf gebundenen Knoten, durch den man ein paar rote Trinkhalme spießt, einen asiatischen Ausdruck, erst recht, wenn das Make-up weiß, die Lippen kirschförmig und knallrot und die Augen mandelförmig geschminkt werden.

Ein paar türkise Halme, kreuz und quer durch eine locker und scheinbar nachlässig hochgesteckte Strähne haben eine heitere, unbeschwerte Wirkung. Dieselben Halme, vereinzelt und mit Lametta in einer Hochsteckfrisur eingebunden, wirken dagegen eher elegant, geeignet für eine Abendveranstaltung (siehe S. 123).

Wickelt man die geraden Halme mit dünnem Draht um einzelne Strähnen, die dann gerade wie Strahlen um die Schultern fallen, wirkt der Kopf futuristisch, das Wesen starr, wie von einem anderen Stern.

Bei dieser Frisur aus Strohhalmen und Lametta wurde zunächst ein Teil der Haare zum Knoten auf dem Kopf befestigt und dann einzelne Strähnen mit einer Webnadel durch die Strohhalme gezogen (rechts)

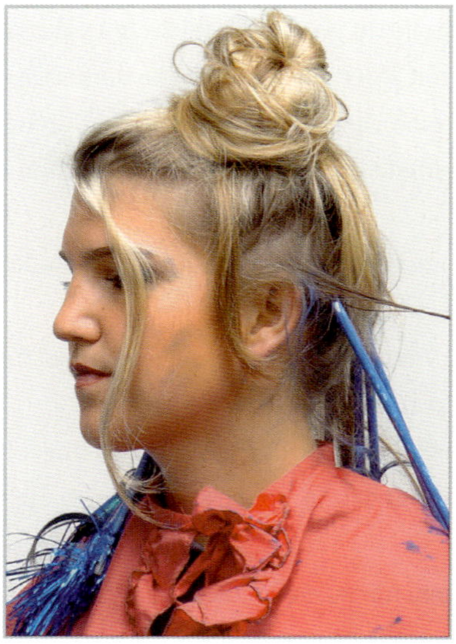

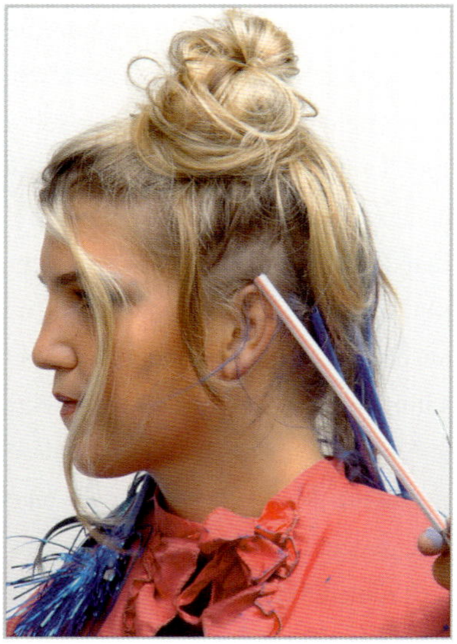

Danach werden die Halme in der gewünschten Farbe angemalt und an ihre Enden mit Tesa-Film Lamettabüschel geklebt

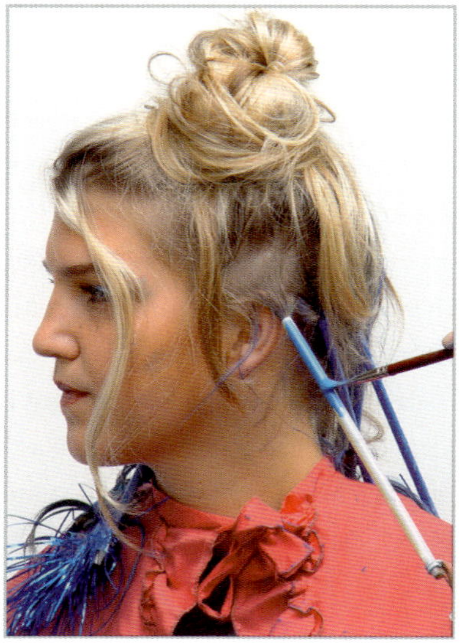

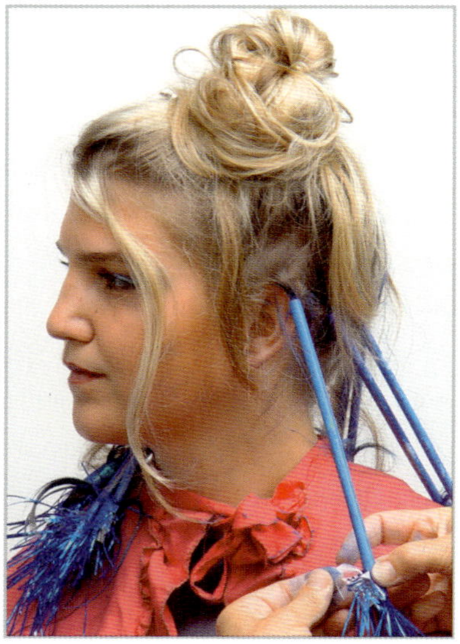

Zum Abschluss wurde der Haarknoten ebenfalls mit Lametta umwickelt; zusammen mit dem richtigen Make-up entsteht so eine einfache, aber wirkungsvolle Verkleidung

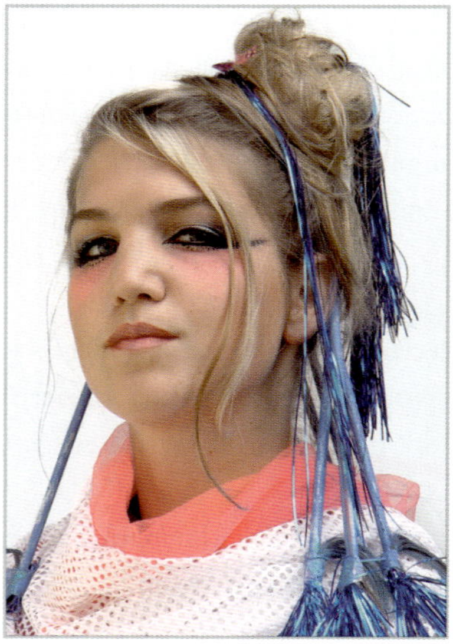

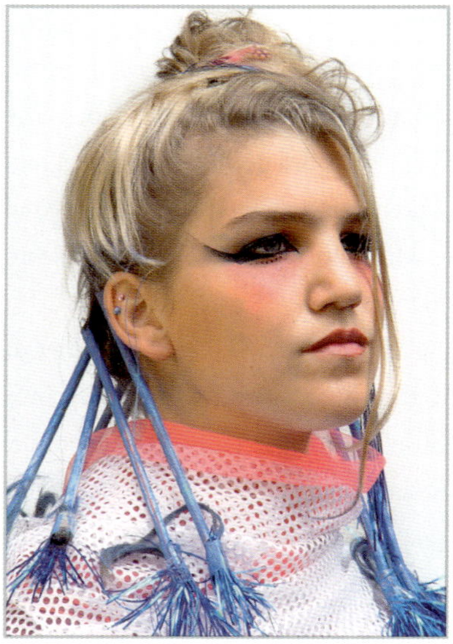

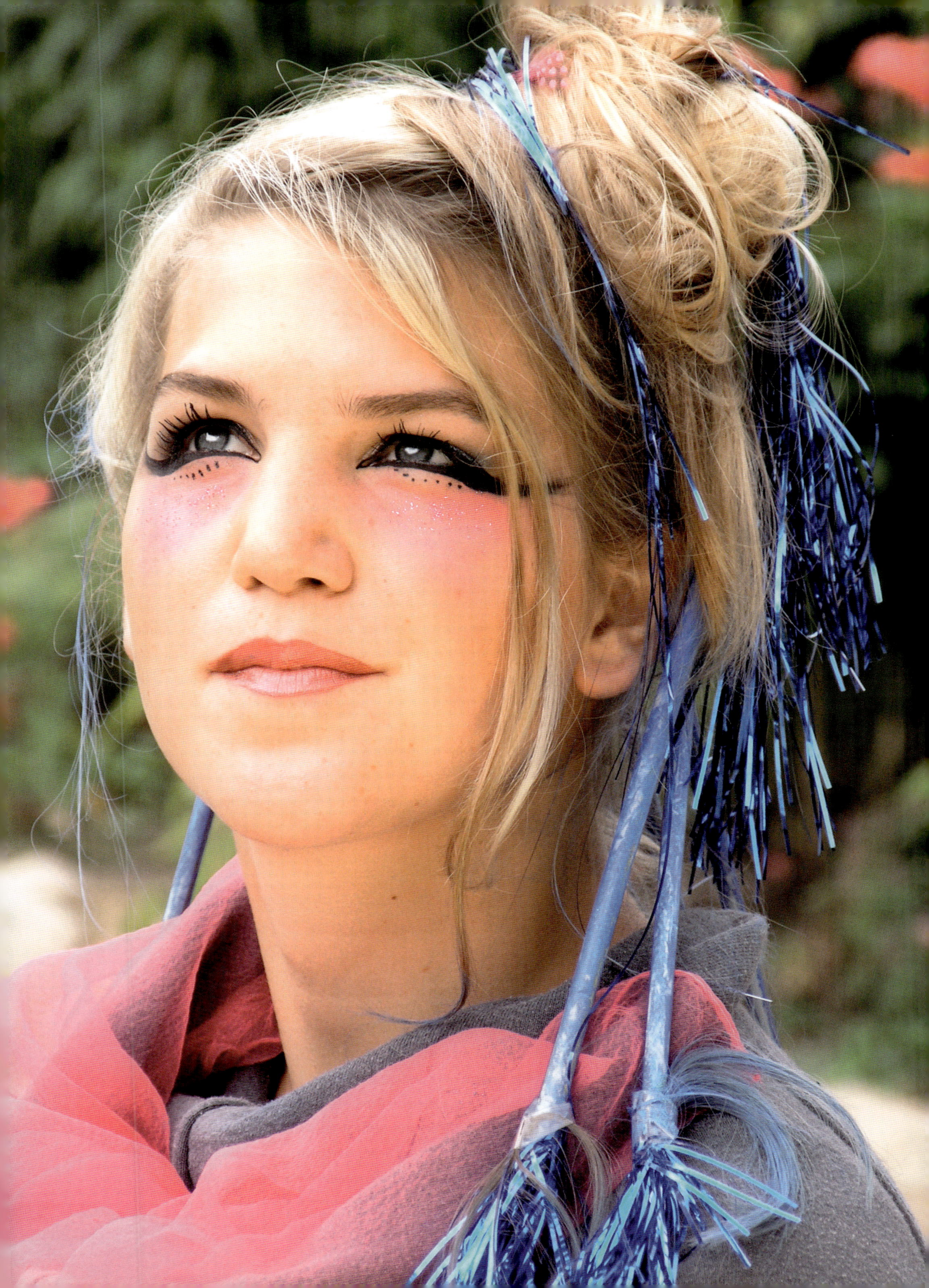

Lametta, Silberpalmen, Sternenketten

Diese Dekorationen eignen sich wunderbar für Karaoke-Veranstaltungen, Play-Back-Shows, Varietéprogramme, für eine Modenschau oder andere Showprogramme, wo ein auffälliges Glimmer- und Glitteraussehen dazugehört. Alles, was glitzert und reflektiert, ist hierfür gut und wirkt noch stärker durch ein Glimmermake-up auf der Haut und auf den Augen.

Die oben beschriebenen Teile sehen gut aus in Hochsteckfrisuren, wirken aber auch in stark toupierten Haaren. Gedrehte lange Strähnen, die zusammengebunden auf dem Kopf wie kleine Türmchen stehen, bekommen einen spleenigen Touch, wenn daraus die Silberpalmen herausgucken, die bei jedem Schritt aufreizend wippen.

Die Sternchenketten, die besonders beliebt zur Weihnachtszeit sind und dann gern zur Dekoration von Adventskränzen oder Tannenbäumen dienen, sind aus dünnem Draht, den man wunderbar ins Haar drehen kann.

Lametta, mittlerweile in allen Farben zu erstehen, sieht büschelweise in Haarsträhnen gebunden, sehr effektvoll aus. Die Lamettastreifen werden dazu einfach aufgerollt, mit Klebestreifen zusammengehalten und dann mit einem Klämmerchen im Haar festgemacht oder mit einem Haargummi um einzelne Haarsträhnen gebunden (siehe S. 122).

Alufolie

Dieses Material ist einfach fantastisch: Es lässt sich gut formen und wirkt glatt oder auch geknittert sehr intensiv. Schneidet man es in schmale Streifen und wickelt es um die Haarsträhnenenden, funkeln diese wunderschön im Scheinwerferlicht. Man kann genauso gut auch große Stücke Alufolie um Haarteile wickeln oder ganze Flächen wie Hauben um den Kopf legen. Dann können in diese wie beim Strähnchenfärben Löcher in die Folie gestochen werden und einzelne Haarsträhnen herausgezogen und farbig gestaltet werden. Es können aber auch andere Dekorationen mit Klebestreifen an der Folie festgeklebt werden. Damit die Haube nicht rutscht, kann ein festes Gummi um die Außenkante gezogen werden, das mit einem Tuch, einem aufgeklebten Alustreifen o. Ä. verdeckt wird. Wenn sie nicht zu sehr beladen ist und leicht bleibt, kann die Haube auch mit Klämmerchen am richtigen Haar festgesteckt werden.

Federn

Natürlich denken bei Federn viele erst einmal an Indianer und sehen ihr Modell schon mit einem schönen, mit Federn besteckten Haarschmuck der Häuptlinge. Das sieht auch toll aus. Es wirken aber auch einzelne schöne Federn an einer Seite ins offene Haar gebunden oder aus einem Haarknoten herausragend. Es brauchen dafür keine exotischen Vögel gerupft zu werden, einfache Hühnerfedern, mit Farbe angesprüht, wirken genauso toll.

Auch kurzhaarigen Modellen kann man solche tollen Frisuren gestalten. Das Geheimnis liegt in doppelseitigem Klebeband, auf dem man wunderbare leichte Objekte befestigen kann. Aber auch Glimmer und Glitzer, Wolle, Federn oder andere Materialien lassen sich an diesen Streifen gut befestigen. Gerade auf Kurzhaarfrisuren halten die Streifen wunderbar und es braucht ja nicht der ganze Kopf mit dem doppelseitigen Klebeband beklebt zu werden. Oft ist eine Stelle gut gestaltet und betont viel wirksamer. Der Träger des Schmuckes wird diese Entscheidung garantiert sehr begrüßen, denn es ziept doch, wenn der Streifen dann wieder abgezogen wird.

Die Vier Jahreszeiten

Jetzt schauen wir, wie wir diese Anregungen auf einem Fest anwenden können. Das kann zum Beispiel auf Schulfesten zu einem der Höhepunkte werden. Hier hat das Schulfest das Motto „Die vier Jahreszeiten". Die SchülerInnen und Gäste stellen sich aus der Vielfalt der gespendeten Kostüme und Tücher ein ausgefallenes Fantasiekostüm zusammen. Neben dem Schminkstand wird ein zweiter aufgebaut, an dem die Haare gestylt werden. Hand in Hand wird dann gearbeitet, manchmal inspiriert das Make-up zu fantasievollen Frisuren, ein anderes Mal wird zuerst frisiert und das Make-up kommt schillernd hinzu.

Das Gesamtkunstwerk wird dann auf einer Modenshow präsentiert.

Im Folgenden geht es nicht darum, Coiffeurmeister zu werden, es wird nicht geschnitten oder an dem Haarschnitt herumexperimentiert. Der vorhandene Kopfputz, die Rolle, das Kostüm und/ oder das Make-up sollen inspirieren und zu einmaligen, manchmal auch zu wiederholbaren Frisur-Kreationen führen.

Die meisten mögen es, wenn ihnen „in den Haaren herumgefummelt" wird, müssen sie doch hier keine Schere und womöglich dauernden(!!!) Schaden wie nach einem Friseurbesuch fürchten. Jüngere Kinder mögen allerdings oft kein Haarspray. Auch muss man damit rechnen, dass die Kinder am Anfang ein wenig Scheu haben, so gestylt über den Schulhof zu laufen und angestarrt zu werden. Hilfreich sind dann mutige Kinder, die Vorreiter sind und die es genießen, aufzufallen und angestarrt zu werden. Es kann Ihnen also passieren, dass Sie dieselben Kinder mehrmals an Ihrem Stand haben werden, weil sie im Laufe des Festes immer mutiger werden und ihre Haare noch aufgemotzter gestaltet haben möchten. Denn aufzufallen ist ja auch mal ganz schön, oder?!

Frühling

Material: Tisch, Stühle, Kämme, Bürsten, Stielkämme, Klammern, Haargummis, Haarspray, Strohhalme, Pfeifenreiniger, Alufolie, Schere, Garn, bunte Plastiktüten, Gel, Wattestäbchen, Spiegel, Schüssel, Wasser, Frisierumhang, Handtücher, Küchenrolle

Eins der Mädchen hat ein Frühlingskostüm gestaltet und sieht wie eine wunderschöne Blume aus – die bunten Chiffontücher lassen das ganze Kostüm leicht und beschwingt wirken. Das Gesicht ist grün geschminkt, die Lippen leuchten knallrot und um die Augen ist ein zarter roter Hauch gelegt worden. Das Mädchen wirkt wie eine Ahnung von einer bald erblühenden Blume. Da liegt es auf der Hand, dass die Haare zu einer Blüte gestaltet werden. Die langen Haare werden durchgebürstet, dann auf dem Kopf mit einem Gummi zu einem Zopf zusammengebunden. Das geht am besten, wenn der Kopf nach unten gebeugt und die Mähne dann zusammengefasst wird. Der Hauptteil der Haare wird dann zu fünf gleichstarken Strähnen aufgeteilt, einige Haarsträhnen werden nicht erfasst, die kommen später an die Reihe. Fünf lange Pfeifenputzer oder leichter ummantelter Draht werden zu fünf Blütenblättern geformt, die einzelnen Haarsträhnen dann um jeden einzelnen Draht gedreht und am Ende mit einem kleinen Gummi festgemacht. Die Enden der Drähte werden ein wenig umgeknickt und in das Gummi am Haaransatz eingedrückt. Damit die Drähte nicht so schnell herausrutschen, wird um diesen Ansatz von außen noch ein Tuch geschlungen und festgeknotet (S. 126). Die „Blüten" können dann noch mit rotem Haarspray ein-

Für die spätere Blüte werden die Haare erst einmal zu einem festen Zopf gebunden; für die einzelnen Blütenblätter werden aus Draht fünf Schlaufen gebogen und in die Haare gesteckt (rechts)

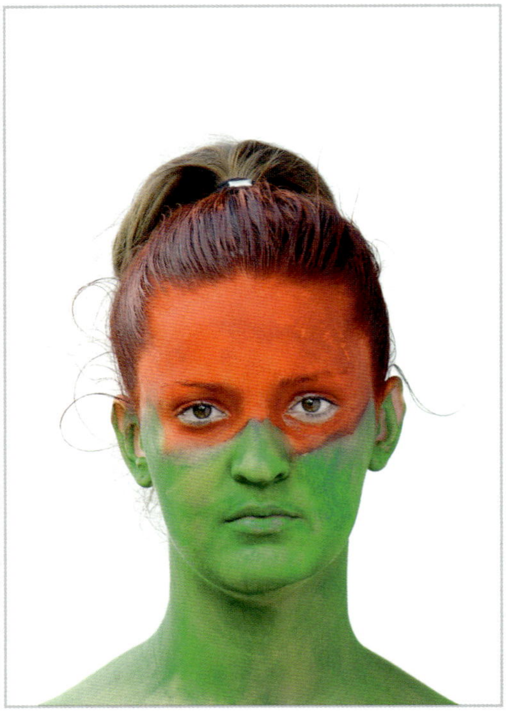

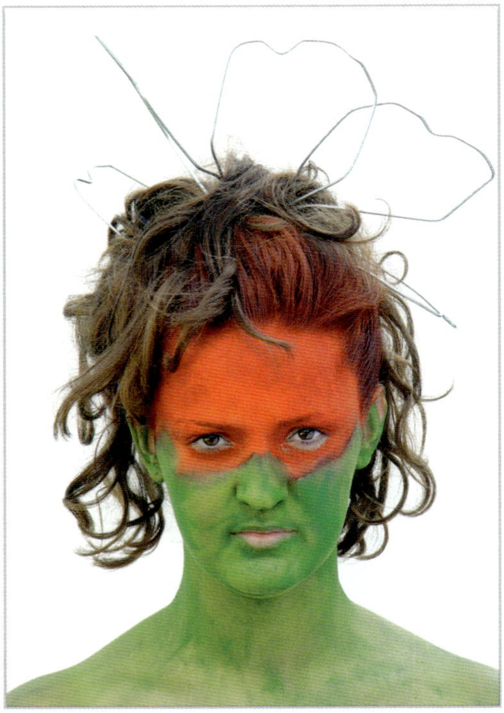

Nachdem die Drahtschlingen mit gelbem Chiffontuch umwickelt wurden, werden die einzelnen Haarsträhnen des Zopfes ebenfalls darum gewickelt; zum Abschluss werden noch weitere Tücher großzügig ins Haar gebunden und ein Schmetterling darauf befestigt. Parallel dazu wird das Gesicht rot und grün passend zur Blüte geschminkt – die Blume ist fertig!

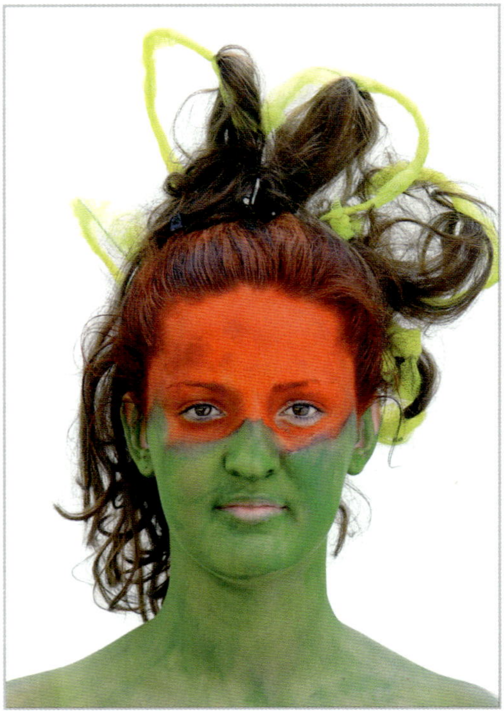

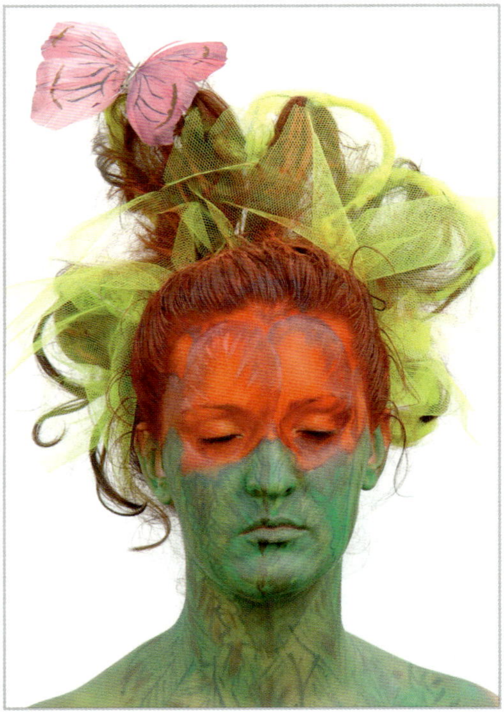

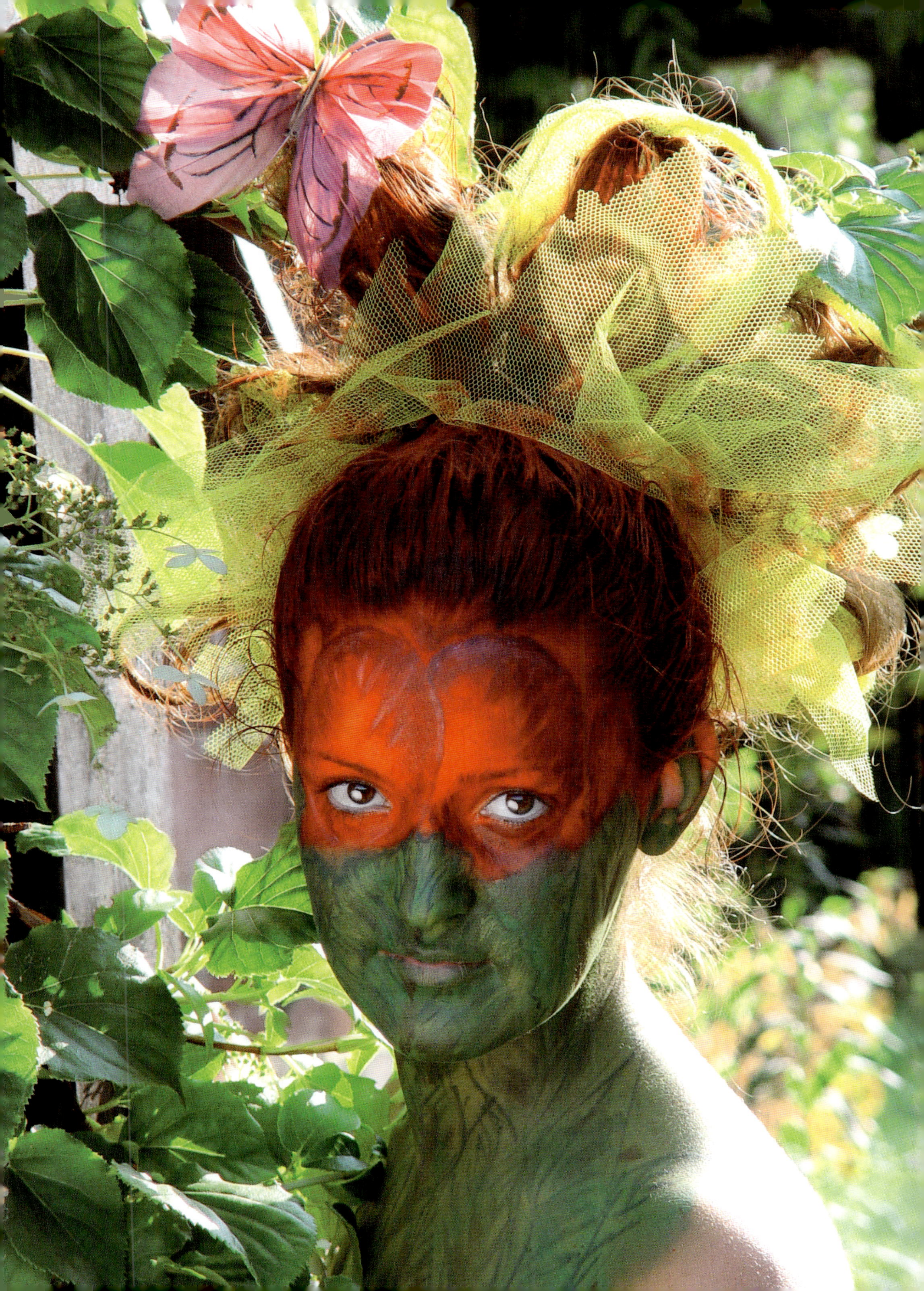

gesprüht werden. In den Haaransatz kommen noch ein paar Pfeifenputzer, deren Enden zu kleinen Knoten gebogen sind. Wer will kann die Enden noch ansprühen – fertig sind die Blütenpollen.

Die einzelnen Strähnen, die nicht zu Blütenblättern geformt sind, sprüht man dann mit Haarspray stark ein und formt sie zum Ende hin spitz. Auch sie werden entweder rot oder grün angesprüht und bilden einen guten Kontrast zu den runden anderen Blütenblättern. Einige bunte Chiffontücher in das Haar gesteckt unterstreichen noch die leichte, beschwingte Wirkung der Blume (S. 127).

Sommer

Ein Junge und ein Mädchen wollen als Möhren bei der Modenschau den Sommer vertreten. Ihrer Meinung nach passt das gut zum Sommer, weil sie beide gern in Opas Garten Möhren aus dem Beet ziehen.

Die beiden haben sich aus dem Kleiderberg höchst interessante Sachen gewählt: orange Leggins und orange Rollkragenpullover. Und jetzt wollen sie zu Möhren gestaltet werden.

Das Mädchen hat lange Haare, das ist gar kein Problem. Auch ihr werden die Haare wie beim Frühling mit einem Gummi auf dem Kopf zusammengebunden und im Kreis um den Kopf gelegt. Die Spitzen werden mit grüner Haarsträhnchenfarbe angestrichen. Wie gut, dass auf dem Schulhof Farn wächst. Der wird jetzt ein bisschen gerupft. Die einzelnen Farnblätter werden kreisförmig mit in den Haaransatz und ins Haargummi gesteckt und bedecken so den ganzen Kopf, unten schauen nur noch die grüngefärbten Haarspitzen heraus. Das Gesicht wird dann nur noch mit Nassschminke orange geschminkt, auch die Lippen und die Augenlider werden orange. Das sieht klasse aus.

Der Junge hat ganz kurze Haare, da nutzt auch das tollste Haargummi nichts, aber er möchte auch so ein prächtiges Möhrengrün haben. Die Lösung bringt eine Einmal-Duschhaube aus einem Hotel. Das Plastik ist so dünn, dass man mühelos die Farnblätter um die Mitte herum im Kreis hineinstecken kann. Vorsichtshalber werden sie innen noch mit Klebestreifen festgeklebt, das sieht man ja nicht. Die langen Farnblätter verdecken den Rest der Duschhaube. Das Ergebnis kann sich sehen lassen. Die Möhren ziehen zufrieden ab (und gewinnen bei der Modenschau vielleicht den Preis für das originellste Kostüm).

Herbst

In hohen Stiefeln, mit langem Mantel und Schal kommt der Junge daher, viel ist von seinem Gesicht nicht zu sehen, er muss sich wohl sehr gegen die Herbststürme und vor dem vielen Regen schützen. Hier ist „Regen“ das Stichwort. Die Haare werden mit viel Gel eingerieben und zu nassen Strähnen gekämmt, die an den Spitzen zusammengedrückt werden, damit der nasse Eindruck noch verstärkt wird. Der Junge hat schulterlanges Haar, deshalb können an die Enden der Haarsträhnen auch noch kleine Glaswassertropfen gebunden werden, die den vor Wasser triefenden Eindruck noch verstärken. Ein einsames braunes Haar wird noch mit einer kleinen Klammer an einer Haarsträhne festgemacht. Das sieht so aus, als ob es zufällig dort Platz genommen hat, ist aber ein Blickfänger.

Das ist schon alles, aber mit dem Make-up zusammen sieht der Junge gekonnt aus: Das Gesicht wird mit Vaseline, in die ein wenig blaues Make-up hineingerührt worden ist, eingecremt.

Das glänzt schön und sieht so aus, als ob der Junge blaugefroren und sein ganzes Gesicht nass ist. Der Clou sind die Regentropfen, die ihm mit einem blauen Kajalstift auf die Haut gemalt werden. An den Stellen muss man die Vaseline mit einem Wattestäbchen wegwischen, damit die Farbe besser haftet und nicht verwischt. Mit einem schwarzen Eyeliner können die Ränder der Wassertropfen noch mehr betont werden, sie sind so deutlicher zu erkennen. Kurz vor seinem Auftritt sprüht er sich mit einem Wäschesprüher noch das Gesicht ein, damit die Tropfen noch echter wirken. Dass auch der Mantel und die Stiefel mit Wasser eingesprüht werden, versteht sich von selbst, oder?

Winter

Das Mädchen will als Eisprinzessin auf der Modenschau auftreten. Es hat sich einen schwarzen Pullunder und einen langen schwarzen Rock ausgesucht und in den Ärmelausschnitten des Pullunders mit Sicherheitsnadeln blaue, mit Silberfäden durchzogene Tücher befestigt. Um die Taille hat sie auch solch ein Tuch geschlungen und daran einige dieser Tücher an den Spitzen mit Sicherheitsnadeln festgemacht. Sie flattern jetzt wie graublaue Wolken über den schwarzen Rock. Ein weiteres dieser Tücher hat sie aufgerollt um den Hals gebunden und die Enden in den Rockbund gesteckt.

Beim Anblick des Make-ups wird es einem schon kalt: Ganz weiß ist das Gesicht geschminkt, die Lippen, Augenbrauen und Augenlider sind blau-weiß. Die Hände brauchen nicht unbedingt weiß geschminkt zu werden, weil sie von den langen Tüchern verdeckt werden.

Die Frisur muss natürlich diesen eisigen Eindruck verstärken. Deshalb wird das lange Haar zu vielen kleinen Zöpfen gebunden, die auf dem ganzen Kopf verteilt sind, wahllos, es muss keine Struktur zu erkennen sein. Manche Zöpfe sind dicker, andere dünner – auch hier keine Ordnung. Die oberen einzelnen Zöpfe werden stark toupiert, dann großzügig mit Haarlack eingesprüht und an den Enden mit kleinen Haargummis versehen. Sie halten die Haarspitzen zusammen und können am Ende herausgezupft werden, durchaus aber auch in den Haaren bleiben.

Die unteren Zöpfe werden nur dick mit Haarlack versehen und dann zu einzelnen Strähnen geformt, die um die Schulter herum verteilt werden.

Die ganze Haarpracht wird schließlich noch mit blauer Strähnchenfarbe oder blauem Haarlack eingesprüht, so dass die einzelnen Strähnen wie Eiszapfen wirken – das Mädchen sieht einfach „cool" aus.

Gemeinsam auf dem Laufsteg

Die Zusammenarbeit von Kostümgestaltung, Make-up und Hair-Styling macht bei allen Modellen das tolle Ergebnis aus. Jeder greift die Idee der anderen auf und lässt dann seine eigene Fantasie lebendig werden.

Die Modenschau ist ein Augenschmaus, auch, weil die Jungen und Mädchen ihre Typen so gut und glaubwürdig darstellen: Der Frühling geht leicht und beschwingt, die Chiffontücher wehen freudig um das Gesicht und den Körper, die Möhren des Sommers drehen sich um sich selbst, damit sie von allen Seiten bewundert werden können. Der Herbst zieht mit hochgeschlagenem Mantelkragen über den Laufsteg (der aus zusammengestellten Schultischen besteht) und genießt den Clou, den er mit einem Freund ausgeheckt hat: Eine Gießkanne voll Wasser ist an der Decke befestigt. An der Gießtülle ist ein Seil befestigt, dessen anderes Ende der Freund hält und genau zum richtigen Zeitpunkt gezogen wird und den Herbst „im Regen stehen“ lässt. Die Wirkung wird noch unterstützt, weil der sich wie ein nasser Hund schüttelt und die herumfliegenden Tropfen bei den Zuschauern natürlich lautes „Ihh-Geschrei“ auslösen. Mit so einer Ablenkung kann der Winter unbemerkt auf die Bühne kommen und dort verharrend stehen. Auch dieses Ausharren will gelernt sein, denn bis der Herbst abgeht, das Kreischen abebbt und der Spot die Aufmerksamkeit auf den Winter lenkt, vergeht eine Weile, aber gerade das Starre wirkt und unterstützt die Kälte. Mit ganz langsamen Bewegungen (auch um nicht auf den nassen Tischen auszurutschen) geht der Winter dann wieder von der Bühne.

Blumen- und Gemüsefest

Mit ein paar Kniffen können Sie die oben beschriebenen Kostüme auch auf einem Themenfest oder auf einem Faschingsfest kreieren. Laden Sie ein paar Freunde ein und bitten Sie sie alles, was zu Blumen- oder Gemüsearten verwandelt werden kann, mitzubringen. Das wird dann auf dem Fest gemeinsam untersucht und aus dem zusammengetragenen Material entstehen die Kostüme. Die Schminke wird vom Gastgeber gestellt.

Wie schnell so eine Verwandlung geschehen kann, haben Sie schon gerade beim Gestalten der Möhre erfahren. Nutzen Sie diese Anregung und übertragen Sie sie auf „Ihre“ Blume. Welche Blumen entstehen dann auf dieser Feier?

Margerite

Gesche hat zwei riesige Margeriten aus Stoff mitgebracht: Da ist die Idee doch sofort da. In das grüne Plastik, das die Blütenblätter zusammenhält, wird ein Schlitz geschnitten, durch den ein grünes Tuch gezogen wird. Damit wird später die Blüte auf dem Kopf festgebunden. Das ganze Gesicht, der Hals und die freien Stellen der Arme werden mit grüner Nassschminke geschminkt, die Arme mit demselben grünen Tuch wie das „Kopftuch“ umwickelt. Der Stoff geht über die Hände hinaus und fällt locker herunter. Wenn das Modell die Arme hebt, wirken die grünen Arme wie Blütenblätter.

Kaktus

Sven hat ein großes, graues Teddystoffstück mitgebracht. Das wird ihm von Jörn sofort aus der Hand gerissen, weil der jetzt seinen Traum verwirklichen kann: Er will als Kaktus, genauer als Schwiegermuttersitz, gehen. Den Blumentopf hat er schon um seine rundlichen Hüften: ein runder Draht, an dem er mit ein paar Sicherheitsnadeln einen braunen Stoff festgemacht hat. Jetzt schlingt er sich den grauen Fransenstoff um seinen Körper, stopft den unteren Teil in den „Blumentopf“ und hüllt auch seinen Kopf darin ein. Nur das Gesicht lässt er frei, atmen will der „Schwiegermuttersitz“ offensichtlich doch. Das Gesicht wird zum Stoff passend mit grauer Nassschminke geschminkt, mehr nicht. Das wirkt schon klasse. Nur oben auf dem Kopf fehlt noch etwas. Genau, eine kleine Plastikblume wird mit einer Sicherheitsnadel auf das Fell gesteckt. Perfekt.

Venusfliegenfalle

Frauke hat einen ganz ausgefallenen Wunsch. Sie will als Fleisch fressende Pflanze gehen. Das wird aufwändiger, aber sofort packen zwei mit an und die Haare werden zu einem Kunstwerk aufgebaut. Die ganze Haarpracht wird in fünf breite Strähnen (den Blütenblättern) aufgeteilt und stark mit Haarlack eingesprüht. Die Enden der Strähnchen werden auf dem Kopf zusammengebunden und mit auswaschbarer roter Strähnchenfarbe eingesprüht, schon ist die Blüte fertig. Damit das ganze Kunstwerk nicht einstürzt, wird in dessen Mitte eine dicke schwarze Spinne aus Wolle gesteckt – das sieht jetzt aus, als ob sie in einem Vogelkäfig sitzt. Das Gesicht wird dunkelgrün geschminkt, nur die Stirn wird mit einem hellgrünen Dermatographen in gezackte Flächen unterteilt, die mit hellgrüner Schminke ausgefüllt werden. Das Muster setzt sich auf dem Hinterkopf fort, hier werden die Haare mit grüner auswaschbarer Strähnchenfarbe zackig eingesprüht. Grüner Tüll, locker um den Hals drapiert, verhüllt noch mehr das Gesicht. Wer wird wohl als erstes Opfer in diese geschickte Falle gehen?

Passende Frisuren

Gerade ist deutlich geworden, wie man sich auch bei der Gestaltung der Frisur von ganz unterschiedlichen Stichworten, Eindrücken, Klischees und der eigenen Fantasie zu immer neuen Kunstwerken beflügeln lassen kann. Ganz fantasiereiche Geschöpfe sind dabei entstanden.

Auf der Bühne kann der Charakter einer Bühnenfigur allein schon durch die Frisur deutlich werden. Im nächsten Abschnitt werden deshalb verschiedene Rollen vorgestellt und dazu einige Frisurvorschläge gemacht: manche ganz klassisch und klischeehaft, andere futuristisch und ausgeflippt. Verlassen Sie sich ruhig auf Ihr Gefühl, was zu der Rolle passen könnte und schauen dann kritisch, ob die Frisur tatsächlich zu dem Rollenträger passt oder ob man etwas anderes versucht.

Im Folgenden wird von typischen Charaktereigenschaften einer Role ausgegangen. Allein mit einem Material, hier ist es Gel, wird deutlich, wie unterschiedlich das Haar wirken kann und die Charakteraussage unterstützt. Schauen wir uns nur die Rolle eines Vaters an: Er kann ein karrierebewusster Typ sein, der kaum Zeit für seine Kinder hat und diese auch so viel und so gut es geht in der Obhut seiner Frau lässt, er kann auch der sportliche Vater sein, der in jeder freien Minute mit seinen Kindern auf dem Fußballplatz anzutreffen ist, mit ihnen tobt und Abenteuer unternimmt. Der Vater kann aber genauso gut der Biedermann sein, der im knisternden Nylontrainingsanzug, Feinrippunterhemd und Schlappen vor der Glotze hängt und Fußball guckt. Allein diese Klischees lösen schon ganz unterschiedliche Bilder in den Köpfen aus. Alle drei mögen vielleicht Gel ins Haar bekommen und trotzdem wird die Wirkung jedes Mal anders sein:

Der Karrieretyp mit dem aalglatten Aussehen hat die Haare vielleicht seitlich gescheitelt und nach hinten gestylt, jede Haarsträhne liegt perfekt, die Augenbrauen sind mit einem Augenbrauenstift nachgezogen, um den markanten Ausdruck noch zu verstärken, er ist natürlich makellos glattrasiert.

Der Sportler hat auch Gel in den Haaren, aber diese werden danach gut durchgerubbelt, so dass der Eindruck entsteht, als käme er gerade nassgeschwitzt, aber guter Dinge vom Sportplatz. Die strubbeligen Haare sehen dann verwegen und unternehmungslustig aus.

Der Fernsehfußballheld wirkt mit den gegelten Haaren, die nach hinten glatt gestrichen sind, ungepflegt. Auch wenn der Schauspieler vielleicht gerade aus der Dusche kommt, meint der Zuschauer, den sauren Schweiß riechen zu können. Im Nacken werden mit doppelseitigem Klebeband noch ein paar schmierige Locken (z. B. vom Pudel) geklebt, damit der Angstschweiß des Mannes angesichts der Gefahren, die da seine Fußballmannschaft bestehen muss, auch noch betont wird. Die Augenbrauen sind wüst gebürstet (wenn sie nicht in dem Ausmaße vorhanden sind, müssen der Pudel und das doppelseitige Klebeband noch einmal ran) und auf die Wangen werden mit einem Kajalstift Bartstoppeln gezeichnet, was den schmierigen, ungepflegten Eindruck noch verstärkt. Sie sehen, dreimal wurde Gel verwendet und jedes Mal ist die Wirkung anders.

Bleiben wir beim Beispiel Gel und sehen, wie vielfältig dieses Material ist:

Schleimer – bei dem Wort allein sieht man schon die vor Fett triefenden Haare, die Haare werden eingegelt, ein Mittelscheitel gezogen und die gescheitelten Haare schön glatt nach unten gekämmt. So gestylte Haare unterstreichen noch ein biederes Aussehen, oder?

Das Mannweib wird auch mit Gel geschaffen. Egal, ob das Haar im Normalzustand kurz oder lang ist, wenn gegelte Haare streng zurückgekämmt werden, bekommt das Gesicht einen herben Zug. Werden die Augenbrauen dazu noch ganz schmal gezupft und mit einem Augenbrauenstift nachgezogen, wird dieser Eindruck noch verstärkt. So können Mädchen natürlich auch in Jungenrollen schlüpfen, ein kleiner Schnäuzer kann mit doppelseitigem Klebeband noch das Männliche unterstützen.

Die Mondäne hat zwar auch die Haare gegelt und hinter die Ohren gebogen, aber eine schwungvolle große, in die Stirn gedrehte Locke hebt den strengen Eindruck auf, gibt dem Gesicht einen ganz extravaganten Ausdruck, der noch durch Extremschminke (siehe Bühnenschminke) und lange Ohrringe betont wird.

Die Nostalgische bekommt durch Wellen in ihr gegeltes Langhaar den typischen Ausdruck. Die Wellenkämme sind in einem Frisörbedarfladen zu bekommen und zaubern wirklich traumhafte Effekte, die durch dünne geschwungene Augenbrauen noch verstärkt werden.

Die Ausgeflippte nutzt Gel in einer verrückten Variante. Auch sie bekommt ordentlich viel Gel ins Haar und dann werden mit einem Stielkamm Linien, Quadrate oder andere Muster gezogen. Die einzelnen Haarpäckchen werden dann so lange gedreht, bis sie sich selber aufzwirbeln und mit einem kleinen Gummi festgehalten. Die Ansatzstellen werden mit einem dünnen Pinsel und Farbe verrückt gestaltet. Wetten, die fällt auf?

Der Vamp benutzt zwar auch Gel im Haar, aber dies wird nur ganz dezent eingesetzt, damit die Wirkung umso größer ist, wenn sie ihr langes, wallendes Haar löst. Dies ist nämlich vorher ganz streng zu einem seitlichen Knoten gedreht worden, nur einige dünne Haarstränge im Nacken werden mit Gel betont. Eine Haarsträhne wird mit Gel gekonnt eingerollt und an die Schläfe gepresst. Eine schwarzumrandete Brille betont das strenge Aussehen, aber die verführerisch geschminkten

Augen können schon sehr kokett gucken. Und wehe, wenn dann die Brille abgenommen und sich die rotgefärbte Haarflut in Locken über die Schultern ergießt. Die Überraschung sitzt.

Experimentieren Sie selber, Sie werden begeistert von der Vielfalt sein.

Gestaltung der Augenbrauen

Wie wichtig nicht nur die Haarfrisur, sondern auch die Augenbrauen sind, machen wir an einigen Charakteren noch deutlicher. Diese Haarpartien finden leider oft nicht genügend Aufmerksamkeit, dabei entscheiden sie so sehr über das Aussehen. Ein Bühnen-Make-up kann noch so toll sein, werden die Augenbrauen nicht nachgezogen, fehlt dem Gesicht der Rahmen. Stellen Sie sich 10 m von einer Bühne entfernt auf und sehen Sie selber den Unterschied von ungeschminkten und nachgezogenen Augenbrauen, es ist wirklich erstaunlich. Schauen wir uns jetzt ein paar Charaktere an und wie diese nur durch das Gestalten der Augenbrauenpartie voll zur Wirkung kommen.

Die Hochnäsige bekommt die Brauen zu einem schmalen, schrägen Strich gezogen, der am Ende nach unten geknickt gezeichnet wird.

Die Bescheidene hat vielleicht brave, rund geschwungene Augenbrauen, damit die Augen groß, rund und unschuldig wirken.

Der Aufbrausende erhält buschige, nach oben gekämmte Augenbrauen, wenn sie nicht buschig sind, müssen wieder der Pudel und das Klebeband hinzugezogen werden.

Die Durchgeknallte rasiert sich einzelne Stellen heraus und betont die restlichen noch besonders stark mit Farbe.

Der Streber kann glatt gebürstete Augenbrauen bekommen. Damit das nachdenkliche Stirnkrausen noch betont wird, kann der Ansatz an der Nasenwurzel stärker nachgezogen und betont werden.

Der Brutalo bekommt entweder ganz schwarze, buschige Augenbrauen oder die Brauen werden, wenn er eiskalt wirken soll, schmal gezupft und zu einem schmalen Strich gezeichnet.

Ist es nicht faszinierend, wie stark das Aussehen durch ein paar Striche in dieser Partie verändert werden kann? Man muss nur den Mut haben, von dem „Normalen" wegzugehen und zu probieren.

Und jetzt nehmen Sie doch einfach Zettel und Farbstifte und malen ein paar Augen und darüber alle Variationen, die Ihnen zum Thema Augenbrauen und Charakter einfallen. Und dann schauen Sie doch (noch) einmal in das erste Kapitel und vergleichen Ihre Aufzeichnungen mit den dort beschriebenen Beispielen.

Und damit knüpft das Ende des Buches wieder an den Anfang an. Unser Kreis hat sich geschlossen, beginnen Sie mit Ihren eigenen Ideen!

+ Weitere Bücher von der Autorin Maya Hasenbeck im Kallmeyer Verlag + + +

Das Varieté-Aktionsbuch

Ein Programm mit Zauberei, Jonglage, Seifenblasen...

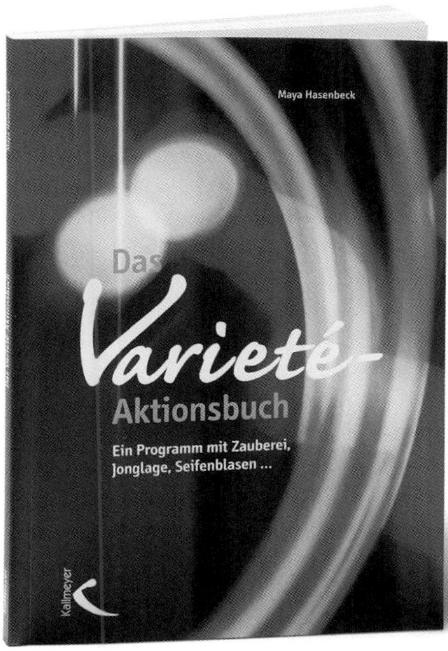

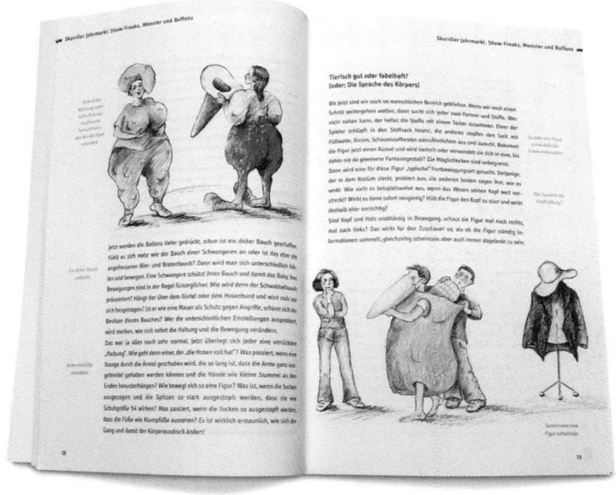

Maya Hasenbeck

Das Varieté-Aktionsbuch • 16 x 24 cm • 168 Seiten • zahlreiche Abbildungen in Farbe • ISBN 3-7800-5826-X • € 17,40

Bühne frei! Mit dem Varieté-Aktionsbuch entführt Maya Hasenbeck Sie in die Welt des Varietés. Ob Vollprofi oder Laie, alle Altersgruppen finden hier zahlreiche Ideen und Vorschläge wie sie mit einer Gruppe ein eigenes Varietéprogramm erarbeiten können. Dabei darf jongliert, getanzt, gezaubert werden.

In allen Kapiteln des Buches geht es neben der Einführung in die Technik, z.B. Jonglage, Zaubern, Seifenblasen, immer um die konkrete Umsetzung auf der Bühne. Die richtige Wahl und Gestaltung der Kostüme, eine unterhaltsame Moderation, Karaoke und Tanz werden hier ausführlich vorgestellt. Und nicht zufällig schulen die Akteure noch ihre Kooperationsfähigkeit, Zuverlässigkeit und Ausdauer, denn nur gemeinsam kann ein Programm auf die Beine gestellt, geprobt und präsentiert werden.

Varieté heißt auch: viel Freiheit für individuelle Gestaltung

Eine Vielzahl von Praxistipps sowie zahlreiche Illustrationen und kurze historische Einschübe ergänzen die Texte und runden sie ab.

Kallmeyer
bei Friedrich in Velber

www.kallmeyer.de